· 投资与估值丛书 ·

医药行业估值

[澳] 郑 华 CVA
涂宏钢 CVA 著

BIOPHARMA
VALUATION

机械工业出版社
CHINA MACHINE PRESS

图书在版编目（CIP）数据

医药行业估值 /（澳）郑华，涂宏钢著 . —北京：机械工业出版社，2022.11
（投资与估值丛书）
ISBN 978-7-111-71929-8

Ⅰ. ①医… Ⅱ. ①郑… ②涂… Ⅲ. ①医药卫生组织机构 - 估价 - 研究 Ⅳ. ① R197

中国版本图书馆 CIP 数据核字（2022）第 201065 号

北京市版权局著作权合同登记　图字：01-2022-4640 号。

　　本书从生物制药行业的发展和现状切入，为我们展现了生物制药从药物发现到临床试验再到上市销售的全景图，并从药物研发、产品管线、监管政策、融资环境等多个方面解析了影响生物药估值的多种因素。在确立了价值标准后，本书给出了市场法、收益法和成本法三种生物药估值方法，并详细介绍了其优缺点与适用条件，并以创新药估值为例，通过多个模拟案例，重点阐述了风险调整后净现值分析法的使用，无论是对生物制药行业的从业者，还是对投资者或研究人员，都非常有借鉴意义。

医药行业估值

出版发行：机械工业出版社（北京市西城区百万庄大街 22 号　邮政编码：100037）
责任编辑：杨熙越　　　　　　　　　　　　　　责任校对：李小宝　　李　婷
印　　刷：北京铭成印刷有限公司　　　　　　　版　　次：2023 年 2 月第 1 版第 1 次印刷
开　　本：185mm×260mm　1/16　　　　　　　印　　张：16.5
书　　号：ISBN 978-7-111-71929-8　　　　　　定　　价：99.00 元

客服电话：（010）88361066　68326294

　　《医药行业估值》深入浅出地介绍了制药行业在基础科学进步的推动下，在资本市场的支持下，不断为人类研发新药的历史。在当今中国科技兴国大力扶持生物医药产业的背景下，大量初创公司和新药涌现，如何评估价值成为投资者和从业人员的一个难题。创新是永远不变的主题，快跟和弯道超车也不失为一个捷径。相信会有那么一天，全世界都用上中国研发的创新药物，这一天值得期待。

阿斯利康全球副总裁，亚太区总裁　王磊

　　尚未被满足的巨大临床需求、审评审批提速和医保政策、越来越多人才和资金投入，是中国创新药发展的三大驱动力。在创新药研发"路阻且长，行则将至"的旅途中，欣闻《医药行业估值》一书出版，倍感振奋。该书涉及面广、视角独特，相信对有志于创新药研发、投资、商业化的同道颇有助益，也将推动用创新药帮助广大患者的伟大事业。

先声药业董事长　任晋生

　　生物制药是一个只有几十年历史的新兴行业，发展速度很快，风险和机会巨大，是医疗健康领域内一个生机勃勃的行业。由于生物制药的高风险和高投资，如何对这个行业进行估值和投资，需要非常专业、复杂和跨学科的知识。本书对于了解生物制药行业的基本状况、发展历程和我国生物制药行业的未来发展而言，都是一本很好的入门读物。对于专业估值、投资领域的读者，本书提供了许多非常实用的方法和工具。我国生物制药行业处于一个起飞提速的发展阶段，充满了挑战和机会，相信本书的出版将对关心这个行业的读者带来帮助。

上海创奇健康发展研究院创始人和执行理事长　蔡江南

生物制药是医药工业皇冠上的明珠，集成着大量快速创新的技术，是投资人又爱又不容易看得懂的领域。两位作者深入浅出，将生物制药复杂的投资估值逻辑用精炼、清晰的语言和表格呈述出来，可谓是打开神秘大门的金钥匙！

梅斯医学创始人　张发宝

因为工作原因，这个领域的书学习过几本，有的只能仰望星空，有的过于基础。这本书深入浅出，很好地结合了理论和实践，推荐给各位朋友。

鹰瞳科技（Aidoc）董事长　张大磊

在当下中国生物制药创新发展遭遇第一个周期震荡的关键时刻，郑华兄的这本书很及时，回到初心和本质，讲透基本概念、产业逻辑，平心静气，天高地阔。

《E药经理人》出品人、中国医药企业管理协会副会长、H50秘书长　谭勇

国际评估准则理事会是国际估值方法和本地教育及知识的坚定支持者。我们与注册估值分析师协会（CVA Institute）等团体紧密合作，鼓励每个国家的优质专业性发展，并对当地重要问题进行研究和指导。考虑到这一点，国际评估准则理事会非常欢迎郑华先生的新书《医药行业估值》面市，该书的着重点是中国的生物制药行业。

国际评估准则理事会CEO尼古拉斯·塔尔博特

我很欣赏您出版的《医药行业估值》这本精彩的书。这本书经过精心研究，是生物制药领域的市场参与者和估值分析师的必读之作。您以一种实用又发人深省的方式涵盖了所有关键议题。我期待着阅读您的下一本书。祝愿您继续取得成功。

澳大利亚注册企业估值分析师主席，

澳大利亚商业经纪人协会前总裁　斯蒂芬·雷

本书为满足制药企业较高要求的估值需求，详细阐述了估值的方法和过程。除此之外，对于想要了解创新药相关知识的人（如生物制药投资人、生物制药BD、生物制药创业者及高管）或是有意向研究生物制药的研究者来说，这都是一本很有意义的书。

北京君都（上海）律师事务所高级合伙人　张文波

生物制药估值，读这本就够了

在 2001～2022 年的全球 GDP 年度增速曲线上，有两个很深的 V 形，第一个出现在次贷危机之后，第二个则出现在新冠肺炎疫情发生之后。这次疫情导致的全球经济衰退的深度已经远远超出当年的次贷危机。2020 年，全球经济萎缩了 3.1%。

新冠变异病毒仍在全球肆虐，给各国经济复苏及恢复正常带来了阻碍。疫情导致的全球供应链中断也仍在持续，许多国家出现通胀加剧，进一步增加了全球经济面临的风险。

在惨痛损失面前，我们认识到，现代医学和科技的长足发展，虽然消灭了很多长久以来严重威胁人类生命健康的病毒，但在层出不穷和不断变异的新病毒面前，我们的认知和应对能力还非常有限，这也愈发凸显了以长远的眼光投资医药创新的重要性。

在各种通往未来医疗的路径当中，现代生物科技正迅速成为一个发挥决定性作用的关键变量。生物制药行业的发展虽然仅仅几十年，但已经显现出提升人类生命质量的巨大潜力。对于产业而言，生物药难以复制，仿制壁垒高，在其强大的功效支撑之下，生物药的定价也非常高，意味着空前可观的收入来源。无论是从财务还是从临床的角度来看，生物制药都可以说是制药行业的未来。

然而不能回避的是，这个行业是一个需要高投入、承担高风险的行业。产品的开发需要大量资金，有些甚至高达数十亿美元。因为严格的监管，生物制药行业也是监管风险最高的行业之一。生物药从开发到上市，中间经过很多环节，每个环节都存在很大的不确定性，总成功概率不到10%。

过去几年，由于药审政策改革、人才涌入、资本市场逐渐成熟，包括科创板及港交所允许未盈利生物制药企业上市，中国制药行业进入了快速发展时期。中国药企与海外公司合作随之起势，对内引入和对外授权两大类合作交易总额相较10年前增长了两倍多，交易金额也显著增长，诞生了多个重量级交易。

尽管趋势向好，但行业普遍认同的一个事实是，多数的国内药企目前仍以跟随为主，部分赛道同质化竞争明显。在生物制药领域，原始创新能力不足仍是最大短板，符合国际标准的首创新药凤毛麟角。中国生物制药行业要去芜存菁，产生真正具有国际竞争力的龙头企业，不仅要依靠国家产业政策的引导和扶持，更要依靠市场和资本为行业提供持续的内生动力。

投资生物制药公司，必然遇到估值的问题。和其他行业一样，估值是在进行投资、融资、战略并购交易时做出关键决策的基础。但生物药研发的内在复杂性和长周期性，决定了对该领域的估值面临极大挑战。一种处于开发后期的药物在进入市场之前就可能估值数百亿元；而即便是行业巨头，若一个开发中的项目出现差池，也可能导致整个公司市值在一夜之间蒸发无数。给生物制药公司或项目估值，不仅要深刻理解生物科技的发展，更需要采用全新的分析工具。这个领域的估值，集中体现了估值既是一门科学，又是一门艺术。

在行业开始风生水起的时期，《医药行业估值》这样一本书的出版就像一场及时雨。本书作者郑华和涂宏钢是在医疗行业有着多年一线丰富经验的专业精英，郑华还是注册估值分析师（CVA）协会资深的估值专家。他们此前合著的《医疗行业估值》既有成熟的理论为基础，又有作者个人独到的行业案例经验，出版之后立刻成为国内医疗行业投资并购人士和创业者珍贵的案头指南。

《医药行业估值》是《医疗行业估值》的姊妹篇，作者专门针对生物制药和生物制药行业做了详细的介绍和梳理，还通过具体的案例，手把手地向读者传授如何利用折现现金流（DCF）分析、风险调整后净现值（rNPV）分析以及市场法来给某个生物制药项目以及完整的产品管线估值。此外，作者还对生物类似药、特许权许可交易的估值，以及风投机构对初创生物制药企业估值时倾向采用的VC估值法做了完整、深入的阐释。可以毫不夸张地说，给生物制药项目和企业估值，凭此一本书就够用了。

注册估值分析师协会一直致力于推动国内估值市场及行业的标准化，除了培养认证投融资及并购估值人才，亦孜孜不倦于估值知识体系的建设和知识传播，先后引进并翻译了《估值：难点、解决方案及相关案例》[一]《投资估价》《市场法估值》《财务模型与估值》《投资银行：估值、杠杆收购、兼并与收购》等经典图书，大力支持郑华这样的协会专家出版优秀的原创著作，并从 2016 年开始与西南财经大学投资估值中心联合每年发布《中国企业资本成本参数》。

成立至今，注册估值分析师协会怀着坚定的初心与信念，积极通过每年两次的注册估值分析师资质考试、行业标准的研究推广，以及国际经典金融书籍的引进发行等工作，持续推动行业全面、系统发展。令人欣慰的是，今天，注册估值分析师协会已是国际评估准则理事会（IVSC）的会员机构，注册估值分析师证书也已成为大量雇主和从业人员认可的投资估值实用资质证书，注册估值分析师持证人普遍任职于金融机构或企业的核心岗位，发挥着不可或缺的作用。

聚沙成塔，聚水成涓。我们将不懈努力，一步一个脚印，持续为国内估值市场及行业的快速发展做出应有的贡献。

刘振山

注册估值分析师协会创始人、主席

○ 本书中文版由机械工业出版社出版。

| 前 言 |

2019 年开始，新型冠状病毒肺炎（COVID-19）席卷全球。疫情暴发之后，我一直滞留海外，亲身体会到这场灾难给人类带来的前所未有的伤害。但是，我也在媒体上看到许多大型制药公司以及生物制药公司对这场危机表现出的令人感叹的快速反应。比如，有制药公司首次采用人工智能技术将现有药物与 COVID-19 发病机制和感染途径相关联。巴瑞替尼就是通过这种方法被发现的化合物之一，这种治疗类风湿性关节炎的药物可防止白细胞介素 -6（IL-6）成为加重新冠肺炎患者病情的细胞因子。再生元制药和赛诺菲也在其 Ⅱ 期、Ⅲ 期临床试验中针对相同的细胞因子，测试了其单克隆抗体产品 Kevzara（sarilumab）对新冠肺炎重症患者的疗效。

疫苗的开发也处于创新性疗法的前沿。DNA 疫苗和 RNA 疫苗因其可扩展性以及保护性吸引了全世界的关注。有可扩展性是因为它们稳定、可批量生产且成本低廉；保护性则源于它们的免疫特性。生物制药公司通过不同的疫苗研发展现了巨大的创新性。比如，mRNA 疫苗的开发引起了业界的极大兴趣，它选择在短短 42 天时间内就开始首次人体安全性和毒性试验。我们不得不承认，创新药行业进入了一个崭新的时代，这是一个重新调整行业规则以及为科学快速响应社会需求设定新标准的大好机会。

在 COVID-19 大流行期间，我们发现大量创新药公司将其研发的重点转移到传染病研究上。无论这些大大小小的创新药公司的努力尝试最终是否取得成果，它们都应该受到赞扬。值得一提的是，免疫学目前备受追捧，如果创新药公司具有创新精神并渴望重新考虑研究方向，那么未来就非常有希望在很多治疗领域获得更多突破性解决方案。

我坚信创新药行业对国家、对社会至关重要。若想有效地应对类似新冠病毒感染这样的疫情，就必须认识到该行业的重要性，并赋予其重要的地位。现实也是如此。2021年12月30日，国家药品监督管理局等8部门联合印发的《"十四五"国家药品安全及促进高质量发展规划》明确提出，"十四五"期末，支持产业高质量发展的监管环境更加优化，审评审批制度改革持续深化，批准一批临床急需的创新药，加快有临床价值的创新药上市，在中国申请的全球创新药、创新医疗器械尽快在境内上市。

毫无疑问，创新药行业是研发前沿的创新驱动行业。为了支持这一极具前景的行业，非常有必要通过建立行业内的伙伴关系，比如授权引进、对外授权以及投资和并购活动来推动该行业的增长。这样，估值便成为其中一个必不可少的环节，常常用于指导关键决策过程。

然而，市场上的生物制药公司除了提供对未来成功的口头承诺或商业计划书之外，绝大多数还没有产生过任何收入或利润。仅仅在实验室里创造了一次次的成功，并不代表已经找到了治疗疾病的钥匙。在创新药领域，科学家们需要投入多年不懈的努力，却不能保证药品可以成功获得监管机构的上市批准。也就是说，创新药所带来的高回报虽然有目共睹，但其与生俱来的高风险，使得我们对创新药以及创新药企业进行估值变得十分棘手。对于投资人来说，尽管创新药的研发涉及巨大的不确定性和高风险性，但投资机会又让人欲罢不能。这也是该行业的魅力所在。

如果对创新药领域有所了解，那么你一定不会对那些没有任何收入，但是估值仍然可以高达数十亿元甚至数百亿元的生物制药公司感到稀奇。与其他大多数行业相比，由于创新药研发的固有的复杂性和较长的开发周期，创新药行业的估值要求更高。其中主要关注点是正确地选择估值方法。比如，许多创新药公司还没有收入，实际上，在药物获批上市之前，这些公司的现金流通常都是负值。这意味着我们可能无法简单地将企业价值/息税折旧摊销前利润（EV/EBITDA）或市盈率（P/E）等估值倍数应用在早期创新药的估值上。为了解决这个问题，我们会采用动态倍数，比如用动态市盈率或者动态市销率来尝试给早期产品进行估值。但这又会变得很复杂，比如是使用市销率，还是使用市盈率呢？将这些倍数应用于哪一年的销售收入或利润呢？如果采用动态倍数，还需要考虑将动态倍数产生的价值折现到今天的价值，那么，所使用的折现率是否考虑了产品研发的风险呢？这些答案都会因公司或项目而异。

由于大多数创新药项目和企业都具有特殊性，采用市场法估值显得颇具挑战。就算是更成熟的创新药公司，它们的历史收入通常也同样具有足够的异质性，因此预测收入和利润仍然必须从头开始，而不能依靠公司过往的内部经验或数据，更何况是来自其他可比公司的数据。也就是说，估值分析师使用过往数据推断未来趋势的传统预测方法可能已经过时了。

我们经常也会看到一些投资机构采用一些替代指标，比如越来越受国内投资人欢迎的企业价值/研发投入倍数，但说回来，这基本上还是基于成本的估值。研发投入因药物的临床阶段和治疗领域而异。通常，创新药公司会同时开发多种不同的药物，每种药物专注于不同的治疗领域或处于不同的临床阶段。公司之间治疗领域和临床阶段的差异会让使用研发投入倍数进行估值变得十分困难。其他的替代倍数还包括股权价值/员工数量以及股权价值/产品管线中的候选药数量等，这些替代倍数其实都不靠谱。

我认为目前市场上最能描述创新药项目特殊性的估值方法就是风险调整后净现值分析。所幸的是，尽管市场法被广泛使用，且颇受欢迎，但有经验的估值分析师还是最喜欢使用风险调整后净现值分析来给创新药项目或公司估值。

涂宏钢医生和我于2012年一起成立了医库软件。我们虽然不是医药人，但是近十年的数字医疗创业历程，让我们积累了相当丰富的医疗和医药行业经验以及人脉。我们于2019年共同撰写了《医疗行业估值》一书，该书出版后，得到了市场的广泛认可。鉴于此，我们下定决心，再接再厉，于2021年10月完成了《医疗行业估值》的姊妹篇，也就是这本《医药行业估值》。

我们希望通过这本书，让读者在领会创新药独特魅力的同时，也能掌握对创新药估值的方法，这当然也包括对创新药的预测、假设以及建模等技术。我们希望这本书能够成为一本工具书，让创新药公司或投资人可以基于合理的假设做出正确的投融资决策。

本书框架

第1章从七个方面对生物制药进行了科普性的概括。我们首先定义了什么是生物制药，然后介绍了生物制药行业的特征以及生物制药与传统制药之间的区别。我们也简单地阐述了生物制药发展的历史，以及目前传统制药向生物制药过渡的潮流和趋势，不仅药物的生产方式，投资也快速从传统制药转向生物制药。我们在这一章中还着重介绍了生物药的主要种类，以及这些药物是如何帮助人类对抗疾病的。

第 2 章介绍了制药行业的运作机制，主要涵盖了药物的基本概念、制药企业的组织结构及其外部供应链、药物研发的阶段和周期、药物的生产、业务发展部门的职能、医学事务、市场营销和品牌管理、药物的销售等相关内容。

制药行业极其复杂，在该行业运营的制药公司和生物技术公司的内部运作也是如此。即使是经验最丰富的专业人士也可能难以理解制药公司或生物技术公司内所有关键职能的活动及其相互依存关系。然而，当关键活动的责任或影响波及整个组织时，这些相关知识则显得至关重要。

第 3 章介绍了中国的生物制药行业。在过去很长一段时间内，美国一直是世界生物制药行业的翘楚，其傲视全球的生物制药公司不断推出令人惊叹的产品。全世界所有的生物药如果需要推向市场几乎都绕不开美国的药物监管机构——美国食品药品监督管理局（FDA）。仅在数年之前，中国整体生物制药市场根本无法和美国相提并论。然而中国通过学习国外的先进经验，了解到自身的不足，大刀阔斧地进行了改革，政府和民营企业的投资以及大量的海外学者归国，已经改变了中国生物制药行业的格局，几年之间，中国已经成为全球第二大生物制药市场。

中国在生物制药领域取得如此重大进展的主要原因在于：确定了生物制药产业为战略性新兴产业；对药物监管体系（包括审批制度）进行了大刀阔斧的改革，改善了监管环境，进一步和国际接轨；加强了对生物制药行业知识产权的保护；改善了融资环境，促进了生物制药行业的发展；除了对融资的支持外，中国政府也加大了对生物制药行业研发的投资；在产业政策上进行了干预，其目的是重塑该行业的产业结构。

第 4 章的主题是生物制药的投资。生物药的功效支撑了其昂贵的定价，对于制药公司来说，带来的收入是非常具有吸引力的，推动了处于生物药开发阶段的公司的整体估值，这又反过来让投资人愿意为这些公司提供资金。所有这些因素加起来，毫不夸张地说，生物药是当代药物发现的核心，从财务以及临床的角度来看，生物制药可以说是制药行业的未来。

但是，生物制药公司投资的风险以及回报的高度不确定性给那些有兴趣投资此类公司的机构带来了不少挑战。作为投资人，要清楚地了解"死亡之谷"的概念。此外，生物制药的开发有很多固有风险：技术风险、商业风险和监管风险。

我们也发现很多大型制药公司喜欢将药物发现外包给处于"死亡之谷"的小型生物制药公司。不是通过合同研发外包，而是通过有限合作，然后在这些公司的药物开发后期有产出的时候再进行收购。整个制药行业已经开始流行抛弃自建药物发现和开发的模式，逐步转向"买买买"模式。

对于初创生物制药公司来说，资本对药物发现以及开发来说意义重大。往往我们看到初创生物制药公司并不是败于市场，而是败于融资。投资人其实都非常精明，除了对项目的初始印象之外，他们还需要很多客观的信息，获取信息的过程叫作尽职调查。在这一章，我们概述了投资人在投资生物制药公司时应该考虑的关键因素。

为了衡量企业的经济价值，在详细阐述估值的方法和过程之前，我们需要对估值的基本概念做一个介绍。在第5章中，我们重点强调了两个基本概念：价值标准和价值前提。价值标准包括市场价值、公平价值、投资价值、协同价值、内在价值以及清算价值等。估值分析师应该根据估值的目的选择相关的价值标准。通用的价值前提包括最佳用途、当前用途、有序清算以及强迫销售。价值标准可能需要特定的价值前提，或者允许考虑多个价值前提。

我们在第5章中对估值中使用的三种估值方法进行了详细的介绍，这三种方法是市场法、收益法以及成本法。估值分析师选择估值方法的目的是在特定情况下找到最合适的方法，这是因为没有一种方法适合所有可能的情况。估值分析师在选择过程中至少需要考虑适当的价值标准和价值前提，这是由估值任务的条款和目的决定的。

风险调整后净现值分析是对大型制药公司以及生物制药公司进行估值的标准方法。在第6章中，我们重点介绍了如何使用风险调整后净现值分析来给生物制药项目和公司估值。

该方法的第一步就是确定与项目有关的所有现金流。生物药现金流从现金流的角度显示了典型的项目生命周期。除销售收入和特许权授权收入外，所有现金流均为负值。为了预测销售收入，我们需要研究以下关键驱动因素：人口数量和人口增长率、发病率和患病率、症状率、诊断率、医疗可及性率、药物治疗率、竞争、市场占有率、产品采用曲线、产品蚕食、剂量、依从性和持续性、定价以及专利保护期到期。

下一步则是预测成本和费用，主要包括销货成本、管理费用、销售及市场营销费用、上市投放成本、研发费用以及监管费用。

生物制药行业在许多方面都很特别。其中一个很少被提及的特点是，药物开发的文件记录一般来说较其他行业完善，这使得我们能够用成功概率来量化药物开发的风险。我们会依赖客观的量化指标，并将其用于我们的估值之中，从而对现金流进行风险调整。

使用风险调整后净现值分析来给生物制药项目估值有一个问题，那就是没有考虑整个药物研发过程中管理层决策的高度灵活性。为了解决这个问题，我们将决策树的使用纳入风险调整后净现值分析。

产品管线是一家生物制药公司在任何给定时间点集体研发的一组候选药物。通常，管线中的产品越多，越处于研发后期阶段，就越有价值。我们通常首先计算管线中每种药物的未来自由现金流的风险调整后净现值，然后将每种药物的风险调整后净现值相加，就可以计算出整个产品管线的风险调整后净现值。

生物制药公司的成功取决于其项目或者管线的成功，所以，我们认为其价值主要来自其产品管线的价值。生物制药公司以项目为主导，因此，生物制药公司的权益价值 = 产品管线的价值 + 现金和现金等价物 + 无形资产的价值 + 其他固定资产的价值 −未分配成本 − 债务。

生物类似药对医疗行业的未来至关重要，因为它们会导致市场上更大的竞争和创新，导致价格下降，并使患者有更多的选择。风险调整后净现值分析以及决策树分析同样适用于生物类似药的估值。但是，估值模型的假设参数都必须针对特定的生物类似药的特征进行调整，比如不同的成功概率、较低的开发成本、较短的开发时间以及不同的市场情况，再比如价格侵蚀以及竞争对手数量等。

过去十年，制药行业的大多数交易都是特许权许可交易。药物特许权许可交易应兼顾被许可人（大型制药公司）和许可人（生物制药公司）双方的利益。许可协议涵盖了签署协议时的首付款、实现开发目标时的里程碑付款以及药物上市后的特许权使用费等。对特许权许可交易进行估值的方法和我们之前讲过的估值方法并无二致。唯一的区别就是，为了计算特许权许可交易的价值分配，我们需要根据交易双方不同的现金流，分别计算项目给双方带来的价值。

给市场上没有产品或者没有产品进入临床试验阶段的初创生物制药公司估值困难重重。风险投资机构给初创生物制药公司估值是因为它们想知道初创生物制药公司在融资时，其股权到底值多少钱。除了折现现金流分析和风险调整后净现值分析之外，风险投资机构最喜欢的估值方法之一就是 VC 估值法。风险投资机构会预测未来几轮的融资、风险以及稀释的影响，比如期权池的发行对整体所有权或资本结构的影响。对未来资本结构进行建模的过程被称为股权结构表分析，风险投资机构将股权结构表分析和 VC 估值法相结合，可以得到生物制药公司的估值。

致谢

谨以此书感谢我的父亲郑名超医生、母亲徐义章医生、姐姐郑丹医生、合伙人涂宏钢医生、高秀红女士、张凡钒女士、周婷女士，谢谢你们一路以来给予我的支持和爱护。

感谢中国注册估值分析师协会创始人刘振山先生。特别值得一提的是，注册估值分析师协会是目前国内针对估值分析师这个职业最专业的组织，到目前为止，已经为估值分析师以及广大热爱估值的朋友提供了大量估值技术方面的书籍和专业课程。

感谢机械工业出版社的杨熙越老师和李昭老师在本书编辑和出版过程中给予的支持和帮助。

郑华

2022 年 1 月

| 第 1 章 |

生物制药基础

1.1　什么是生物制药

　　生物制药（biotech）技术革命正迅速成为历史上最伟大的科学和医学革命之一。即使在生物制药领域工作的科学家和专业人员中，"生物制药学"（biopharmaceutics）一词的含义也经常引起歧义。狭义的"药学"（pharmaceutics）指药物生产以及使用的科学领域。我们在"pharmaceutics"这个词前加上一个前缀"bio"（源自希腊语"bios"），就是"生物制药学"。"bio"与生物体或组织有关，将"药学"的领域扩展到生产和使用生物体或组织的科学领域。

　　根据《中华人民共和国药典》（2010 年版）三部对于生物制品的定义，生物制品是以微生物、细胞、动物或人源组织和体液等为原料，应用传统技术或现代生物技术制成，用于人类疾病的预防、治疗和诊断的产品。随着现代生物技术的不断发展，生物制品的概念已等同为生物药。根据生物制品不同的用途，可将其分为预防用生物制品、治疗用生物制品以及诊断用生物制品三大类。生物制品主要包括：疫苗、抗毒素及抗血清、血液制品、细胞因子、生长因子、酶、体内及体外诊断制品，以及其他生物活性制剂等。世界上批准用于治疗用途的第一种生物制品是重组人胰岛素，由基因泰克开发，并在 1982 年由美国礼来公司销售。该生物制品的批准标志着现代生物制药的开端。

生物制药公司和世界上所有类型的公司没有什么不同。所有小型公司面临的风险，生物制药公司都要面对。除此之外，生物制药公司还有与其他公司不同的风险。生物制药公司需要使用大量资金来开发产品，有些产品的开发费用甚至高达数十亿美元。除了这些近乎天文数字的资金需求之外，生物制药行业也是所有行业中监管最严格的行业之一。尽管存在这些挑战，生物制药行业仍然让人激动不已。只有通过不懈的努力和坚持，才能将伟大的药物发现转化为改善人民生活和健康的产品。

在生物制药行业，小分子药物通常不被视为生物药。但是，新闻界、商界以及金融界，当然也包括在该领域工作的科学家以及专业人员，经常将生物药的定义扩展到囊括不是通过生物技术制造的药物。也就是说，生物药已成为许多生产创新药特别是高科技药物的公司的常用术语。

在开发生物药时，公司通常会申请专利，从而获得该药物的专有生产权，这是生物制药公司可以收回开发生物药的投资成本的主要手段。在美国，食品药品监督管理局（FDA）对包括生物药在内的药物商业化销售实行严格监督和管控，即使在药物上市后，仍对其性能和安全风险进行监控。在中国，执行类似监管功能的机构是国家药品监督管理局。中国国家药品监督管理局借鉴了美国 FDA 在药物监管方面的先进经验，对生物药实行监督的内容主要包括注册的审批、生物药的批准以及药品上市后的监管等。

1.2 生物制药行业的特征

对于我们大多数人来说，我们可能不了解传统制药和生物制药之间的区别，因此，在这里做一些简单的描述。传统制药是指制药公司通过基于植物和化学物质的化合物，制造出可以治愈或控制疾病并保护我们免受感染的药物。在传统制药业有少数主导该行业的大型制药公司（Big Pharma）。根据其规模和策略，大型制药公司可能会在公司内部进行研发，也可能会向学术界、其他传统制药公司或生物制药公司寻求药物的引进授权。

生物制药则是生物学的应用，它试图通过复制或改变活细胞的功能，使其更可预测以及更可控。生物制药行业利用基因学研究的进展来开发针对人类疾病的产品，其在治疗某些棘手的疾病方面，比如癌症和自身免疫性疾病等，具有非常广阔的前景。

生物制药与传统制药之间的区别还在于药物的生产方法：前者在细菌、酵母以及哺乳动物细胞等活生物体中生产，而后者通过一系列的化学合成来生产。在大多数情况下，生物药就是蛋白质，不过我们已经看到核酸作为药物进入了竞争。生物药通常有很大的分子量，这就是我们称其为大分子药的原因。从结构上讲，生物药非常复杂，对温度很敏感，在大多数情况下，这些产品必须在低温（2～8℃）下存储，以确保其结构的完整性，这是因为大分子尤其是蛋白质的活性与它们的三维结构直接相关，基于蛋白质的药物如果在不良条件下存储或运输，就会有丧失活性的可能性。因此，有效的"冷链管理"至关重要。此外，大分子尤其是蛋白质在本质上往往是异质的，这意味着同一蛋白质的多种形式通常可以在任何给定的制剂中共存（这些变体我们称为同源异构体）。

整个生物制药行业仍然非常年轻，从基因泰克研发重组人胰岛素开始，也就40来年。如果考虑由生物制药公司生产的药物数量，以及生物药可能需要长达十余年的时间才能真正地实现商业化，那么，我们已经可以看到该行业将会对未来人类的健康产生巨大的影响。生物制药领域充满了惊人的发现，这些发现继续改变着医学的未来。

随着现代生物技术的发展，生物制药行业取得了越来越多的成就。在这里，我们总结一下生物制药行业的特征。

第一，高科技。这主要体现在高水平的高科技人才和技术手段上。生物制药是知识密集、高科技、高度集成的多学科相互渗透的新兴产业。例如，基因工程药物的上游技术是靶向基因的合成、纯化和测序，基因克隆导入，培养和筛选工程菌；下游技术涉及目标蛋白的纯化和工艺扩增、产品质量检测和保证。生物制药成果的应用扩大了疾病的研究领域，按目前的速度，人类健康水平的大大提高指日可待。

第二，高投资。生物制药需要大量投资，主要用于新产品的研发、工厂建设和设备配置，并且成本随着难度的增加而增加。显然，充足的生物制药开发资金对于维持其成功至关重要。

第三，时间长。从药物发现到最终上市，生物制药需要经历几个阶段：早期研究、临床试验、市场化（见图1-1）。

第四，高风险。生物制药产品的开发具有很大的不确定性风险。一般而言，生物制药产品的成功率仅为4%～10%，但开发可能需要8～12年的时间。另外，市场竞争的风险也在增加。

第五，高回报。生物药具有高回报率。由于新药将形成技术垄断地位，通常花费2～3年的时间就能收回新药（尤其是专利产品）的成本，并且收益可能高达10倍甚至更多。

阶段	早期研究		临床试验			市场化	
	药物发现	实验室以及动物试验	I 期临床	II 期临床	III 期临床	新药申请	上市
时间			1~2年	1~2年	2~4年	1~2年	
典型人群及数量			20~80名健康人群	100~300名患者人群	1 000~3 000名患者人群		
目的	候选药物的发现和合成	评估安全性和有效性	确定安全剂量并评估候选药物的吸收、给药、代谢作用、排泄和毒性	验证安全性并求得初步疗效数据。II期可以分为IIA期和IIB期。IIA期旨在评估剂量要求，而IIB期研究旨在研究疗效	建立统计学上的疗效并监测不良反应	获得上市批准	药品上市销售

图 1-1 生物制药阶段概要

注：上市准备（包括销售团队建设）可以在 II 期临床阶段开始。

1.3　生物制药发展的历史

匈牙利的 K.埃赖基在 1919 年首次使用了"生物技术"一词。科学家们应用生物科学以及工程学，从生物原料中创造新产品。这也是生物技术的一个比较容易理解的定义。生物技术并非突然出现，而是和很多科学技术一样，都有一个发展的过程。新的发现以前人的发现为基础，并在不同的想法、技术、工程原理以及生物原理之间有新的发现和协同。

1.3.1　微生物的应用

很早以前，人类就开始使用微生物制作奶酪，使用酵母做馒头或面包以及利用发酵制造醋、酱油以及美酒。那时我们就学会了如何保存、处理食物和水，所有这些都是为了让我们的生活更加美好。

1.3.2　进化论

1835 年，一个 26 岁的英国年轻人跟随一艘名叫"小猎犬"的英国海军测量船第一次来到加拉帕戈斯群岛。年轻人在岛上花了一个多月的时间搜集标本，岛上一些物种间的差异和相似之处让他百思不得其解。回到英国后，他继续生态方面的研究，但在加拉帕戈斯群岛上观察到的生态现象增强了他对自己提出全新生物理论的信心。1859 年，他出版了《物种起源》一书，把生物学带入了一个崭新的领域。这个年轻人便是查尔斯·达尔文。《物种起源》自上架那一刻起就备受争议，直到现在仍然如此。

进化其实很简单，因为单个生物体的存活和繁殖能力各不相同。比如，突然一阵寒流，某些种类的鸟大多会死亡，因为它们不能忍受温度的突然下降；但是能够忍受突发寒流的同一物种的个体得以生存和繁殖。只要能够应对快速降温的能力可以遗传，这种特质就会传给子孙后代。

达尔文的结论是，地球上所有的生命都遵循遗传这种方式，因此有一个共同的起源。达尔文在对全世界的植物和动物进行多年的研究之后得出了这个结论。但是，他缺乏一个令人信服的解释来说明个体如何遗传对其有利的特质。

即使不知道遗传是如何运作的，达尔文也准确地总结了遗传学已证实的三项原则：

1）变异是随机的、不可预知的；

2）变异是可以遗传的，可以从一代传给下一代；

3）变异的频率随时间的变化而改变。

《物种起源》的出版在遗传学史上至关重要。如果没有基因变异存在，地球上所有的生命将会完全相同。变异赋予了世界丰富的质感和复杂性，它让你独一无二。

1.3.3 基因的发现

19 世纪 50 年代，奥地利遗传学理论学家格雷戈·门德尔进行了植物育种实验，并推导出著名的遗传学定律。他发现所有的生物体内都存在着基本单位，今天我们称为基因，遗传特征就是通过基因从亲代传给子代的。在门德尔研究的植物里，每项个体特征都是由一对基因决定的。一株个体植物通过遗传获得一对基因，这对基因分别是两株亲代每对基因中的一个。门德尔还发现，如果两个通过遗传获得的具有一种给定特征的基因不相同（例如，一个代表绿色种子，一个代表黄色种子），那么在通常情况下只有显性基因（在这种情况下指黄色种子）才能在个体植物中表达出来。但是隐性基因并没有消失，可能会传给这个植物的后代。门德尔指出，每一个生殖细胞只含有每一对基因中的一个。他还指出，至于一对基因中的哪一个出现在一个个体配子内，并且传递给个体的后代，这完全是一个概率问题。

门德尔的发现对我们理解遗传学在医学领域所起的作用产生了巨大的影响。

1.3.4 核酸的发现

1831 年，苏格兰植物学家罗伯特·布朗命名了细胞核，虽然细胞核并不是他第一个发现的，但是他证实了细胞核的普遍存在。1869 年，瑞士生物学家弗雷德里希·米歇尔首先从白细胞的细胞核中，分离出一种他称为"核酸"的化合物。这两个发现最终成为分子生物学的基础。

1.3.5 《基因论》的出版

美国生物学家托马斯·亨特·摩尔根利用果蝇进行了遗传学研究，发现了染色体是基因的载体，确立了伴性遗传规律，并发现了位于同一染色体上的基因之间的连锁、交换和不分开等现象，建立了遗传学的第三定律——连锁交换定律。他把 400 多种突变基因定位在染色体上，制成了染色体图谱，即基因的连锁图。1928 年他出版了《基因论》，对基因这一遗传学基本概念进行了具体而明确的描述。

1.3.6 青霉素和接种疫苗的发现

1928 年，英国细菌学家亚历山大·弗莱明首先发现了世界上第一种抗生素——青霉素，这也是后来临床应用抗生素的基础。英国内科专家爱德华·詹纳用从一个奶场女工手上的牛痘脓包中取出来的物质给一个八岁的男孩詹姆斯·菲普斯注射，从而发明和普及了一种预防可怕的天花病的方法——接种疫苗法。

1.3.7 脱氧核糖核酸双螺旋结构的发现

半个多世纪前，我们对人类疾病的遗传因子了解甚少。直到 1953 年，英国物理化学家罗莎琳·富兰克林、詹姆斯·沃森以及弗朗西斯·克里克解出脱氧核糖核酸（DNA）结构的关键线索，用 DNA 双螺旋结构描述了构建、运行和维护生物体的遗传指令机制。

詹姆斯·沃森和弗朗西斯·克里克在发表于《自然》上一篇文章的最后一句中描述了 DNA 双螺旋结构，并提到非常重要的一点："我们注意到，我们假设的具体配对表明了遗传物质的一个可能的复制机制。"这句话对彼时尚未实现的生物技术领域有着深远的影响。

1.3.8 破译遗传密码

当富兰克林、沃森和克里克提出 DNA 双螺旋结构，从而确立了作为遗传信息载体的 DNA 成为分子生物学研究的基础时，DNA 如何发挥生物学功能尚不得而知。1958 年，克里克提出著名的中心法则，认为 DNA 中的遗传信息最终会转化为蛋白质的结构信息。

DNA 是一种被归类为核酸的长分子，因为它是由被称为核苷酸的重复亚单位组成的。核苷酸由三部分组成：糖、磷酸盐以及碱基。在所有生物中发现的所有 DNA 使用相同的五种碱基：胸腺嘧啶（T）、腺嘌呤（A）、胞嘧啶（C）、鸟嘌呤（G）、尿嘧啶（U）以及相同的糖和磷酸盐分子。令人难以置信的是，所有生命形式遗传物质的核苷酸构建都是相同的。

虽然所有生物体的 DNA 都具有相同的五种核苷酸碱基，但是碱基的排序方式是不同的。每一个生物体都有独特的碱基顺序。"碱基顺序决定氨基酸顺序"这一特性就是遗传密码，但具体对应关系未知，这是 20 世纪 50 年代末分子生物学领域迫切需要解决的重大问题之一。

1961 年，美国分子生物学家尼伦伯格破译了第一个遗传密码，在随后五年中，他领导的研究小组破译了所有 20 种氨基酸对应的遗传密码，确定了 DNA 和蛋白质之间的信息关联，极大地推动了整个生命科学的发展。

1.3.9 克隆技术

克隆是利用生物技术，无性生殖产生与原个体有完全相同基因组织后代的过程。

科学家把人工遗传操作动物繁殖的过程叫克隆，也就是无性繁殖，这门生物技术叫克隆技术。克隆技术在现代生物学中被称为"生物放大技术"。1996 年 7 月 5 日，科学家克隆出一只基因组织与供体完全相同的小羊"多利"（Dolly），世界舆论为之哗然。"多利"的特别之处在于其生命的诞生没有精子的参与。为什么其他克隆动物并未在世界上产生这样大的影响呢？这是因为其他克隆动物的遗传基因来自胚胎，且都是用胚胎细胞进行的核移植，严格地说不是"无性繁殖"。而"多利"的基因组全都来自单亲，这才是真正的无性繁殖。因此，从严格的意义上讲，"多利"是世界上第一只真正克隆出来的哺乳动物。

1.3.10　单克隆抗体

1975 年，分子生物学家 G. J. F. 克勒和 C. 米尔斯坦在自然杂交技术的基础上，建立了杂交瘤技术。他们把可在体外培养和大量增殖的小鼠骨髓瘤细胞与经抗原免疫后的纯系小鼠 B 细胞融合，成为杂交细胞系，既具有瘤细胞易于在体外无限增殖的特性，又具有抗体形成细胞能合成和分泌特异性抗体的特点。将这种杂交瘤当作单个细胞培养，可形成单细胞系。利用培养或小鼠腹腔接种的方法，便能得到大量高浓度、非常均一的抗体，即单克隆抗体，其结构、氨基酸顺序、特异性等都是一致的，而且在培养过程中，只要没有变异，不同时间分泌的抗体都能保持同样的结构与机能。G. J. F. 克勒和 C. 米尔斯坦因发明杂交瘤技术获得了 1984 年诺贝尔生理学或医学奖。

单克隆抗体自问世以来，在临床上就被广泛应用，主要是在三个方面：

1）用于疾病诊断，包括鉴定病原体、肿瘤和体内激素。当我们去做乙肝检测时，就可利用乙肝病毒单抗来检测是否有乙肝表面抗原和乙肝表面 e 抗原。

2）用于科学研究，包括蛋白的分析纯化、蛋白质相互作用位点的鉴定、细胞的分选、免疫组化、诊断技术和酶抑制剂的研究等。

3）用于疾病的治疗，包括抑制免疫反应、抗血小板治疗、抗感染和抗肿瘤等。比较典型的有针对细胞毒性 T 淋巴细胞相关蛋白 4（CTLA-4）和 PD-1/PD-L1 的单克隆抗体在抗肿瘤领域里的应用。

2020 年 3 月 17 日，美国生物制药公司再生元制药宣布，其开发出的单克隆抗体药物 REGN-COV2（由两种单克隆抗体 REGN10933 和 REGN10987 构成）可以在暴露于新型冠状病毒肺炎之前起到预防作用或对已感染者进行治疗。当美国前总统特朗普由于感染新型冠状病毒肺炎而健康状况恶化时，他的医生给他使用了该药物。这种药物出奇地快速发挥了作用，仅用了几天的时间，这位美国前总统便得以重返白宫。

1.3.11 合成胰岛素的突破

1982 年，基因泰克公司推出重组人胰岛素，在此之前，我们都是从动物身上采集胰岛素的，不仅价格昂贵，而且效率低下。对胰岛素的需求远超我们生产的能力。重组人胰岛素的生产是基因工程的巨大突破，它被用来直接改善人类健康。

1.3.12 聚合酶链式反应

聚合酶链式反应（PCR）是一项利用 DNA 双链复制的原理，在生物体外复制特定 DNA 片段的核酸合成技术。透过这项技术，可在短时间内大量扩增目的基因，而不必依赖大肠杆菌或酵母菌等生物体。PCR 由美国生物化学家凯利·穆利斯于 1983 年开发，穆利斯的想法是，利用一种人工方法，和重复相同程序的方法，并利用一种特殊的酶（即 DNA 聚合酶）来扩增特定的 DNA 片段。PCR 是一种简单、廉价和可靠的方法，这个概念适用于现代生物学和相关科学的许多领域。PCR 可能是分子生物学中使用最广泛的技术，被广泛运用在医学和生物学的实验室，例如用于判断检体是否会表现出某种遗传疾病、传染病的诊断、基因复制以及亲子鉴定。PCR 在医学检验学中最有价值的应用领域就是对感染性疾病的诊断。理论上，只要样本中有一个病原体存在，PCR 就可以检测到。对于肿瘤诊断，PCR 不但能有效地检测基因的突变，而且能准确检测癌症基因的表达量，可据此进行肿瘤早期诊断、分型、分期和预后判断。

2020 年，PCR 在诊断检测新型冠状病毒肺炎的战役中功绩显著。针对新型冠状病毒肺炎的诊断检测旨在检测致病性病毒 SARS-CoV-2，核酸检测是其中一个主要的病毒检查方式之一。有多种类型的核酸检测可用于检测出 SARS-CoV-2 病毒的 RNA，而 PCR 检测通常被认为是最好的方法，也是诊断新型冠状病毒肺炎的黄金标准。

1.3.13 重组 DNA 技术的发展

1970 年，汉密尔顿·史密斯发现了限制酶。这种酶充当了化学切割剂，在特定的序列中将 DNA 切成碎片。作为其他研究的一部分，史密斯将细菌以及一种细菌攻击病毒放在一起。细菌没有不战而胜，相反，它产生了一种酶，将病毒 DNA 切成碎片，有效地摧毁了入侵的病毒。史密斯确定这种酶每次发现某些碱基时都会切割 DNA，并且每次都在同一碱基处切割。

这个偶然的发现正好是引发 DNA 研究革命所需要的。一些限制酶在 DNA 中进行偏倚切割，留下单链末端。这个 DNA 单链让遗传学家以新颖的方式将 DNA 片段剪切和粘贴在一起，从而形成现在所谓的重组 DNA 技术的全部技术。

基因疗法以及遗传学领域几乎所有的进步，都基于将 DNA 切割成碎片，然后将其置入新地方的能力。这一进步得益于限制酶的发现。

研究人员使用数千种限制酶帮助绘制染色体上的基因图谱，研究基因功能，并操纵 DNA 诊断和治疗疾病。1978 年，史密斯与另外两位遗传学家丹尼尔·内森斯和沃纳·亚伯分享了诺贝尔生理学或医学奖。

1986 年，第一个重组 DNA 疫苗被 FDA 批准用于治疗乙型肝炎。这种疫苗的开发方法成为许多疫苗的标准，包括处理 HPA⊖、百日咳以及带状疱疹的疫苗。这种方法最终替代传统的细菌类毒素疫苗，不仅因为安全，还因为生产容易，成本也低。

1.3.14 转基因技术

转基因技术是指利用 DNA 重组、转化等技术将特定的外源目的基因转移到受体生物中，并使之产生可预期的、定向的遗传改变。1983 年，世界上第一例转基因植物，一种含有抗生素药类抗体的烟草在美国成功培植。在医学中，转基因技术的应用范围很广。动物转基因技术可以创造诊断和治疗人类疾病的动物模型，可克服单纯依靠自然突变体的局限。转基因技术还应用于蛋白质多肽药物的生产，如生产胰岛素、干扰素、免疫球蛋白、促红细胞生成素、尿激酶、人血红蛋白、人表皮生长因子、粒细胞等；还可应用于利用动植物生产疫苗，主要包括乙肝表面抗原基因、口蹄疫病毒蛋白基因、狂犬病病毒 G 蛋白基因等。转基因植物还可以生产功能性抗体以及生产工业上常用的糖类、工业用酶和脂肪等。

1.3.15 人类基因组计划

1990 年，一项国际协作项目开始努力测定组成人类染色体中所包含的 30 亿个碱基对组成的核苷酸序列，从而绘制人类基因组图谱，并且辨识其载有的基因及其序列，达到破译人类遗传信息的最终目的。这就是著名的人类基因组计划（Human Genome Project，HGP）。人类基因组计划是人类为了探索自身的奥秘所迈出的重要一步。

自从绘制基因组图谱以来，我们已经发现了 1800 多个致病基因。拥有人类基因组的完整序列就如拥有制造一辆汽车的技术图纸，序列会告诉我们人体如何运作。绘制人类基因组图谱只是开始，我们今天的挑战是了解所有复杂的因素如何在人类健康和疾病中协同工作。人类基因组的测序只是第一步，但也是最重要的一步。

我们可以从人类基因组计划中学到跨学科思维的重要性，基因组将团队和协作的想法带到了生物学领域，今天的生物学汇集了具有伦理学、计算机科学、物理学、

⊖ 高苯丙氨酸血症。

化学、医学、艺术以及数学等学科背景的人，这在该项目之前是不可想象的。基于个体的观念已不再适应基因组学时代的集体和协作思维，聪明的想法可以来自世界任何地方。人类基因组计划要完成，需要跨学科的思考和国际合作，这一努力向全世界表明了大规模科学合作的重要性，这样的努力对改善我们的医疗卫生系统和药物开发至关重要。

人类基因组计划也影响了当代数据共享的观点。数据共享的意义不仅是让我们能够更好地做出决策，更重要的是可以改变生死。2020 年初，新型冠状病毒肺炎肆虐全球。面对全球范围内逐渐严重的疫情，中国一直保持与世界卫生组织和国际社会的沟通协调。中国科学家第一时间向全球分享新型冠状病毒全基因组序列、引物和探针的病毒基因测序技术，由中国基因测序上游供应商给出了"中国方案"，面向全球分享中国抗疫经验（见图 1-2）。

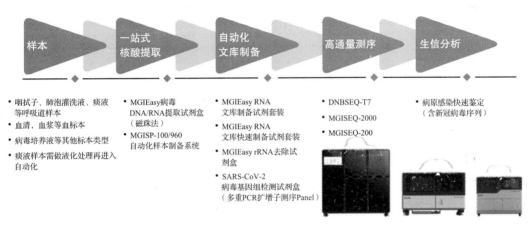

图 1-2　新型冠状病毒基因测序整体解决方案

资料来源：测序中国。

现今，有不少人对基因测序表示恐惧和犹豫，他们担心自己的基因组信息被泄露会在某种程度上对自己不利。但是，人类基因组计划告诉我们，在向科学迈进时，需要勇气。许多科学家相信，使用基因组信息对患者进行治疗，将是一个伟大的成就。基因组信息能应用于患有癌症、罕见遗传性疾病、高血压、糖尿病以及阿兹海默症等疾病的患者。随着我们了解更多，我们会将基因组信息应用于治疗更多疾病。

1.3.16　干细胞重编程的 iPS 技术

2006 年，日本科学家山中伸弥教授引进了诱导性多能干细胞（iPS）技术。他的团队从小鼠中分离出成纤维细胞，通过四种遗传因子混合，将它们重新编程为干细胞状态。这些 iPS 可以分化成研究人员希望研究的任何细胞类型。2007 年，山中教授研究组再度出击，发布了利用人体皮肤细胞成功诱导生成类似胚胎干细胞性质的全能干细胞的研究成果。该研究成果在权威的《科学》和《细胞》杂志上刊登后，引发了全球学术界和舆论的轰动，这项惊人的突破是干细胞技术在医学上广泛应用的基础。

在很多疾病治疗中，器官移植可以起到根治的效果，但人体器官移植经常面临组织移植后产生的排异反应而导致死亡。如果能利用患者本身的个体细胞逆转出iPS，再发育成为所需要的组织，那器官移植的排斥问题就会迎刃而解。这正是为何众多生物医学研究者获知 iPS 成功后感到振奋的最主要原因。

1.3.17　合成生命

2010 年，美国科学家克雷格·文特宣布成功合成了支原体染色体，这是世界上第一例由人类制造并可以自我复制的新物种，标志着人类正式推开了合成生物学的大门。这项革命性成果证明了生命是可以合成的，这将应用在遗传学的很多领域里。

1.3.18　CRISPR[⊖]-CAS9 基因编辑技术

基因编辑并不是一个新的想法，然而，直到 2012 年 CRISPR-CAS9 基因编辑技术出现，我们才可以大规模、高效以及精确地执行基因编辑。这意味着我们可以通过基因编辑来研发新药以及治疗疾病。我们将 CRISPR-CAS9 视为一个系统，它可以直接切割 DNA，然后插入新的基因。除了切割 DNA 以及插入新基因外，CRISPR还可以同时编辑多个基因，这也是一个重大突破。

CRISPR-CAS9 已经在多种情况下应用，比如，通过细菌的免疫反应破坏入侵病毒以及获得免疫力；用于编辑人类基因组本身，用另外一个基因取代现有基因。CRISPR-CAS9 基因编辑技术还可以用来直接测试与人类疾病相关的基因变异。我们可以扫描基因组里的所有基因，新的候选基因将为抗击疾病的新策略提供信息。今天，CRISPR-CAS9 基因编辑技术已经被用来治疗癌症、对抗体重增加等。2018 年，应用 CRISPR-CAS9 基因编辑技术治疗地中海贫血的人体临床试验开始了。如果试验成功，它有可能终结镰状细胞贫血症。

1.3.19　癌症治疗

生物技术的一些最重要的进展正在应用于癌症治疗。新的癌症治疗浪潮已经出现，它应用了基因组学：嵌合抗原受体 T 细胞（CAR-T 细胞）免疫疗法、免疫疗法

　⊖　成簇的、规律间隔的短回文重复序列。

以及基因疗法等。CAR-T 细胞免疫疗法利用人体自身的自然免疫力来检测变异细胞。免疫疗法使用患者免疫系统来摧毁肿瘤，基因疗法在癌症治疗的精准方法上取得了进步。在癌症治疗方面，我们变得更加精准，但是我们还有很长的路要走。

1.3.20　科技与基因组学的结合

现代科技为我们提供了一种新的方法对生命进行分类。系统生物学的兴起是人类基因组计划提供的遗传学目录的结果。系统生物学已经影响了新一代科学家，通过互联网的辅助，提高了存储和分发大量信息的能力。结合计算能力的进步、新的研究技术，以及其他学科（诸如计算机、数学、物理、工程等）科学家的参与，系统生物学成为一门跨学科的科学。

科技公司也将手伸进遗传学领域，它们期望将遗传密码和计算机代码联结起来。一些世界上最强大的公司正在投资这个领域。微软、亚马逊、谷歌等巨头现在都拥有基因组学、健康和生命科学项目，并投资了亿万资金给生物大数据。它们谈论的是技术速率、数据爆炸以及人工智能能力的提升，这些举措的共同目的是了解遗传、行业以及环境对人类健康的影响程度，实施针对患者和特殊人群的治疗干预。如果没有强大的智能计算能力，以及将我们的想法和发现联结起来的话，我们就无法成功。

未来发展的关键领域将包括：更好的给药机制，以更有效地将药物送到体内需要的地方；加速药物研发的工具，比如微流体和机器人实验室自动化；诊断和早期检测工具；类器官和组织芯片技术，以提高我们模拟生物现象的能力。

1.4　从传统制药向生物制药的过渡

DNA 双螺旋结构的发现不仅重塑了生物学，也重塑了当今的商业模式。全世界都在生物药的研发以及生物制药产业方面投入了巨额资金。基于对基因组层面的疾病的更深入理解，我们开始看到一些新药的产生，其中许多比市场上常见的药更有效，副作用更少。今天一种新药的开发针对的是特定人群，而不是大众人群。阿斯利康、辉瑞等国际大型制药企业已经意识到这一点，并且开始从传统制药过渡到生物制药，并在整个药物研发过程中使用数据来调整生产。

与传统制药不同，生物制药通常基于蛋白质。生物药比化学药更为复杂，也很难像化学仿制药那样可以被很容易地复制。当前的生物药研发主要集中在细胞疗法、基因疗法以及干细胞疗法上，这代表了传统制药向生物制药的过渡。至少，我们所看到的趋势是越来越多的生物疗法开始出现。在现代生物技术中，生物制药科技的发展速度远快于其他所有的医药领域，并且持续增长的潜力非常大。

生物制药是利用生物技术生产药，即通过活细胞或生物体的基因操作生产治疗性产品。生物制药和传统制药的主要区别在于生产过程。生物制药一般是在细菌、酵母以及哺乳动物细胞内生产，而传统制药则是通过一系列的化学合成制造。那么，生物制药的过程是怎样的呢？阿布拉·希勒（Abra Sitler）在她的著作《看见生物制药的未来》（Seeing the Biopharma Future）一书里描述了著名国际制药公司阿斯利康生产生物药的过程。阿斯利康是一家专注于处方药研发和商业化的全球制药公司，其重点针对对象是肿瘤、心血管、肾脏、代谢以及呼吸系统疾病。阿斯利康的公司遍布全世界 100 多个国家，其创新药被全世界数百万患者使用，肿瘤药是其主要增长驱动力。

阿布拉在书中介绍的生物制药工厂位于美国马里兰州，拥有 650 名员工。人在进入该工厂前需要穿戴防护服、发网以及靴子，然后需要进行消毒。在这个工厂里，阿斯利康生产治疗癌症所用的蛋白质。这些蛋白质从细胞里获取，配制到适当的浓度，然后作为大分子药被分销到世界各地。从开始生产到结束，整个过程需要大约50 天时间。制造过程相当标准化，这离不开精心的测试、严谨的科学和工程水平，如此才能保证产品可以被安全地注射进人体。这个高价值行业的成功依赖标准化、可重复、可测试以及安全的生产流程。

整个生产过程从仓鼠的卵巢细胞开始，仓鼠是生产治疗性蛋白质最常见的宿主。该制药工厂的核心是制造和分销来自活细胞的纯化蛋白质，细胞一定要有生命力，这意味着需要不间断地检测细胞的葡萄糖浓度、生长过程以及营养水平。员工必须密切注意细胞生产和蛋白质提取过程中的每一步。该工厂的每个设施都需要接受严格的监管。任何一个错误都代价昂贵，细胞的营养含量、温度、运动以及液位都必须保持在精确的范围内。一次泄漏或污染就可能导致数百万美元的损失。只有这样严苛的控制才能通过 FDA 最严格的审批。很多生物制药公司就是因无法满足 FDA的严苛要求，导致其产品无法进入市场。

1.5 投资从传统制药向生物制药的转移

根据美国癌症协会的估计，有多达 1/3 的人将患上癌症。这背后是一个十分庞大的数字，意味着使用创新疗法治疗癌症是一个受众很广的商业模式。为什么生物药如此具有开创性？这是因为有证据显示它比传统化学药更加有效。

随着专利的到期以及生物制药研发方面的成果更加显著，医药行业内正在发生一些变化，那就是投资从传统制药到生物制药的转移。一般小型生物制药公司是没有细胞培育能力的,而诸如阿斯利康这样的国际大型制药公司则不缺这方面的资金和能力。一些药物的价格惊人,但许多人并没有意识到,私营公司去研发和生产这类药物是多么昂贵。每年仅有 1% 的生物药能够进入市场销售,这不仅仅是因为它们需要在动物和人体中进行广泛的疗效试验。由于需要使用活细胞制造蛋白质的独特性质,每种药物都需要在科学和工程方面耗费大量时间才能保证产品的一致性。从药物研发到推出市场,可能需要十年以上的时间,在此期间,公司除了花钱研发,是不会从该药物中赚取任何收入的。而且在研发的过程中,还可能随时会遇到失败而前功尽弃。

传统制药遵循传统的产品生命周期曲线,一般来说产品在进入市场之后的 3 ~ 7 年会达到销售峰值,然后销量就开始下滑,最终面临仿制药的竞争或者被逐步淘汰。对于传统制药来说,做到第一个将产品推入市场是一个优势。一般来说,这种药物有望达到销售峰值,并在 20 年内带来相当不错的销售额。但是,对于生物制药来说,假设基因或者细胞疗法的确有效,那么药物很有可能会遵循一个非传统的生命周期曲线。传统药从推入市场、增长到达到销售峰值需要数年的时间,但是生物药在推入市场后,其销售峰值可能来得非常迅速。假设某生物药可以立刻治愈大量患有特定疾病的现有患者,一旦达到销售峰值,潜在患者的数量可能就会迅速下滑,最终导致长期需求停滞不前。

全世界也只有少数大型制药公司以及一些大型合同生产组织可以安全、大规模地生产生物药。这些制药公司有能力在一定时间范围内收获蛋白质,并保证精确的温度和营养成分。只要想想如何大规模地培育和收获细胞,就能了解生物制药和传统制药存在极大的不同。

我们还无法确定基因和环境是如何交互的。生长在生物体外的细胞可能产出与体内不同的蛋白质。生命是有创造力的、混乱的、自由发展的以及不可预知的,换句话说,就是很难去设计。生产生物药所需要的细胞是天然的,用机器很难替代。然而,从产业化的角度来看,我们希望能够模拟生物体内部的环境,而不是在培养皿或者塑料管中培养细胞,这非常不容易。所以,生物制药下一步需要突破的就是如何更好地模拟环境,以有效地培养细胞,让细胞更加健康,产出的蛋白质更丰富、更有效、更经济。

1.6 生物药的主要种类

第一款生物药是通过基因改造细菌生产出的重组人胰岛素,于 1982 年通过 FDA 的审批。此后,有数百种生物药进入市场,数以千计的创新生物药正在研发当中。

这些生物药主要包括以下几个种类。

1.6.1 疫苗

疫苗对人类生命的重要性是毋庸置疑的，特别是在经历了肆虐全球的新冠肺炎疫情之后，疫苗的开发、生产以及配送已经成为全球各国的焦点。几乎所有的国家都寄希望于疫苗能结束这场大流行所带来的噩梦。

生产疫苗主要有五种不同的方法：第一种是使用所谓的灭活疫苗，也就是通过化学或热处理的方法使实际感染的病毒变得没有感染性。灭活疫苗已经被成功地用于部分病毒以及细菌病原体上，比如说乙型肝炎病毒、轮状病毒、白喉杆菌、破伤风梭菌、百日咳杆菌、麻疹病毒、腮腺炎病毒、风疹病毒、脊髓灰质炎病毒、流感病毒以及人乳头瘤病毒（HPV）等。国药疫苗和科兴疫苗就是灭活疫苗。

第二种被称为减毒活疫苗，即用处理后的病毒感染健康的细胞，最接近自然感染，但较实际病毒弱。虽然这种疫苗能够持续产生很强的免疫反应，但人们对这种方法有明显的安全顾虑，生怕病毒又回到之前的危险状态。

第三种是使用病毒载体或者类似病毒的粒子，它们是改造后的病毒。这些载体或粒子更像是一次性注射器，只是提供传递机制，没有任何能力去复制更多的病毒。改造后的腺病毒具有单向有效载荷，并提供经过修改的病毒基因组，该基因组包含在感染的细胞中产生病毒抗原的代码，从而产生免疫反应。由陈薇院士团队和天津康希诺生物研发的新型冠状病毒疫苗以及牛津－阿斯利康疫苗就是腺病毒载体疫苗。这种疫苗有过成功先例，由陈薇院士团队和康希诺生物联合自主研制的重组埃博拉病毒病疫苗也是用腺病毒作载体。

第四种是使用核酸，包括DNA疫苗还有信使核糖核酸（mRNA）疫苗。DNA疫苗不是整个病原体或片段，而是包含病毒遗传密码的一小部分。科学家将编码嵌入质粒中，嵌入的DNA将提示宿主在自身细胞内产生目标病毒蛋白，并随后产生免疫反应。mRNA疫苗依靠的是mRNA，mRNA是细胞用来复制遗传信息并转化为蛋白质的分子。当患者接受mRNA疫苗时，他们的细胞会将mRNA转化为新的病毒蛋白。然后，患者的白细胞会识别该蛋白质，从而对病毒产生免疫力。治疗新型冠状病毒的mRNA疫苗是基于尖峰蛋白的mRNA序列，尖峰蛋白是一种在新型冠状病毒外层的糖蛋白。科学家一看到这种又大又突出的蛋白质，就知道它很有可能产生一种非常好的抗原，从而引起免疫反应。此外，还有一个重要的创新就是使用脂质纳米颗粒（LNPs），病毒尖峰蛋白的mRNA就被包裹在这些脂质纳米颗粒中。当mRNA疫苗被注射到我们手臂上的肌肉组织中时，脂质纳米颗粒就能安全有效地将 mRNA 输送到肌肉和免疫细胞膜内。一旦进入我们的细胞，mRNA 就可以转化为病毒尖峰蛋白，然后与多个免疫细胞接触，产生长期的免疫力。美国莫德纳公司以及辉瑞公司的 mRNA 疫苗就是依靠脂质纳米颗粒作为 mRNA 疫苗输送工具的。

第五种也是最后一种是使用病毒的蛋白质亚单位。这种疫苗只使用被称为抗原的蛋白质，抗原可以引起免疫反应。该方法也被称为重组蛋白疫苗，原理就是将抗原与病毒分离，然后只管理抗原。其设计和生产都相当容易，给药也相当安全，但是与其他疫苗相比，其免疫反应水平往往相对较弱。

预计到 2024 年，全球疫苗市场规模将从 2019 年的 417 亿美元增长到 584 亿美元，复合年增长率为 7.0%。该市场的增长主要归因于传染病的高流行、制药企业提高疫苗研发水平的举措、政府对疫苗开发的支持日益增加以及对免疫的关注日益增强。但是，开发疫苗所需的巨额资本投资可能会限制市场的增长。

1.6.2 RNA 靶向疗法

RNA 有几种不同的类型，我们最熟悉的是 mRNA。1970 年，科学家发现细胞会产生反义 RNA，这个发现为开发一种全新的药物铺平了道路。这种药物可以与自然产生的细胞酶配合作用，从而阻止与疾病相关的蛋白质的产生。什么是反义 RNA？与 mRNA 不同，反义 RNA 具有与 mRNA 互补的序列，与 mRNA 互补后，可以形成一个双链 RNA。这种双链 RNA 会被不同的细胞酶识别并破坏，这样 mRNA 也会被摧毁。mRNA 被摧毁后，就无法产生蛋白质。没有蛋白质，疾病也就消失了。

反义疗法是一种使用反义寡核苷酸（ASO）靶向 mRNA 的治疗形式。DNA 和 RNA 是自然存在的核酸，它们存在于人体的每个细胞之中，负责产生生命所需要的所有蛋白质。mRNA 是一种关键的分子，它可以使 DNA 编码的基因转录成为细胞内的功能蛋白。因此，任何由特定蛋白质生产过剩或产生异常蛋白质引起的疾病，都可以通过阻断核酸（DNA 或 RNA）上这种蛋白质的形成来进行靶向治疗。

所以，核酸是反义疗法的基础。基于反义寡核苷酸的疗法涉及基因表达的下调。包括反义寡核苷酸等基于 RNA 的药物通过改变 RNA 或通过多种分子机制减少、恢复和修饰蛋白质表达，对各种疾病具有巨大的治疗潜力。反义疗法比针对下游途径的疗法有更高的成功率。靶向反义疗法的药理学提供了将其效用转化至临床的平台。反义寡核苷酸的化学修饰不仅增强了特异性和功效，而且减少了副作用。这些改变了整个临床试验设计，并为治疗提供了新的策略。反义寡核苷酸治疗技术的改进已经允许并将研究从实验室带到临床前沿。

与反义 RNA 一样，小干扰 RNA（siRNA）由细胞自然产生，可以干扰目标

mRNA 转录为相应的蛋白质。科学家已经可以合成 siRNA，以针对与疾病相关的蛋白质。siRNA 对致命性疾病（如癌症）的治疗已被证明在临床前和临床上都有效果。第一款 siRNA 药物 Patisran 于 2018 年上市，用于治疗转甲状腺素蛋白相关家族性淀粉样多发性神经病的成人患者。

新型 mRNA 治疗策略已在许多临床环境中引起了极大的关注，例如癌症治疗。mRNA 是一种单链 RNA 分子，它会将一部分 DNA 密码转移到细胞的其他部位以制造蛋白质。DNA 治疗药物需要接近细胞核才能被转录为 RNA，其功能取决于细胞分裂过程中核被膜的分解。但是，mRNA 治疗剂无须进入细胞核即可发挥功能，因为一到达细胞质，它将立即被转录。而且，与质粒和病毒载体不同，mRNA 不会整合到基因组中，因此没有诱变的风险。

在新冠肺炎大流行之前，据估计，到 2025 年，mRNA 疫苗和治疗剂的市场规模将超过 60 亿美元。许多主要的制药公司，包括强生、阿斯利康、葛兰素史克和默克，都与新兴的 mRNA 疫苗和治疗公司有合作。利用 mRNA 的疗法可以治疗多种疾病。疫苗、罕见遗传性疾病以及癌症是 mRNA 治疗发展的三个主要方向。

拿我们比较熟悉的 mRNA 疫苗来说，传统上，疫苗使用蛋白质片段来训练免疫系统，以攻击显示相似蛋白质的病毒。但是，制造这些蛋白质片段可能要花费几个月的时间，这在大流行期间十分具有挑战性。相反，mRNA 疫苗将蛋白质片段编码为单链 mRNA，然后依靠细胞机制来产生蛋白质，这样可以将制造时间缩短至数周。莫德纳公司的新冠肺炎疫苗已经上市，此外公司在开发三种基于 mRNA 的新型疫苗，用于人类免疫缺陷病毒（HIV）、季节性流感和尼帕病毒。该领域的另一个主要参与者 CureVac 公司已与比尔及梅琳达·盖茨基金会合作开发轮状病毒疫苗和疟疾疫苗。

许多罕见遗传疾病都是由蛋白质功能失调或缺乏引起的。DNA 的突变可导致异常的 mRNA 序列，从而导致蛋白质异常。通过提供正确的遗传信息，mRNA 治疗可以调节蛋白质表达以改善或恢复健康。例如，由破裂的囊性纤维化跨膜转导调节因子（CFTR）蛋白引起的囊性纤维化（CF）是 mRNA 治疗临床研究的重点。

mRNA 可能是解锁个性化癌症疗法的关键。通过将基因筛查、液体活检和人工智能相结合，医疗机构可以设计和实施专门针对患者的独特的 mRNA 治疗方法。与疫苗类似，mRNA 可用于编码癌症特异性蛋白质，该蛋白质可指导免疫系统仅识别靶向肿瘤，而不是健康的组织。德国 BioNTech 公司于 2020 年底获准与美国辉瑞公司联合推出新冠肺炎疫苗，最初，它只是一家专注于癌症的 mRNA 治疗公司。该公司已公开的候选药物主要用于治疗胰腺癌、乳腺癌、前列腺癌、黑色素瘤、卵巢癌、头颈癌和其他实体瘤。与包括赛诺菲、基因泰克和辉瑞在内的制药合作伙伴一起，该公司正在利用 mRNA 治疗癌症和其他疾病。

将 mRNA 疗法商业化仍然存在一些障碍。例如，mRNA 疗法对温度十分敏感（辉瑞、BioNTech 的疫苗需要零下 70℃ 的环境，而莫德纳的疫苗则需要零下 20℃ 的环境）。强大的药物冷链将是广泛采用 mRNA 治疗的关键组成部分。

2019 年全球基于 RNA 的治疗市场价值约为 9.3 亿美元，预计在 2020 ～ 2027 年的预测期内以超过 28.4% 的年增长率增长。

1.6.3　基因疗法

以某种方式改变一个有缺陷的基因，从而治愈疾病，这就是基因疗法的初衷。改造后的基因本身就变成了一种药物。我们通常认为病毒是有害的，然而，在基因治疗方面，科学家已经将病毒进行了调整，使得它们可以找到疾病，而不是引起疾病。这些被调整后的病毒被称为“病毒载体”。病毒载体表面的蛋白质以特定的疾病细胞为靶点，病毒载体携带治疗性基因进入靶点细胞，使得患者自身可以制造出所缺失的蛋白质，最终治愈疾病。

病毒载体通过两种方式传输基因：体外和体内。体外传输是指从患者体内取出细胞，然后在实验室里用病毒载体治疗细胞，最后将已经改变的细胞重新注入体内。体内传输则是通过静脉注射输入病毒载体，或者直接将病毒载体注入目标组织。

基因组编辑是另外一种基因疗法。基因组编辑不提供变异基因的更正版本来治疗疾病，而是提供受损细胞所需要的工具，以修复有缺陷的基因。科学家正在开发使用突破性的基因组编辑技术在分子水平上治疗疾病。锌指核酸酶（ZFNs）、转录激活子样效应因子核酸酶（TALENs）以及 RNA 介导的 CRISPR-Cas9 系统是当今三种主要的基因组靶向编辑技术。这些技术的应用使得编辑或修改靶向细胞内的真实 DNA 成为可能，为根治基因突变引起的疾病带来了希望。

尽管锌指核酸酶技术和转录激活子样效应因子核酸酶技术已经存在多年，但与 CRISPR 相比，它们在适应和应用上的灵活性要低得多。CRISPR-Cas9 系统的高效率已在各种基因组编辑研究中得到证明，这导致了在基因组工程领域的大量投资。CRISPR 基因组编辑也在进行一些临床试验。临床试验的第一个治疗方法是在黑色素瘤和多发性骨髓瘤患者的 T 细胞中敲除 PD-1 基因，因为 PD-1 基因会抑制 T 细胞激活，敲除它使得患者的免疫系统可以更好地对抗癌症。这种治疗方法采用体外传输方式，首先从患者体内取出 T 细胞，然后在实验室里改造，最后将改造好的 T 细胞重新注入患者体内。

科学家破坏细胞或生物体中的特定基因的这个程序为“敲除”基因。这种类型的基因组编辑技术才刚刚开始在人体内使用，但是科学家早已在实验室研究中使用多年。中国南方科技大学生物系原副教授贺建奎及其团队于 2018 年通过基因组编辑技术，对一对双胞胎婴儿胚胎细胞的 CCR5 基因进行了改造，尝试使婴儿对部分艾滋病具备免疫能力，在当时引起很大争议。2019 年 12 月 30 日，基因编辑婴儿事件在深圳市南山区人民法院一审公开宣判，贺建奎以非法行医罪被判有期徒刑三年，并处罚金人民币 300 万元。研究中使用的主要技术就是 CRISPR-Cas9，贺建奎称他的团队使用此技术编辑了胚胎细胞中与艾滋病免疫有关的 CCR5 基因，以使婴儿出生后具备先天性免疫艾滋病的能力。CCR5 基因表达的产物是白细胞表面的一种蛋白质——CCR5 蛋白质，R5 型 HIV 病毒进入并感染宿主细胞的过程需要借助 CCR5 蛋白质，某些人群的基因组中含有 CCR5 基因的一个突变型，称为 CCR5-Δ32，其表达产物无法被 HIV 病毒识别和结合，因此可免疫 R5 型 HIV 病毒引起的艾滋病。人为用 CRISPR-Cas9 技术编辑敲除人的 CCR5 基因与上述人群自然发生的 CCR5 基因突变在功效结果上是否相同尚未可知，而且 CRISPR-Cas9 技术并不完全成熟，可能会引发被称为"脱靶效应"的错误编辑，导致与目标序列不匹配的序列被错误切割，引发一系列无法预知的突变。

2016 年 8 月，四川大学华西医院肿瘤学家卢铀率领的中国科学家团队开展了全球首例对人体使用 CRISPR 基因编辑技术的试验，于 2016 年 8 月开始在肺癌患者身上测试经过 CRISPR 技术编辑的细胞。研究人员招募了一批转移性非小细胞肺癌患者，对他们来说，化疗和放疗等选择都已失败。研究人员将从患者血液中提取免疫细胞，利用 CRISPR 技术插入一个帮助免疫系统定向清除肿瘤的新基因序列，然后把这些细胞注入患者的血液。2020 年 4 月 28 日，《自然医学》（*Nature Medicine*）期刊发表了卢铀教授团队的最新研究成果。结果显示，使用 CRISPR-Cas9 编辑的 T 细胞在临床上治疗肺癌是安全可行的。在有效性方面，输注后在外周血中可检测到编辑过的免疫细胞。中位无进展生存期为 7.7 周，中位总生存期为 42.6 周。

1.6.4 免疫疗法

癌症免疫疗法基于免疫系统的某些部分可以通过攻击癌细胞或者引入额外的免疫系统成分来对抗疾病。作为其正常功能的一部分，免疫系统可以检测并破坏异常细胞，能预防或抑制许多癌症的生长。例如，有时在肿瘤内和周围可以发现免疫细胞，这些细胞被称为肿瘤浸润淋巴细胞（TIL），是免疫系统对肿瘤做出反应的标志。即使免疫系统可以预防或抑制癌症的生长，癌细胞也有避免被免疫系统破坏的方法。例如，癌细胞可能会发生基因突变，使免疫系统"看"不到它们；表面具有可关闭免疫细胞的蛋白质；改变肿瘤周围的正常细胞，使其干扰免疫系统对癌细胞的反应。

免疫疗法有助于免疫系统更好地抵抗癌症，用于治疗癌症的免疫疗法主要有四种。

1. 嵌合抗原受体 T 细胞免疫疗法

这是一种增强 T 细胞抵抗癌症的能力的疗法。基因工程师将抗体和 T 细胞受体融合，从而产生一个嵌合分子。在这种治疗中，科学家从患者体内取出 T 细胞，并在实验室中选择针对癌症最活跃的 T 细胞。接下来，科学家会使用一个病毒载体，病毒载体将提供一个已将治疗性抗体和 T 细胞受体嵌合的基因。这个增强的受体（T 细胞和治疗性抗体的结合物）有两个功能：靶向和激活。T 细胞表面的抗体可以检查和锁定患者癌细胞表面上的特定蛋白质，一旦附着在癌细胞蛋白质上，就会激活受体。

科学家通过静脉针头将改造后的 T 细胞重新注入患者体内。一旦 T 细胞回到患者体内，受体就会在癌细胞表面上找到适当的蛋白质并附着在癌细胞上，然后受体就会向 T 细胞发出信号从而杀死癌细胞。

2. 单克隆抗体

单克隆抗体瞄准与疾病相关的蛋白质中特殊的抗原表位，而抗原表位可被免疫系统（尤其是抗体、B 细胞或者 T 细胞）所识别。就是这种精确性让单克隆抗体非常强大，因为它只瞄准一个靶点，所以非常安全。单克隆抗体已被证明在治疗各种疾病方面非常有效，可以触发免疫反应，例如，利妥昔单抗与非霍奇金淋巴瘤细胞表面的 CD20 蛋白高度专一性地结合，从而触发免疫系统破坏这些细胞。

单克隆抗体还可以阻断受体。受体是细胞表面的蛋白质，它们能将信号发送给细胞，比如生长因子受体可以传输生长信号。过度活跃或过量的生长因子受体会导致一些癌症，比如说人表皮生长因子受体 -2（HER2）阳性乳腺癌。赫赛汀（曲妥珠单抗）就是抗 HER2 的单克隆抗体，它通过将自己附着在 HER2 上来阻止人体表皮生长因子在 HER2 上的生长，从而阻断癌细胞的生长，赫赛汀也可以刺激身体自身的免疫细胞去摧毁癌细胞。

单克隆抗体还可以通过捕获信号本身来阻断细胞通信。抗体与血液中的信号分子结合，以防止信号与受体接触。比如，著名的修美乐（阿达木单抗）就是一种治疗自身免疫性疾病的单克隆抗体，它可以在炎症信号分子到达白细胞表面的目标受体之前将其捕获，从而阻断细胞通信。

单克隆抗体的技术不断进步，最新的发展是将单克隆抗体与一种有剧毒的小分子药物结合起来应用，从而杀死癌细胞，同时还减少了对健康组织的损害。这种结合药物被称为抗体药物偶联物（ADC），单克隆抗体分子主要发挥靶向投递作用，小分子药物则发挥效应。赫赛莱，也叫恩美曲妥珠单抗，由赫赛汀、非还原性硫醚接头和微管蛋白抑制剂美坦辛衍生物组成。从作用上讲，就是在赫赛汀的基础上，增加了一个细胞毒性小分子，可以增强药物杀肿瘤的作用。2020 年 1 月 21 日，赫赛莱在中国的上市申请获得国家药品监督管理局正式批准，单药用于在接受了以紫杉烷类联合曲妥珠单抗为基础的新辅助治疗后仍残存侵袭性病灶的 HER2 阳性早期乳腺癌患者的辅助治疗，成为中国批准上市的首个抗体药物偶联物。

基因工程师通过将两个不同的单克隆抗体的基因拼接，制造出双特异性抗体。双特异性抗体的作用机制主要有三种：

1）介导免疫细胞杀伤。双特异性抗体有两条抗原结合臂，其中一条与靶抗原结合，另一条与效应细胞上的标志抗原结合，后者可以激活效应细胞，使其靶向杀灭肿瘤细胞。

2）双靶点信号阻断。同时结合双靶点、阻断双信号通路是双特异性抗体的另一个重要作用机制。

3）促进蛋白形成功能性复合体。利用双特异性抗体两条抗原结合臂可以结合不同抗原的特点，令两条抗原结合臂分别结合两种特定蛋白分子，形成功能性复合体。利用该种复合体给药，可以减少机体内的排斥反应，提高临床治疗效果。

3. 免疫检查点抑制剂

一些癌症可以激活免疫系统检查点。检查点是关闭 T 细胞的蛋白质，由健康细胞表面的蛋白激活后，检查点蛋白就会关闭 T 细胞，从而帮助我们的身体抵御自身免疫性疾病。PD-1 蛋白就是一种常见的检查点蛋白，它是由健康细胞表面的蛋白质 PD-L1 激活的。但是，一些肿瘤会过度表达 PD-L1。即使 T 细胞识别了肿瘤，肿瘤的 PD-L1 蛋白也会将 T 细胞关闭，这样 T 细胞就无法攻击肿瘤了。值得庆幸的是，科学家想出了解决办法。检查点抑制剂是单克隆抗体，它可以和 T 细胞表面的 PD-1 蛋白或者肿瘤本身的 PD-L1 蛋白结合，以防止 PD-1 蛋白和 PD-L1 蛋白接触，这样 T 细胞就会活跃起来。检查点抑制剂疗法使得患者可以用自身的免疫系统来对抗癌细胞。

4. 基于 NK 细胞⊖的免疫疗法

NK 细胞是一种特殊的免疫效应细胞，在针对异常细胞的免疫激活中起关键作用。与 T 细胞激活所需的条件不同，NK 细胞的激活受 NK 受体与靶细胞的相互作用

⊖ 自然杀伤（natural killer）细胞。

控制。由于相对简单的激活方式，NK 细胞在癌症免疫治疗领域获得了极大的关注。NK 细胞是肿瘤免疫监视的重要组成部分，在小鼠模型和临床研究中，较高的癌症易感性和转移性与较低的 NK 细胞活性相关。NK 细胞被激活后，会释放含有穿孔素和颗粒酶的细胞毒性颗粒直接裂解肿瘤细胞。由于具有消除肿瘤细胞的先天能力，基于 NK 细胞的癌症免疫疗法已经被研究了几十年。早期临床试验也证明了 NK 细胞输入的整体安全性。

* * *

到 2025 年，全球免疫疗法药物市场预计将从 2020 年的 1630 亿美元增长到 2746 亿美元，在预测期内的复合年增长率为 11.0%。该市场的增长主要归因于目标疾病患病率的上升、对单克隆抗体和生物类似药需求的增加、对免疫疗法药物而不是传统疗法使用的增加以及加速的药物审批。单克隆抗体在 2019 年占全球免疫疗法药物市场的最大份额。

2014 ～ 2018 年，中国细胞免疫疗法行业市场规模从 570 亿元增长至 925.4 亿元，复合年增长率达到 12.9%。到 2025 年，预计全球单克隆抗体市场规模将达到 1795.6 亿美元，复合年增长率为 11.9%。生物类似药单克隆抗体的日益普及正在推动单克隆抗体市场的增长。生物类似药单克隆抗体的成本比原研生物药便宜 20% ～ 25%。生物类似药的临床试验数量要比原研生物药少，这也是生物类似药成本较低的主要原因。市场上的顶尖公司正在战略性地收购初创公司和中型公司，以扩大产品和服务。战略合作或收购以及合作伙伴关系协议可帮助供应商扩展其现有产品组合和地域范围。越来越多的单克隆产品上市以及对罕见病治疗的监管支撑了单克隆抗体治疗市场的增长。根据中商产业研究院的报告，从 2017 年开始，国家医疗保险制度的单抗药物覆盖范围显著扩大，这有利于提高未来单抗药物的渗透率。

1.6.5 罕见病

针对罕见病的生物药应该成为生物技术投资机构关注的一个关键领域。罕见病指那些发病率极低的疾病，又称"孤儿病"。根据世界卫生组织的定义，罕见病为患病人数占总人口 0.65‰ ～ 1‰ 的疾病。美国将罕见病定义为每年患病人数少于 20 万人（或发病人口比例小于 1/1500）的疾病。大部分罕见病影响的人数不超过 5000 人。过去，针对小众人群的药物开发在经济性上对大型制药企业来说没有什么吸引力，因此很少会受到关注。然而，随着新疗法的发展，不仅许多罕见病变得较容易治疗，而且业界发现这些靶点能带来丰厚的利润。首先，许多罕见病的疗法可以在较小的临床试验规模基础上获得审批，这意味着成本较低，时间也不会那么漫长。其次，由于接受治疗的人群数量较小，很多西方国家的医疗系统表示愿意支付比传统药高得多的价格或大额补偿。大多数最新的罕见病疗法都是由生物制药公司开发的。

全球罕见病治疗市场规模在 2019 年超过 1443 亿美元，并有望在 2020～2026 年之间以 12.2% 的复合年增长率增长。罕见病的流行及其对医疗保健支出的影响增加了对特殊治疗的需求，对罕见病治疗市场的增长产生了积极影响。

新华社 2021 年 12 月报道称，中国罕见病群体人数约为 2000 万人。很多患者未经治疗，且处于无药可用的状况。罕见病的全球热是毋庸置疑的，这得益于发达国家出台的一系列罕见病药激励政策。近年来，我国对罕见病治疗药品实施优先审评审批。国家药品监督管理局将具有明显临床价值的防治罕见病的创新药和改良型新药纳入优先审评审批程序。自 2018 年成立以来，国家医疗保障局每年一次动态调整医保药品目录，罕见病用药也在调入之列。同时，通过对罕见病药品谈判准入，罕见病用药价格大幅降低。截至 2021 年底，中国共有 60 余种罕见病用药获批上市，其中已有 40 余种被纳入国家医保药品目录，涉及 25 种疾病。

1.7 生物制药公司的发展

首批生物制药公司的诞生大约在 40 年前，这些高度创新的公司通常都是从一个狭窄的领域开始的。当进行基础研究的科学家设想他们科学工作的某些方面可能会产生潜在的生物产品时，产品创意就出现了。学术机构通常会通过特许权许可或授权给这些潜在产品找一个归宿。几乎所有的生物制药公司都是在一个好产品的想法的基础上构想出来的。没有外部资金，只有很少的公司有资源完成临床开发，其商业化也极其有限。大型制药公司开始介入并和这些公司形成互惠互利的合作关系，为这些公司提供资源，使得产品的成功开发和商业化成为可能。

随着时间的推移，一些生物制药公司在产品管线以及内部能力上逐渐羽翼丰满。其中的佼佼者，比如吉利德科学、安进、新基等生物制药公司无论是在技术上、规模上还是在研发能力上都可以和许多传统大型制药公司分庭抗礼。许多传统大型制药公司已经将生物制药纳入自己的产品组合，生物制药公司和传统制药公司之间的界限已经变得很模糊。比如，总部位于美国加利福尼亚州的安进一直走在大型生物制药公司的前沿。公司成立于 1980 年，是分子生物学和 DNA 重组领域新产品开发的先驱。1988 年，该公司第一款用于治疗贫血的产品 Epogen 获得 FDA 的审批。这款产品以及安进的另外一款产品 Neupogen 为公司贡献了每年数十亿美元的销售额。同大型制药公司一样，安进拥有强大的研发和营销实力，很多分析师称安进为生物制药领域的辉瑞。不过，就如很多大型制药公司一样，安进也同样面临着诸如产品组合老化以及迫切需求新药的挑战。尽管存在产品管线问题，但是安进作为生物制药创新引擎的历史还是为未来的产品突破指明了方向。

在制药行业，有一个古老的商业模式，那就是完全整合的制药公司，也称为垂直整合的公司。在这种模式下，一家制药公司有能力从最初的药物发现走到产品的最终销售，几乎涵盖所有的业务职能，对此我们将在下一章中进行详细介绍。这种商业模式尽管能让公司控制从产品开发到产品销售的所有方面，但也需要付出巨大的代价。大型制药公司通常有能力进行垂直整合，这是因为药品的利润率一般都非常高。但不幸的是，随着药物发现以及管线中的产品很快变少，公司的监管、临床试验、制造和营销部门等下游部门最终会处于休眠状态。为了提高竞争力，这种商业模式需要不断发展，以继续产生预期的利润。其中一些变革包括减少公司的下游职能以及将一些临床试验职能外包给合同研究组织（CRO）等。制药公司不再在内部研发所有的药物，而是通过从较小的生物制药公司处购买、授权引进技术或化合物来增强其研发能力。通过改变商业模式，制药公司提高了组织的效率。对于大多数初创的生物制药公司来说，成为像安进这样的大型生物制药公司可能是它们的最终目标，但并不总是这样。优秀的生物制药公司会不断发展它们的商业模式，以提供最具战略性的优势。现在，很多大型制药公司的商业模式正在演变成为一种被称为"完全整合的制药网络"的商业模式，它们相信在这种模式下，可以通过部分职能的协作提高整体的生产力和效率。

产品开发是所有生物制药公司的核心。详细而正确的发展路径规划对公司的成功来说至关重要。一家初创生物制药公司几乎没有或者只有很少的资金，但它却有潜力成为一家价值数十亿元甚至上百亿元的公司。这是因为在其整个产品开发的过程中，价值被创造了出来。每当产品进入开发的后期阶段，就会创造价值。此外，每成功一步，财务风险就会降低一些，价值也会随着风险的降低而增加。产品开发分不同的阶段。在所有的阶段中，每个增加价值的步骤都是一个里程碑。从一开始，我们就应该确定适当的产品开发里程碑，可以包括以下方面：

1）授权核心技术；

2）成功完成概念验证；

3）确定生物药的作用机制；

4）成功选择先导化合物；

5）成功完成动物试验；

6）在顶级期刊上发表成果；

7）与可靠的营销合作伙伴建立合作伙伴关系或战略联盟；

8）成功向监管机构提交新药临床试验申请；

9）将产品对外授权给大型制药公司；

10）成功完成 I 期临床试验；

11）成功完成 II 期临床试验；

12）成功完成 III 期临床试验；

13）提交新药申请或生物制品许可申请；

14）获得监管机构批准。

除了产品开发之外，还有两个并行的开发路径：市场开发以及业务发展。大多数生物制药公司都对产品开发路径很熟悉，但很少有公司对市场开发以及业务发展有很好的了解。市场开发的组成部分包括市场调研、细分、定位、确定目标客户的价值主张、药物经济学模型的开发等。业务发展包括建立公司结构、调整组织战略、建造基础设施以及形成战略联盟和伙伴关系等。

| 第 2 章 |

制 药 行 业

2.1　制药行业概述

　　当我们生病的时候，医生可能会给我们开药，这是再平常不过的事了。药物可能是最重要的医疗产品，其他医疗产品有诊断产品、医疗用品、医疗器械以及医疗设备等。药物对我们的健康一直发挥着巨大的影响。以天花为例，这种传染病曾经夺去了无数人的性命，但对应药物的出现，使之成为首个于世上绝迹的人类传染病。有些疾病我们还无法治愈，比如艾滋病、糖尿病，但药物可以很好地将这些疾病控制住。

　　药物治疗可以发生在不同的治疗场所，比如绝大多数药物治疗的场所其实是患者的家。使用的药物可能是用来治疗慢性疾病的，比如糖尿病；也可能是用来治疗急症的，比如病毒性感冒；还可能是用来预防疾病的，比如降低胆固醇的药物。如果患者病情较严重或者病情不稳定的话，药物治疗、观察则通常发生在医院。癌症晚期或临终患者通常在医院接受药物治疗以减轻痛苦。今天，药物的使用则更加广泛，有时会应用在提高生活质量上，比如西地那非就被用来提升性功能。

　　生产创新药的制药行业或者生物制药行业是高风险行业。该行业最大的特征就是失败率特别高，但成功所带来的回报也极高。研发一款新药绝对是一件非常艰难的工作，通常需要多年的实验室研究、临床前试验、临床试验等。很多看起来非常有希望的研发最后以失败告终，投入的数以亿元计的资金只能付诸东流。但是一旦药物成功上市，巨大的回报不仅可以抵消风险，还可以让公司赚得盆满钵满。

生物制药公司的营运风险极大，绝对不能以公共卫生以及人民的生命安全为代价。生物制药公司的活动受到非常严格的监管，以保障药物的安全性和有效性。在中国，最主要的监管机构就是国家药品监督管理局。

2.1.1 制药公司的组织结构

制药公司通常要么重研发，要么重生产，一些大型制药公司则兼顾研发和生产。以研发为中心的制药公司是创新者，这类公司研发的是受专利保护的品牌药。当专利过期之后，其他公司就有权去经营和该品牌药具有同样活性成分和功效的仿制药。大多数兼顾研发和生产的制药公司（完全整合的制药公司）有三个主要功能部门：研发、生产和分销以及商业运营。研发是创新的灵魂，主要是发现或者创造有前景的化合物，然后将其转化成安全有效的药物。生产和分销包括供应链、生产以及分销的管理活动。商业运营则是将公司的产品通过营销工具配送给医院、药房以及消费者等。除了以上描述的三大部门之外，大型制药公司通常还有业务发展、法规以及支持部门。业务发展帮助公司的研发以及商业运营满足公司的战略性目标，包括围绕药物、技术、产能和资本进行的引进、剥离以及开发新的合作伙伴等。通过引进新的技术，业务发展可以填补公司的产品管线以及减少开发时间；通过联合营销等手段，业务发展可以延展公司新产品的可及性。当然所有这些都需要支持，包括法律、IT、财务支持等。还有一个部门不能遗漏，就是法规，其功能是帮助公司满足复杂的监管要求，包括法规事务以及质量保证等（见图 2-1）。

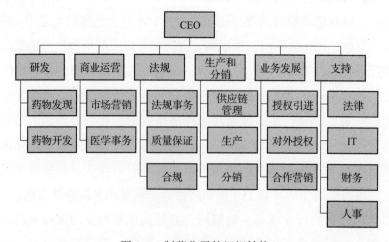

图 2-1　制药公司的组织结构

2.1.2　制药行业的供应商

制药行业的需求以及市场环境非常复杂，通常来说，制药公司需要供应商的大力支持。这些供应商在该领域摸爬滚打，对制药公司、监管机构以及关键客户了如指掌。

制药公司或生物制药公司一般有三种供应商：

1）专业供应商：为制药公司生产和分销产品提供产品和服务的公司；

2）外包供应商：补充或者替代制药公司部分功能而提供特定功能服务的公司；

3）其他供应商：为制药公司的销售、营销以及其他运营活动提供专业服务的公司。

制药公司有时会和外包供应商合作，这种外包关系被用来扩展功能，从而减少制药公司的固定成本。很多大型制药公司都会选择将某些业务外包出去，并将重点放在其核心竞争力上。常见的外包供应商包括：

1）合同研发组织（CRO）：可以帮助制药公司协调并进行药物开发；

2）合同生产组织（CMO）：可以承担制药公司生产过程中的具体步骤或整个生产过程的责任；

3）合同研发生产组织（CDMO）：可以帮助制药公司进行定制研发生产（包含临床和商业化阶段）；

4）合同包装组织（CPO）：可以帮助制药公司将药物包装进不同的容器，用于临床试验或销售；

5）合同销售组织（CSO）：可以帮助制药公司扩张销售环节；

6）合同商业组织（CCO）：可以为制药公司提供全面的药物商业化服务和战略。

在某些情况下，生物制药公司与其寻找专业的供应商，不如与另外一家具有特定能力或者在相关治疗领域知名的大型制药公司建立合作关系。

2.2　关于药物的基本概念

2.2.1　药物的定义

根据《中华人民共和国药物管理法》第二条关于药物的定义，药物是指用于预防、治疗、诊断人的疾病，有目的地调节人的生理机能并规定有适应症或者功能主治、用法和用量的物质，包括中药、化学药和生物制品等。

根据维基百科的定义，药物指可以对人或其他动物产生已知生物效应的物质。

2.2.2　药物活性成分

药物活性成分（API）是指用于药物制造的任意一种物质或物质的混合物，这种物质在疾病的诊断、治疗、症状缓解、处理或疾病的预防中具有药理活性或其他直接作用，或者能够影响机体的功能或结构。药物活性成分可以分为化学产品和生物产品两大类。化学（或小分子）产品是通过化学过程开发和生产的；生物（或大分子）产品是由生物材料生产的，比如人体、动物、植物以及微生物等，之所以被称为"大分子"，是因为它们通常所含的蛋白质或者肽比化学链上的分子要大。大多数生物药都是通过触发免疫反应起作用的，血液和血液制品是例外，它们通常用于输血或其他疗法。与化学产品相比，生物产品是比较新的类别。

2.2.3　药物活性成分的作用机制

药物活性成分在体内工作的方式被称为它的作用机制。大多数药物要么是激动剂，要么是拮抗剂。激动剂也称兴奋剂，是能增强另一种分子的活性、促进某种反应的药物、酶激动剂和激素。拮抗剂也称阻断剂，与受体结合后本身不引起生物学效应，但有阻断该受体激动剂介导的作用。例如，胰岛素就是一种激动剂，用于不再产生足够胰岛素的糖尿病患者。而类固醇就是一种拮抗剂，它可以抑制导致炎症的细胞的活动。还有一些其他作用机制，比如破坏细胞的复制（化疗药物）以及刺激免疫反应（生物药）等。

举个例子，抗微生物药物攻击细菌有五种作用机制：

1）抑制细胞壁的合成，最终导致细胞壁的破裂；

2）损伤细胞膜，降低细胞吸收营养、排除废物的能力；

3）通过干扰 DNA 复制或转录到 RNA，从而阻止核酸的形成；

4）通过靶向核糖体，干扰 RNA 翻译成细胞所需要的蛋白质；

5）通过干预酶的活性来干扰细胞的新陈代谢。

2.2.4　配方

药物通常是由原料药和赋形剂混合制成的，配制药物的方法我们称为配方。赋形剂有时被称为非活性成分，它们具有提高原料药的耐受性或者加速原料药吸收进入血液的重要作用；使药物更加稳定，这样药物在储藏过程中不会失去药性；让给药更加方便；通过使药物活性成分持续释放以达到延长药效的作用。

2.2.5　给药

药物有不同的强度，需要使用不同的给药方法以帮助药物被更好地吸收。所谓的强度是指药物中药物活性成分的数量。给药方式是指药物通过什么途径如何进入血液。常见的给药方式有：

1）肠外（静脉注射、肌肉注射、皮下注射）；

2）直肠（栓剂）；

3）口服（片剂、胶囊、液体）；

4）透皮（通过霜剂或贴片）。

2.2.6 药物代谢动力学和药效学

药物配方设计的目的是让身体可以正确地使用和排泄药物。药物代谢动力学是定量研究药物在生物体内吸收、分布、代谢和排泄的规律，并运用数学原理和方法阐述血药浓度随时间变化的规律的一门学科。

生物大分子药物，与传统小分子药物相比，其分子质量相对较大，不易被吸收，存在口服后易被消化道酶降解破坏的问题，口服给药后生物利用度极低。绝大多数生物大分子药物均选用肠外方式给药，主要是静脉注射方式给药，其次是皮下注射给药，少数是肌肉注射给药。静脉注射给药后，血药浓度迅速达到峰值，但易产生安全性问题，同时长期多次静脉注射给药存在患者耐受性不好等问题，且一般需要在医疗机构中完成，容易带来较高的费用。为了解决生物大分子药物给药途径带来的问题，研究主要集中在两个方面：一是如何实现生物大分子药物的口服给药；二是不同给药方式的药物吸收机制。

我们以蛋白质和多肽药物为例，该类药物相对分子质量大、亲水性强，在血管外分布较少，静脉注射给药后大多符合二房室模型特征。和小分子药物不同，蛋白质和多肽药物存在受体介导的靶器官特异性摄取的特性，会影响其在体内的分布。蛋白质和多肽药物在体内不会经历传统小分子化合物的药物代谢反应，其主要是在蛋白水解酶的作用下发生水解反应被降解，产生的氨基酸会进入内源性的氨基酸库，被重新运用。

药效学评估的是药物在不同剂量下对机体的作用及其机制，即在药物的作用下，机体的器官生理功能及细胞代谢活动的变化规律。药物不良反应是患者在使用某种药物治疗疾病时产生的与治疗无关的作用，这种作用一般对患者的治疗不利。不良反应是药物所具有的性质之一，完全没有不良反应的药物是不存在的。同时，不良反应的发生是有一定比例的，不是所有使用该药物的患者都会出现不良反应；在不同患者之间，不良反应的表现和程度也不一定相同，存在着很大的个体差异性。不良反应包括六个方面，即副作用、毒性反应、变态反应、继发性反应、后遗效应和致畸作用。

治疗窗口描述的是患者接受足够的药物来解决其诉求而不会引起不良反应的时间段。所有药物都有不良反应，但确定合适的剂量通常很困难，因为患者的反应并不总是一致的。当使用有成瘾性或潜在毒性的药物时，确定治疗窗口的参数至关重要。

2.2.7 药物生命周期

药物生命周期是指药物从引入到撤市的整个过程。一般来说，药物通常都会遵循一个可预测的生命周期，这与专利保护的授予和到期密切相关。在产品专利到期后，其收入将迅速下降。

一般来说，药物生命周期主要包括以下几个阶段：第一阶段是研发期。药物发现是药物生命周期的初始阶段，但当一种化合物首次被发现时，其医学和商业潜力尚不确定，从发现一种化合物到申请专利通常需要数年时间的试验。药物研发期可以说是药物的青春期，药物需要经历越来越严格的测试与多年的临床试验，只有少数的药物才有希望度过这个阶段。第二阶段是引入期。产品推向市场，进行市场调研或市场铺货。由于药物引入市场要支付巨额费用，利润几乎不存在。第三阶段是成长期。产品销量不断上升，利润大幅增加。第四阶段是成熟期。产品销量达到一定程度后逐步稳定，为了对抗竞争、维持药物的地位，营销费用日益增加，利润稳定或下降。第五阶段是衰退期。由于技术进步、替代竞争药物出现、发现药物的严重不良反应、恶性价格竞争等因素，销售下降的趋势增强，利润不断下降。

制药公司总是试图通过多种方式来保护它们的专利产品，比如开发一种仿制药生产商难以复制的替代配方。有时，制药公司还会创造出一种同分异构体，其实就是对现有药物进行改良。同分异构体与原药物具有相同的分子式，但在结构上和构型上有所不同。现有药物的同分异构体可以减少药物的不良反应或者具有一些其他有益的特征。由于同分异构体可以单独申请专利，产品管线老化的制药公司可以获得一段新的专利保护期。

当专利到期时，制药公司必须依靠产品管线中的其他产品维持或增加收入。为了确保收入的持续性，每一个大型制药公司都必须有相对完整的产品管线。产品管线中的产品处于药物生命周期的不同阶段。

就算专利没有到期，制药公司也要做好准备，在产品盈利的高峰期抵御来自竞争对手的竞争。药物治疗市场十分诱人，大多数品牌即使还在专利期内，仍会面临强大的挑战。不同品牌的产品使用不同的药物活性成分，可以治疗相同的疾病，在当今市场中，first-in-class[⊖]产品的经济效益被放大了，因为没有考虑到竞争所带来的影响。

⊖ 指能治疗某种疾病的第一种新药。

以靶向 PD-1 及其配体 PD-L1 的单克隆抗体药物为代表的肿瘤免疫疗法被视为未来最有前途的肿瘤治疗方法之一，曾被美国《科学》(Science) 杂志评为 2013 年全球十大科学突破性技术的榜首。2018 年 8 月 28 日，中国首个获批用于肺癌治疗的百时美施贵宝重磅 PD-1 抑制剂欧狄沃（Opdivo，也称为 O 药）正式开始在中国国内销售。而在此一个月前，默沙东的帕博利珠单抗（Keytruda，也称为 K 药）也已获中国药监部门批准上市。全球最知名的两个免疫疗法新药全面登陆中国，两大新药正面博弈的背后也是百时美施贵宝和默沙东的双雄争霸。O 药和 K 药的作用机理非常相似，二者都属于免疫治疗 PD-1 抑制剂。O 药和 K 药自 2014 年上市以来在适应症、有效率、不良反应等方面的表现都极为相似，就抗体性质而言并没有本质的区别，在 PD-1 分子结合能力、药物代谢动力学表现、价格等方面也无明显差别，理论上属于可相互替代产品。

2017 年全球 PD-1/PD-L1 药物市场规模已扩张到约 100 亿美元，O 药虽然仍是市场份额最大的一个，但增长势头已经被 K 药完全压制，领先优势也显著缩小。从全球来看，百时美施贵宝、默沙东、罗氏以及阿斯利康为第一梯队。从国内来看，同样是群雄争先，有百济神州、基石药业、康宁杰瑞、嘉和生物、誉衡药业、复宏汉霖、丽珠、科伦、百奥泰等多家制药公司，已有超过 20 款国产 PD-1/PD-L1 单抗，要么正在向监管部门提交临床或注册申请，分别处于不同的开发阶段，要么已经批准上市销售，比如君实生物的特瑞普利单抗以及信达生物的信迪利单抗于 2018 年底获批上市，百济神州的替雷利珠单抗以及恒瑞制药的卡瑞利珠单抗于 2019 年底获批上市，康方生物的派安普利单抗和誉衡药业的赛帕利单抗也于 2021 年 8 月先后获批。

2.2.8 需求和供应

在很多行业，顾客既是消费方也是支付方，但在制药行业并不是这样的。在医药行业，医生决定开什么药给患者，患者吃药治病，而支付药款的却可能是第三方，比如医保。严格来说，这三方都是制药公司的客户。

这三个不同的客户群相互影响。医保能否支付影响着患者能用什么药，患者的支付能力影响着医生处方的决策，而医生对某一特定产品的需求往往会影响支付方为其买单。这三个不同的客户群驱动着药物需求。对于支付方的医保来说，建立控费和激励机制是其首要任务，它期望以较便宜的替代品来控制药物成本；医生则应该选择和开出最有效的药物给患者，还要考虑患者的支付能力或者医保是否可以报销；而患者则应该告诉医生对药物的偏好以及对成本的要求。由于医保的公益性，它会要求制药公司提供最优惠的价格以降低药物费用。2018 年下半年，国家在

"4+7"城市的公立医院开展了国家组织药物集中采购和使用试点。集中采购相当于一次"大团购",把全国的用量集合成一个大采购包并承诺采购量。中标制药公司的销量能够得到保证,制药公司只需要做好药物的生产供应,省去了公关、销售等中间环节的投入,因此有了比较大的降价空间,有的药物甚至可以降价90%以上。

制药行业的供应方除了传统制药公司和生物制药公司之外,还有与其合作的药物流通公司:药物批发商以及药物零售商。截至2018年末,全国共有药物批发商13 598家,其中全国性的药物配送公司有4家,分别是国药控股、上海医药、华润医药、九州通,其余均是地方性配送商。药物零售商主要是我国的公立医院、基层医疗机构、零售药店三大终端。2019年中国实体药店和网上药店销售规模达6620亿元(含药物和非药物),同比增长8.4%。网上药店销售额占比逐年增加,从2015年仅占比3.2%增长至2019年占比18.9%,未来随着互联网发展,网上药店销售规范逐渐完善,我国网上药店销售将有巨大的增长空间。

药物批发商在沟通产销的过程中,从各制药公司调集各种药物,又按照需要的品种、数量分散给药店,从事着繁重的集散各地各种药物的任务,起着调节供求的蓄水池作用。它们为制药公司服务,大批量购进药物,减少制药公司的库存,同时也为社会药房、医疗机构服务,使它们能就近、及时买到药物,并减少了库存费用。

药物零售商有多种形式,主要分为非医疗机构药店以及医疗机构药店。非医疗机构药店包括零售药店以及互联网药店等,而医疗机构药店主要指设立在公立医院、民营医院以及护理院里的药店。

2.3　药物发现

药物发现的启动是因为有一种疾病或临床情况没有合适的医疗产品可用,而这种未被满足的临床需求是该项目的潜在驱动力。药物发现的结果是选择一个靶点,在发现先导化合物之前可能需要进一步验证,以证明药物发现工作的合理性。在先导化合物发现过程中,会进行密集搜索以找到类似药物的小分子或生物制剂,这通常称为开发候选药。候选药将进入临床前阶段,如果成功,则进入临床试验阶段,并最终成为上市药物。

我们举一个例子,基因泰克的赫赛汀被认为是迈向个性化医疗的一项重要突破,这种基于基因的治疗针对具有特定基因特征的转移性乳腺癌患者。HER2是被研究得比较透彻的乳腺癌基因之一,它可以产生一种蛋白质,这种蛋白质在细胞的生长和发育中起重要的调节作用。HER2通常只在胎儿时期表达,成年以后只在极少数组织内低水平表达。然而有研究表明，30% 以上的人类肿瘤中存在 HER2 的过度表达。研究证实，HER2 的过度表达与肿瘤的发生和侵袭有关，可提高转移的风险。研究人员在 20 世纪 80 年代成功分离出 HER2，并在 1987 年将其与乳腺癌联系起来。对癌细胞组织中的 HER2 的检测发现，在 25% ～ 30% 的乳腺癌中发现 HER2 的过度表达，研究人员认定 HER2 为治疗的靶点。如果有一种药物能够靶向并能够防止 HER2 的过度表达，它就可以减缓或阻止癌细胞的生长。

基因泰克的科学家以 HER2 为靶点，开发了一种化合物，它可以与过量的、导致异常快速细胞分裂的 HER2 蛋白结合，从而吸引杀手细胞来摧毁这些蛋白。1990 年的夏天，基因泰克终于制成了 HER2 人源化抗体，起名为赫赛汀。赫赛汀于 1998 年被 FDA 批准上市，对于 HER2 过度表达的患者，采用其治疗被证明是非常有效的，治疗之前必须先做基因检测。

基因泰克凭借赫赛汀在单克隆抗体道路上高歌猛进，2014 年赫赛汀全球销售额达到了巅峰的 68 亿美元。在很多年的时间里，赫赛汀都是全球销售额排名前三的药物，给无数乳腺癌患者带去了生机。发现赫赛汀的故事也被改编成了电影《生存证明》，2008 年在美国上映。

2.3.1 药物发现的发展

几千年来，人们一直在寻找减轻疼痛和疾病的自然方法。早在公元 2 世纪，中国便已使用麻沸散为患者全身麻痹做开腹手术。在更早的公元前 4 世纪，古希腊医生希波克拉底就描述过咀嚼柳树皮可以缓解疼痛。19 世纪末，拜尔改良了柳树皮里的水杨酸，从而开发出阿司匹林。

奎宁是金鸡纳树皮中的一种成分，在 17 世纪就被秘鲁人用来治疗疟疾。在 19 世纪的欧洲，这种树皮被晒干、磨碎，并在喝之前掺入酒中。直到 1820 年，奎宁才从树皮中被分离出来。从此，这种提纯的奎宁取代了树皮成为疟疾的标准治疗药物。然而，奎宁并不是治疗疟疾的最终答案。

如果说，抗疟药奎宁是对疟疾的"狂轰滥炸"，那么青蒿素则完全是"精准狙击"，高效的同时，没有奎宁剧烈的不良反应。据记载，患者在服用奎宁后，很容易出现腹泻、哮喘、耳鸣、急性溶血等不良反应。20 世纪 60 年代，疟原虫对奎宁类药物产生了抗药性，使得全世界两亿多疟疾患者面临无药可治的局面，死亡率急剧上升。此时，中国科学家屠呦呦及其团队发现了青蒿素，带来了一种全新的抗疟新药。以青蒿素类药物为基础的联合疗法，至今仍是世界卫生组织推荐的疟疾治疗方法，挽救了全球数百万人的生命。屠呦呦本人也因创制新型抗疟药青蒿素和双氢青蒿素，荣获 2015 年诺贝尔生理学或医学奖。

到了 20 世纪中叶，药物的开发开始变得不再那么偶然，科学家们通过试错来开发药物，比如，为了找到阿司匹林的替代品，英国科学家在豚鼠身上试验了数以百计不相关的化学物质以找寻减轻炎症的药物。这类研究花费了大量的时间和金钱，但并不能保证成功。

从 20 世纪 80 年代开始，科学家们开始以不同的方式进行药物发现。他们采用的方式有：

1）合理药物设计：依据与药物作用的靶点（即广义上的受体，如酶、受体、离子通道、膜、抗原、病毒、核酸、多糖等），寻找和设计合理的药物分子。研究人员对合理药物设计的进一步细化，将靶向蛋白的结构信息纳入其中，这一变化导致了 HIV 病毒蛋白酶抑制剂的发现。HIV 蛋白酶是一种病毒蛋白，在于宿主内组合之前，它会分裂出其他 HIV 蛋白，这个步骤对 HIV 病毒的存活至关重要。有了这一认知，研究人员意识到可以通过抑制蛋白酶的活性来阻止病毒的传播，这在一定程度上促成了今天对付 HIV 感染十分高效的蛋白酶抑制剂。

2）基于机理的药物设计：一种根据疾病的发病原因和药物防治疾病机理，针对其关键环节及限制性步骤并考虑药物在体内的转运和代谢而设计化学药物的方法。研究人员首先试图在细胞水平上理解一种疾病，然后确定其机制。大多数疾病可以追溯到一种蛋白质的产生不足（比如 1 型糖尿病中的胰岛素），或者蛋白质的过度产生（比如乳腺癌中 HER2 的过度表达），又或者一种蛋白质产生突变而导致的功能性失常。了解蛋白质与疾病的关系，有助于研究人员设计针对或替代蛋白质的药物。尽管仍然需要大量的劳动力和资源，但这种方法比过去的重复试错更容易产生高效、具体的药物疗法，并成功地针对特定的适应症。

到了 20 世纪 90 年代，化学家们利用组合化学开发出大量相关化合物。组合化学是一种在短时间内，以有限的反应步骤，同步合成大量具有相同结构母核化合物的技术。这种方法是在多肽固相合成技术的基础上发展而成的，主要通过合成现有分子的每一种可能的化学衍生物来帮助研究人员开发新的分子。甚至有学者认为，有了组合化学，人类可以穷尽所有可能的化合物，并从中获得所有能够成为药物的分子，耗时耗力的药物设计方法将成为历史。比如，研究人员可以搜索一个巨大的化学库，寻找最能抑制 HIV 病毒的分子。从某种意义上讲，这是一种发现药物的综合方法，它把基于疾病的发病机制试错、筛选无数化合物的方法和基于机理的药物设计方法结合了起来。

机缘巧合在药物发现上也起着相当重要的作用，当年，如果弗莱明没有去度假，他的培养皿中的细菌就不会被霉菌污染，他也就无法发现霉菌可以阻止细菌的生长，可能就错过了盘尼西林（青霉素）的发现。

2.3.2 靶点的识别

药物临床失败的主要原因有两个：第一个是药物不起作用，第二个是药物不安全。因此，开发新药重要的步骤之一是靶点的识别。靶点是一个广义的术语，可以应用于一系列生物实体，包括蛋白质、基因以及 RNA。一个好的靶点需要有效、安全、满足临床和商业需求。现在已知的某些靶点更适合小分子药物发现，例如 G 蛋白偶联受体（GPCR）。良好的靶点识别能够增强对靶点与疾病之间关系的信心。

靶点的识别是成功发现药物的第一步，当然也是最为重要的一步。研究人员通过这一步揭开基本的分子基础，然后确定药物的靶点。这一步绕不开研究人员对疾病生物学多年的基础研究。以冠心病为例，该疾病是致命的心血管疾病，是由动脉粥样硬化引起的。动脉中胆固醇斑块的形成限制了血液的流动，最后形成血栓，严重时可能导致心脏病发作或者脑中风。动脉粥样硬化可以由低密度脂蛋白（也就是所谓的坏胆固醇）引起。虽然我们经常食用高胆固醇含量的食物，比如蛋类、肉类以及鱼虾蟹贝类，但是饮食并不是胆固醇唯一的来源，胆固醇也会在肝脏中合成。事实上，除脑组织和成熟红细胞外，几乎全身各组织均可合成胆固醇，肝脏的合成能力最强，占总量的 3/4 以上。很多人可以通过饮食和锻炼来控制胆固醇，但有人不管吃什么，都容易产生大量胆固醇。找到胆固醇合成所需的关键酶——HMG-CoA 还原酶，科学家们就可以研制出阻止胆固醇合成的药物。抑制 HMG-CoA 还原酶的药物统称为他汀类药物，国内现有他汀类药物有洛伐他汀、辛伐他汀、普伐他汀、氟伐他汀、阿托伐他汀、瑞舒伐他汀以及匹伐他汀等。

2.3.3 靶点的类型

所谓的药物靶点是指与疾病相关的器官、组织或者分子，这些器官、组织或分子会被潜在的治疗方法改变或者影响。在所有靶点中，G 蛋白偶联受体是最成功的。与 G 蛋白偶联受体相关的疾病为数众多，并且大约 40% 的现代药物都以 G 蛋白偶联受体作为靶点。研究人员还成功开发了针对蛋白质和离子通道的药物。事实上，超过一半已获得 FDA 批准的药物都是抑制 G 蛋白偶联受体、蛋白质或者离子通道的。比如 FDA 已经批准的数十种激酶抑制剂，大多数都用于癌症治疗。

2.3.4 靶点验证

当识别一个潜在的药物靶点时，研究人员试图通过确定它在疾病过程中的重要性来验证它，还需要知道将其作为靶点是否安全和有效。靶点验证是药物发现的关键，随着研发的深入，成本只会越来越高。所以说，为一个可疑的靶点投入巨资是不明智的。

靶点验证通常包括基于细胞的检测（体外测试）以及动物模型（体内测试）。许多治疗手段试图抑制所选靶点的活性，因此，许多验证的目的就是检测抑制的效果。有时一个靶点会导致疾病的发展，即便药物有抑制作用，另一种细胞蛋白也可能会接管并降低其效果。在其他情况下，抑制一个选定的靶点可能会产生预期的效果，比如抑制癌细胞的生长；但又会产生意想不到的不良反应，比如导致健康细胞的死亡。

测试抑制作用的通行方法之一是 RNA 干扰（RNAi）。简单地说，RNAi 使用短干扰 RNA（siRNA）来抑制蛋白质的产生。RNA 包含着合成蛋白质的指令，没有 RNA 就没有蛋白质。siRNA 可以快速阻断蛋白质生产，起强抑制剂的效果。

在基于细胞的检测中，研究人员通常会问以下几个问题：

1）靶点在疾病过程中起关键作用吗？

2）以此为靶点是否安全和有效？

3）癌细胞会死亡吗？

4）神经细胞能存活吗？

5）β 细胞会产生更多的胰岛素吗？

6）肝脏细胞会减少胆固醇的合成吗？

如果细胞检测显示有希望，研究人员就会转向动物模型。他们通常会采用基因敲除对小鼠进行试验，这些小鼠的某一特定基因已经被破坏。研究人员对动物模型也会提一些问题，如当靶点基因被阻断时，小鼠还会患上癌症、帕金森综合征、糖尿病或者心脏病吗？这些小生命还揭示了基于细胞的检测可能无法解决的安全问题。

药物开发需要进行体内测试，以便更好地了解药物在人体内的作用。体外测试无法模拟人体复杂的生理机能，然而，一项被称为"三维组织阵列"的创新正在帮助减少对动物模型的需求，企业可以使用 3D 打印技术来制造组织阵列，这比组织培养皿中的扁平细胞层能更好地模拟人体的生理机能。

2.3.5 治疗的选择：小分子或大分子？

药物发现的下一步就是在小分子药和大分子药之间做一个选择。小分子药通常可以穿过细胞膜进入细胞，瞄准的是细胞内的蛋白质，也能够通过血脑屏障（指脑毛细血管壁与神经胶质细胞形成的血浆与脑细胞之间的屏障和由脉络丛形成的血浆和脑脊液之间的屏障，这些屏障能够阻止某些物质由血液进入脑组织）。小分子药可以口服，若采用注射，其半生期会较为短暂，人体肝脏的代谢酶会很快将其分解。

相比之下，大分子药（或生物药）通常无法通过细胞膜或血脑屏障，这是因为其分子的体积太大，因此它们只能瞄准细胞的表面、外部以及脑组织的外部。生物药通常具有极高的特异性，因此不易干扰靶点之外的蛋白质。在理想的情况下，这可以降低脱靶毒性的风险。生物药其实就是蛋白质，不能口服，只能被注射，这是因为人体消化道中的消化酶可以将它们破坏殆尽。生物药进入体内之后，由于肝脏不会分解它们，它们会非常稳定。一些创新的方法可以改变患者的给药方式，比如有一种"机器人药丸"，它可以保护生物药免受胃酸的破坏，这种小机器人可以将生物药"注射"到肠壁上，然后直接传递到血液中。

有些疾病可以同时使用小分子药加上大分子药来治疗，这对于生长因子受体⊖尤其有效，因为受体的一部分位于细胞外，一部分位于细胞内。医生可以采用赫赛汀等单克隆抗体以及拉帕替尼等小分子抑制药来靶向针对 HER2。

2.3.6 苗头化合物的发现

为了筛选药物，科学家们要设计出检测的方法，以识别出最有潜力的候选药。检测方法必须又快又准，还必须有扩展性（指数千种化合物可以被有效地筛选）。研究人员通常会使用荧光信号或者其他颜色变化的检测方法，荧光信号的优点是易于测量、相对便宜以及安全。比如，研究人员已经确定了一种细胞酶为靶点，如果该细胞酶过于活跃，就会导致细胞分裂，引发癌症。研究人员试图发现一种小分子药以抑制这种酶，采用的就是荧光信号检测法。那么，这种检测的机制是怎样的呢？

细胞酶有活性位点和口袋。活性位点具有仅与酶基质结合的特定结构，也就是与酶相互作用的分子。如果酶发生反应，研究人员就能修改基质以发出荧光信号。研究人员在添加改性基质之前，会添加不同的小分子抑制剂。使用有效抑制剂（潜在药物）处理的酶不会成功催化反应，因此基质不会发出荧光。也就是说，没有荧光意味着被测试的小分子成功地抑制了过度活跃的酶，该小分子就应该被进一步研究，看看它是否有机会被开发成一种新药。

同样的方法也可以用在受体上。当特定的受体活跃时，研究人员就会设计细胞以产生荧光信号。比如，当与乳腺癌相关的 HER2 活跃时，细胞可以被设计为发出绿光。然后，研究人员会添加一种潜在的 HER2 抑制剂，再加入适当的 HER2 激活生长因子，再检测是否有荧光。如果荧光出现，就意味着受体被激活，抑制剂无效；如果没有荧光，就表示潜在的抑制剂成功地阻止了受体的激活。这时研究人员就应该进一步研究，看看是否有可能开发出一种新药。

⊖ 生长因子受体是细胞表面结合生长因子的受体，是生长因子信号在细胞中级联放大的第一站。作为配体的生长因子与受体结合通常会给予细胞生长或分化的信号。

为了选择最好的酶或者受体抑制剂，研究人员会筛选尽可能多的潜在候选化合物。为了最大限度地提高效率，制药公司会使用大量的化合物进行高通量筛选检测，这种方法通常会使用微滴度板。比如，研究人员知道某种酶会导致一种疾病，想要筛选出该酶的抑制剂。一开始，研究人员会将酶添加到微滴度板的每一个孔中。接下来，他们会在每一个孔中加入一种不同的抑制剂。为了确定抑制剂是否与该酶结合，每一个孔都注入了荧光标记的基质，酶仍然活跃的孔就会发出荧光。如果一个孔里的酶被抑制，就不会发出荧光。任何一个没有发光的孔都代表一个潜在的抑制剂，潜在的抑制剂被称为"苗头化合物"，研究人员将对发现的苗头化合物做进一步的研究。

组合化学技术可以帮助研究人员更快地开发出他们想要的药物。我们以电影《我不是药神》中"格列宁"的原型——诺华的格列卫为例，格列卫是治疗慢性髓性白血病的药物。慢性髓性白血病是我国慢性白血病的主要病种，约占慢性白血病的70%。这种疾病是由淋巴细胞的两条染色体的重新排列或易位引起的，染色体的改变诱导了两个基因（Bcr 以及 Abl）的组合从而形成一个新的基因 Bcr-Abl，这种融合基因会产生蛋白质（部分 Bcr 以及部分 Abl 蛋白质），而 Abl 蛋白是一种参与控制细胞分裂和生存的激酶。在正常的淋巴细胞中，Abl 通常是关闭的，不起作用，有适当的刺激才会被打开。只有当淋巴细胞暴露在其生长因子中时，Abl 才会被短暂地打开并发送生长信号，然后关闭。在慢性髓性白血病中，Abl 则是永久性打开的。永久的信号会导致淋巴细胞不受控制地生长，最终造成白血病。

研究人员梳理了一个组合化学库，找到一种化合物正好适合 Bcr-Abl 融合基因的活性位点，从而可能阻止其传递生长信号。由此，研究人员发现了伊马替尼（Imatinib），也就是格列卫。这个化合物对治疗慢性髓性白血病产生了意想不到的效果。首先，药物阻断了 Bcr-Abl 的激酶活性，它在细胞模型以及动物模型中都阻止了癌细胞和肿瘤的生长。格列卫的成功是史无前例的，使用格列卫治疗的患者的 5 年生存率高达 90% 以上。

2.3.7　先导化合物的发现

在高通量筛选结束后，研究人员最好能够发现几种有希望的苗头化合物。不幸的是，并不总是能够捕捉到所有的可能性，包括预测哪些小分子或大分子可以真正成功地治疗某种疾病。通过计算机模拟分子结构和活性，研究人员可以预测哪些化合物有可能在药物发现阶段被证明有效。

从苗头化合物迈向先导化合物，然后进入动物试验，苗头化合物需要经过严格的体外试验以及回答以下三个问题：

1）该苗头化合物是否安全？

2）该苗头化合物是否针对其靶点？

3）该苗头化合物是否对疾病的治疗有效？

我们假设一种苗头化合物用来抑制一种酶，比如蛋白质激酶，那么它只需要影响一种酶，因为许多激酶对正常细胞的生长至关重要。如果苗头化合物不够具体，就有可能引起严重的副作用。就如其他酶家族一样，蛋白质激酶共享序列元素和结构，因此预计有一定程度的交叉反应。然而，研究人员将苗头化合物开发成抑制靶点酶的药物，其浓度会低到不会影响其他相关的酶。这提供了一个治疗窗口——药物有效及安全的浓度范围。研究人员通常会使用一大批相关的酶，通过测试药物的抑制作用进行特异性研究。

2.3.8　先导化合物的优化

为了将一个或一系列先导化合物优化成为临床候选药物，研究人员接下来就应该考虑其潜在的有效性。研究人员在进行动物试验之前，首先从人类或者动物的细胞开始检验药物在细胞中的疗效，这些细胞具有疾病的一些关键特征。在细胞模型的有效性实验中，研究人员可以得出 EC50 值，这是一个药物安全性指标，意思是药物达到最大预期效果一半时的浓度。EC50 值越大，用药相对就越安全。比如，如果一种药用于杀死癌细胞，那么当一半细胞死亡时，研究人员就会知道其 EC50 值。肿瘤细胞模型比较适合这种实验，这是因为癌细胞能够很好地在培养皿中生长。

研究人员还可以通过细胞模型探索药物的安全性。有很多药都会抑制心脏的钾离子通道（有时简单地使用 hERG 表示）。hERG 最为著名的是其对心脏的电位活性可协调心跳。如果受到药物的干扰，会导致心肌功能的改变，从而引起致命的心肌失常。许多临床上成功的上市药物都有抑制 hERG 的功能，导致其使用过程伴随着猝死的药物不良反应风险。因此，在药物研发过程中要尽量避免药物抑制 hERG。hERG 还跟神经系统的某些细胞功能的调节以及白血病细胞癌症特性的建立和维持有关。为了测试 hERG 的抑制性，研究人员使用设计的细胞系⊖来表达 hERG。这项实验将药物添加进细胞之中，然后使用测量电流的仪器来确定 hERG 是否被不当地激活。

生物标志物是特定的、可以测量的物理特征，它可以确定你健康状况的结果及其进展，这对药物发现和开发至关重要。低密度脂蛋白（LDL）就是一个典型的生物标志物。LDL 和心脏病息息相关，是一个理想的生物标志物，这是因为：

⊖　指原代细胞培养物首次传代成功后所繁殖的细胞群体，也指可长期连续传代的培养细胞。

1）它在人体血液中循环，所以很容易获得；

2）它是心脏病的早期指标，在患者出现动脉硬化很多年前，LDL 就已经升高了；

3）LDL 随着病情的进展而变化。

生物标志物还有助于进行时间更短、更便宜的临床试验。

2.3.9　专利保护

一旦研究人员确定了一组真正有希望的先导化合物，他们就需要保护这些宝贵的资产。主要的保护手段就是申请一种新型分子结构的专利，也就是我们常说的"药物组合物"专利，这种专利为知识产权提供了强有力的保护。之前从未发现的分子在业界被称为新化学实体（NCE）或者新分子实体（NME）。

2.3.10　过渡到药物开发阶段

一旦研究人员确认并选择了一种或多种先导化合物，制药公司就需要做出关键的决定。将发现的先导化合物转到开发的成本巨大，公司必须遵循一个正式的流程评估商业化的风险和回报。根据评估的结果，公司可能判定先导化合物不符合进一步研究的标准，在这种情况下，药物发现将进一步完善以及识别新的先导化合物；或者，公司可能判断该化合物是有希望的，只是不符合当前的战略方向，在这种情况下，该化合物就有可能被搁置或者成为对外授权的候选。公司也可以决定将先导化合物进行临床前试验，然后再进行临床试验，最终该新分子实体可能成为一款上市药物。

一些制药公司正在尝试将药物发现和药物早期开发更为紧密地结合起来，以提升药物发现的效率。现在，药物发现和药物早期开发之间的界限也越来越模糊。

2.3.11　药物发现的操作模式

药物发现涉及不同的专业团队（生物学、生物化学、化学、药理学等），每一个专业团队负责药物发现过程中的某个阶段。比如，生物学和生物化学团队就与靶点验证密切相关。这些专业团队可以按照治疗领域再细分。有些公司会选择为每个治疗领域都建立独立的多专业团队，它们认为这种结构会使精力更加集中，沟通和协调也会更有效。

药物发现活动可能在制药公司自己的实验室内进行，也可能在大学、医院等外部实验室以及专门的药物发现公司内进行。越来越多的药物发现工作被外包给战略合作伙伴或者专门从事药物发现过程中某些阶段的外部公司。

药物发现通常由制药公司的总部管理，由总公司的研发主管负责。药物发现工作也需要市场营销、业务发展以及法律部门的支持。市场营销部门与药物发现部门合作，根据公司的商业策略以及治疗特定疾病的商业潜力识别和选择疾病。业务发展部门则有助于识别和填补创新的缺口。为了加速药物发现和开发，业务发展部门可以授权引进化合物以及技术，并对外授权与公司关注的治疗领域或商业目标不兼容的化合物或产品。法律部门与药物发现部门密切合作，可以确保所有有价值的知识产权都获得专利。

2.4 药物开发

药物开发是药物研究中最昂贵的部分。在这个阶段，一种潜在的化合物要么被转化为可以上市销售的产品，要么被搁置。药物开发从临床前试验开始，然后才到人体临床试验，以验证药物的安全性和有效性。

在候选药物克服了无数障碍，最终可以在医院使用或在药店出售前，其审批是由政府机构进行监管的。在中国，该机构为国家药品监督管理局药品审评中心（CDE）；在美国，类似于 CDE 的监管机构为 FDA。临床试验的重点是该化合物的毒性学特征是否可以让该化合物进行人体试验。相关证据对于制药公司向 CDE 或 FDA 进行新药临床试验申请是必不可少的。

2.4.1 临床前试验以及新药临床试验研究申请

临床前试验，也就是动物安全试验。药物开发从临床前试验开始，该试验在实验室进行。在药物用于人体之前，出于安全考虑，必须在动物模型中进行试验。临床前试验所用的动物通常为小鼠、兔子、豚鼠、猴子以及狗等。制药公司通常被要求用两种不同种类的动物评估，评估的内容包括毒理学、药物代谢动力学以及药效学的数据。

临床前试验的里程碑就是向 CDE 或 FDA 提交新药临床试验申请。CDE 对新药临床试验的评审时间为 60 天，临床试验申请缴费 60 天后依然没有收到评审结论的，可以自行开展临床试验。

2.4.2 临床试验

临床试验是在人体上进行药物试验的过程，该过程用于证明一种药物在治疗特定人群的特定疾病时是安全和有效的。一种成功的新药要经过四个阶段的临床试验，以确保试验参与者的安全，同时在更大或更多样化的试验人群中证明药物的有效性。

1. Ⅰ期临床试验

Ⅰ期临床试验在少数健康志愿者身上测试药物安全性。在密切的监测下，逐步提升剂量，直到副作用开始出现为止。这样，研究人员就知道该种药物的最大耐受剂量，作为后续试验的基准。有些Ⅰ期临床试验也招收患者，而不是通常的健康志愿者。例如，许多癌症药物被认为毒性太大，不能给志愿者使用。此外，癌症或者其他严重疾病现阶段没有有效的治疗方式，这些疾病的患者或许可以从Ⅰ期临床试验中获益。Ⅰ期临床试验阶段的开发成本约占总开发成本的10%。

2. Ⅱ期临床试验

Ⅱ期临床试验测量药物用在人体上是否有效。在这一阶段，参与者仅限为患者。研究人员通过监测疾病发展的生物标志物来评估药物的疗效。研究人员会将药物在测试组中的疗效与对照组进行比较，对照组的患者会使用安慰剂或已上市药物。安慰剂是一种没有实际治疗的药物，比如说"糖丸"。尽管没有实际疗效，但是研究人员发现安慰剂也可以显著影响患者健康，这就是所谓的"安慰剂效应"，该效应可能源于对治疗的期望和信念。最新的证据表明，慢性疼痛患者服用安慰剂后，体内可以产生内生的阿片类止痛效果。

Ⅱ期临床试验通常又分为两个不同的阶段。ⅡA期试验被称为概念验证（POC），概念验证证明了药物对目标群体有价值，这是制药公司决定是否为Ⅲ期临床试验投资的基础。ⅡB期试验旨在确定在Ⅱ期临床试验中使用的最合适的药物剂量，也就是说旨在帮助临床试验设计者选择可以最大程度提高疗效以及最小化不良反应的药物剂量。除了剂量信息外，ⅡB期试验还能提供有关最佳给药频率和治疗持续时间的信息。Ⅱ期临床试验的开发成本可能占整个开发成本的25%。

3. Ⅲ期临床试验和新药上市申请

Ⅲ期临床试验是药物临床开发过程中投资最大、时间跨度最长的阶段。研究人员在这个阶段会继续测试药物的疗效以及安全性，但会采用更多志愿者。药物在数百至数千名患有目标疾病的受试者中进行测试，测试的地点范围可能是全球，这样做的目的是进行更具统计意义的分析。在Ⅱ期和Ⅲ期临床试验阶段，研究人员通常会做随机和双盲实验。患者被随机分配到三个组的其中一组中：药物、安慰剂以及已上市药物。这种随机分配有助于消除可能出现的偏差。在双盲实验中，受试者和研究人员都不知道谁属于哪个组。至于哪些受试者属于哪一个组由第三方进行记录，直到研究结束才会向研究人员透露。

如果药物在Ⅲ期临床试验阶段达到预期的疗效和安全性，制药公司就可以向监管部门提交新药申请。在美国，FDA 规定新药上市申请通常是指小分子药的新药申请，而大分子生物药则需要提交生物制品许可申请。新药申请一般来说有三种结果：批准、不批准、要求额外的研究。Ⅲ 期临床试验阶段的患者人数可能从数百到数千不等。由于试验往往规模相当大且相对复杂，估计其成本约占公司总开发成本的 35% 左右。

4. Ⅳ期临床试验

即使在获得批准之后，新药仍然需要受到监测，Ⅳ 期临床试验的目的是找到意想不到的副作用。这时，监管机构需要患者、医生以及制药公司报告已发生的事件。意外的安全问题偶尔会出现，这是因为经批准的药物的使用患者数量会大大超过临床试验期间受试者的数量。如果副作用十分严重，监管机构或者制药公司可能会将药物从市场上召回。

和其他阶段的临床试验不同，Ⅳ 期临床试验通常不会采用随机、双盲实验，也不会使用安慰剂做对照。相反，Ⅳ 期临床试验是开放的，也就是说，所有的患者都将使用该批准的新药，他们和他们的医生也都知道该药物是什么。Ⅳ 期临床试验通常由制药公司的医疗事务团队进行。

2016 年，美国国会通过《21 世纪治愈法案》，明确 FDA 可以在合适情况下使用真实世界证据，作为药物上市后研究及新适应症开发的审批证据。随后，真实世界研究成为制药巨头拓展的重要方向。2018 年，中国《真实世界研究指南》发布。2020 年 1 月 7 日，国家药品监督管理局发布《真实世界证据支持药物研发与审评的指导原则（试行）》。所谓的"真实世界证据"为"从随机对照试验以外的其他来源获取的关于用药方式、药物潜在获益或者安全性方面的数据"。真实世界证据并非要去取代传统的临床试验证据在药物评审中的地位，而是提供一种新的补充证据。

5. 适应性设计

适应性设计比传统的临床试验设计更灵活。适应性设计由于效率高，越来越受到研究人员的欢迎。适应性设计允许研究人员随着临床试验的进行修改试验设计，而不是花费大量的金钱和时间去追求药物的配方和剂量，最后却被证明无效。比如，研究人员可能将受试者分成不同的剂量组，在预先指定的时间里，他们会注意患者病情的进展。如果一个剂量看起来比另外一个剂量更加有效，临床试验就会在更有效的剂量上继续。

自 21 世纪初以来，适应性设计作为创新性临床试验方法，逐渐得到包括美国 FDA、欧洲药品管理局（EMA）等主要监管机构，学术研究机构和上市后卫生技术评价机构的大力支持和推广应用。为规范和统一国内对适应性设计的认识，促进适应性设计的应用和理解以提高研发效率，国家药品监督管理局药品审评中心于2021年1月发布了《药物临床试验适应性设计指导原则（试行）》。

2.4.3 药物开发的操作模式

与药物发现一样，药物开发的负责人通常向制药公司总部的研发主管汇报。药物开发各阶段通常也有各自的临床前以及临床试验负责人。临床开发团队通常又分别按照不同的治疗领域或产品分工，包括负责设计临床试验协议、招募受试者以及监督正在进行的临床试验的专员。

临床开发团队通常还有一个专门的职能，那就是管理和CRO的关系。许多公司还拥有生物统计专家团队，他们会与临床开发团队密切合作。

法规事务部门作为生物制药公司与监管机构的联络人，需要与临床开发团队一起准备申报材料，确保临床试验和报告符合监管机构的要求。

医学事务部门通常需要承担与已上市产品相关的IV期临床试验的主要责任。医学事务部门也可以在早期临床试验阶段对临床开发进行协助，包括招募首席研究员、课题组长、首席科学家。

很多制药公司会将一些临床前和临床试验外包给CRO。CRO的数量不断增加，这也反映了制药公司希望在开发活动的控制以及有限的固定投资之间取得平衡。有些CRO的服务非常全面，几乎可以完全取代制药公司整个药物开发的功能。它们可以协助药物开发临床前和临床试验的任何一个方面，包括临床试验协议设计、患者招募、数据管理以及和监管部门沟通。有些CRO凭借在特定领域的专业知识而闻名。

2.5 药物生产

制药公司一旦发现了有希望的候选药，就需要强大的、具有经济效益的药物生产工艺。药物生产是一个复杂的、受到严格监管的过程。由于制药行业固有的挑战，生产设施相对较少，会发生频繁的生产中断以及产品短缺。考虑到产品的性质和高风险，一个批次的产品未达到指定的质量标准，可能就是无效的，甚至是致命的。所以，必须建立严格的质量体系，以防止不合格的药物流入市场。

广义的药物生产还包括处理药物的标签、包装、储存，有时还包括配送给临床试验用户以及分销给批发商或其他直接从制药公司购买药物的客户。

为了促成大规模的生产，药物生产部门需要开发和管理庞大的工厂网络，计划和协调这些资源被称为供应链管理，这一管理职能还包括原材料的采购。大型跨国制药公司供应链管理负责人需要监管全球生产网络，要决定如何跨国家、跨地区分配资源，以及需要多大的总资源池。所以，供应链管理者必须熟练掌握业务预测、产能计划和管理、供应采购以及内部配送物流等。

2.5.1 生物药的生产

生物药是利用生物技术生产的药物，即通过活细胞或生物体的基因操作产生的治疗性产品。将生物药（如单克隆抗体）与小分子药物（如阿司匹林）区分开来的一个关键就是它们的生产过程。生物药的生产过程高度复杂，需要比生产小分子药物更多的时间和费用。生物制药是在细菌、酵母以及哺乳动物细胞等生物体内生产药物。

采用的生物体种类取决于生产的产品。结构相对简单的蛋白质，比如人胰岛素，就可以在细菌细胞中生产。结构上较为奇特的蛋白质，比如单克隆抗体，就需要相应更加复杂的哺乳动物细胞。青霉素及其他抗生素则产生于低等真菌细胞。

对细菌细胞采取细胞工程⊖，通过隔断蛋白质的基因，研究人员可以生产治疗性的蛋白质。DNA 重组技术将该基因放在适当的细菌质粒⊜中，该基因和细菌质粒组合产生了重组质粒。新的质粒被转移到细胞系中。生产生物药的细胞系可以是细菌细胞系、哺乳动物细胞系、昆虫细胞系、植物细胞系以及真菌细胞系。

接下来，生物制药公司需要更多的重组细胞，然后开始培养它们。一旦这些重组细胞开始生长、分裂，它们就会繁殖并产生重组蛋白质。这种初始培养只能产生小批次重组细胞，一旦这些细胞生长得不错，生物制药公司就会将重点放在量产上。你可能听说过台式细胞生物反应器、中试细胞生物反应器或者大规模细胞生物反应器，规模生产生物药就必须用到这些设备。本质上，它们是培养大量细胞的容器。

生物制药公司必须时刻保持适当的细胞生长条件。蛋白质的生产需要很好的营养、适当的 pH 水平、足够的氧气以及足够的温度。在细胞生物反应器中，细菌受到密切的监测，环境条件根据需要可以进行调整。在中试细胞生物反应器中成功生产后，这些细胞就会被转移到工业级细胞生物反应器中。一旦工业级细胞生物反应器中的细胞达到最大密度，就到收获的时候了。细胞必须收获溶解，以释放蛋白质。产品在包装上市之前，还需要纯化这一步骤。

⊖ 应用细胞生物学和分子生物学的理论和方法，按照人的设计蓝图，进行在细胞水平上的遗传操作及进行大规模的细胞和组织培养。

⊜ 质粒广泛存在于生物界，在细菌、放线菌、丝状真菌、大型真菌、酵母到植物，甚至人类机体中都有。从分子组成上看，有 DNA 质粒，也有 RNA 质粒；从分子构型上看，有线型质粒，也有环状质粒，其表型也多种多样。细菌质粒是基因工程中最常用的载体。

在哺乳动物细胞培养方面，科学家都喜欢用中国仓鼠卵巢细胞、小鼠骨髓瘤细胞以及幼年仓鼠肾细胞等。这些细胞具有很多优点，比如它们很容易进行细胞工程操作，拥有成熟的细胞系，可以大量生长并可以产生大量的重组蛋白。

在生物制药领域做大，既困难又耗时。细菌细胞可以快速复制，这意味着量产有时需要不到一周的时间，但是哺乳动物细胞快速复制则需要超过一个月的时间。

生物药的整个生产过程分为上游和下游两个部分。上游和生产相关，而下游主要是收获、纯化、配方以及包装。上游从细胞工程开始，一旦研究人员获得所需的细胞系，它们就将被低温保存。研究人员在容器中冷冻了许多细胞，从而形成一个细胞库。细胞库采用两级细胞库管理，一个主细胞库（MCB）以及一个工作细胞库（WCB），工作细胞库源自主细胞库，在量产过程中提供成批的产品。使用相同的细胞系可以降低突变的风险。而主细胞库作为细胞储备，旨在延续产品的生命周期。即使产品推出数十年之后，还是能够确保生产的产品一致，这是因为生物制药公司可以不断地回到主细胞库。生物制药公司通常会在数个不同的地方建立主细胞库以防其受到意外的损害。

从工作细胞库中将冷冻的细胞取出，意味着生物药的生产拉开序幕。将已经解冻的细胞放入台式生物反应器，保持反应器里有适当含量的营养物质、氧气以及 pH 值。通过逐步将生长细胞转移到更大的容器，生产规模就被扩大了。细胞在容器中不断分裂，从而产生更多产品。当生产接近尾声时，细胞在巨大的容器中渗透。哺乳动物细胞的生物反应器通常可以容纳 2 万升细胞系，而细菌的生物反应器可以容纳高达 10 万升的细胞系。

科学家们在生产的每个步骤都会测试细胞的生存能力、产品浓度以及活性，同时监测容器中的物理环境。在量产的早期，技术人员会手动监控细胞的培养。在细胞培养到足够多，可以转移到生物反应器后，这个过程才会变得自动化。

在制造和量产的过程中，检查培养物是否受到细菌、酵母或其他微生物的污染至关重要。正如老话说的"一粒老鼠屎坏了一锅汤"，一点点的酵母粒就可能破坏整个产品批次，浪费大量金钱和时间。生物制药公司必须无时无刻不遵守严格的协议，不间断地保持无菌环境。监控责任由生物制药公司内部的质量控制（QC）以及质量保证（QA）部门负责。QC 部门定期对产品进行测试，以确保制造程序符合标准；QA 部门则确保质量达标。

在生产的下游阶段，蛋白质被从细胞中提取。这通常需要打开细胞，然后将治疗性蛋白质释放出来。然后技术人员会将蛋白质纯化，这个过程将蛋白质与提取物中的其他物质分离。从细胞中排出的蛋白质，诸如单克隆抗体，则比较容易分离，这是因为没有打开细胞并提取蛋白质这个步骤。

纯化通常使用柱色谱法[⊖]，它通过尺寸、形状或电荷等特征将蛋白质和其他分子从复杂的混合物中分离出来。有一种纯化的方法叫作离子交换色谱法，根据电荷来分离蛋白质。还有亲和色谱法，原理类似于离子交换色谱法，它根据形状来分离蛋白质。还有尺寸排除色谱法，按照尺寸来分离蛋白质。

当纯化结束后，蛋白质产品就可以开始配制了。生物制药公司可能会使用产品辅料，这些辅料包括颜色添加剂、增光剂。生物制药公司还可以添加稳定剂，诸如抗氧化剂、缓冲液以及表面活性剂等。

最后，生物制药公司会设定产品瓶装浓度，确定大规模配送的包装和标签。有了这些，生物药的生产就大功告成。

2.5.2　生物药生产的操作模式

一般来说，对于工厂网络的开发和管理以及整体的采购管理都是由总部负责的，供应链管理以及商业生产通常也是总部的职能，都由总部的生产运营主管负责。

供应链管理的采购部分是高度专业化和规范化的，它通常与一般公司的采购分开管理。质量管理必须是一个独立的职能，这样质量管理专员才能独立判断，他们应该直接向首席运营官汇报。在有些生物制药公司，这个职位直接向 CEO 汇报。

由于生物药的生产对设施和环境的要求严格，并且维护工厂的固定成本也很高，生物制药公司经常将生产活动外包给 CMO。外包在生物制药公司中非常常见。

一些生物制药公司外包所有的生产，一些公司在药物开发早期自己生产，在相对较晚的阶段或者量化生产的时候交给大型 CMO 生产。包装作为生产的一部分通常会被外包。使用 CMO 的原因包括：

1）如果生产没有核心竞争力，那么使用 CMO 可以避免低效；

2）节省有限的资金，将资金用在刀刃上；

3）简化特定市场合规的要求；

4）避免现场验证和认证的麻烦；

5）受益于 CMO 的效率以及专业。

2.6　业务发展

今天，很少有生物制药公司仅仅依靠内部开发化合物的能力实现它们的战略目标。随着竞争的加剧，公司会越来越多地将精力集中在治疗领域的研发上，它们开

⊖　一种对溶剂中不同成分进行有效分离的技术。

始意识到仅仅依靠其内部资源无法快速地提供结果，以达到它们的商业目标。

业务发展的功能就是负责发现潜在交易机会，对联盟或伙伴关系进行谈判，以锁定战略资产，加速实现公司的商业目标。业务发展部门会将战略价值相对较低的资产进行价值最大化，往往会采用对外授权或者资产剥离等手段。

其实，许多公司依赖其他生物制药公司作为知识产权、专家支持和资本的来源。大型制药公司经常与较小的研究驱动型公司结成联盟，以利用它们的互补优势。通常大公司提供资金、基础设施（临床开发以及商业能力）以及其他大型资产，以换取小公司的创新知识产权。这种联盟或者伙伴关系对研究驱动型的小型生物制药公司来说，有以下几点好处：

1）获得药物开发和监管的经验与知识；

2）获得专业的营销支持，快速进入市场；

3）获得资本；

4）获得研究和临床开发能力。

对于大型制药公司来说，结盟的好处在于：

1）加速填补研发管线；

2）获得自己不具备的创新产品和技术。

业务发展在填补产品管线上发挥着日益突出的作用，越来越多的收入以及公司价值来自授权引进以及联合推广。如果没有这样的多样性，很多大型制药公司就很容易受到专利到期或者非常有限的产品导致的收入突然下降的影响。

大多数领先的大型制药公司都在做授权引进以及对外授权的交易。将自己定位为有吸引力的合作伙伴，这样才能成功地与那些在市场上十分抢手的生物制药公司达成交易。

业务发展通常涉及与另外一家公司的合作或者联盟，然后将一个产品商业化、收购或剥离一个特定的项目。跟合并不一样，这些交易通常不是对整个公司的收购，虽然有时也会用股权作为对价。

业务发展部门管理的交易通常会涉及不同的交易类型，一般来说有以下三个类型：

1）通过授权引进和收购从第三方购买使用资产和知识产权的权利；

2）通过合作开发和商业化与对方公司共享资产的权利；

3）通过对外授权或剥离将使用资产的权利出售给第三方。

为了支持上述类型的交易，业务发展部门会采用不同的交易结构，包括但不限于：

1）联合营销：在不同的品牌名下，营销同一个产品；

2）联合推广：在同一个品牌名下，推广同一个产品；

3）合资：与合作伙伴共同建立一个新的公司实体，将共同拥有的产品商业化；

4）生产特许权许可：产品生产权由一家公司授权给另一家公司；

5）营销特许权许可：在指定的地理区域内，产品的营销权利由一家公司授权给另一家公司；

6）产品收购：一家公司直接购买另一家公司产品的所有权利（卖方将不再拥有该产品的任何权利或所有权）；

7）研发和营销特许权许可：一家公司将有限的商业权利授权给另一家公司，以换取研发资金。

业务发展部门一般来说不会太大，由非常专业的人士组成。该部门的核心职能包括：

1）寻找机会：对市场进行持续的调研，以监测市场的发展，并为潜在的联盟、伙伴关系以及并购寻找机会；

2）评估和完成交易：分析特定交易的潜力，以及对合同中的业务和财务条款进行谈判；

3）联盟管理：合同条款的执行，对运行、文化以及沟通上的问题进行监督并提供解决方案。

2.6.1　医学事务

医学事务部设立的目的是生成以及传播准确的医学和科学信息。在传统上，医学事务部专注于与其受众（主要是医学工作者和关键意见领袖，以及一部分研究人员、科学家和药剂师）的沟通，但它提供的信息对患者以及支付方也越来越重要。

在中国，制药公司的医学事务职能始于 21 世纪初，经过 10 多年的平稳成长，随着市场和客户成熟度的提高而愈加受到重视。在 2013 年后，仅通过销售代表等传统的带金销售方法来推销产品已经变得愈加困难，在业绩压力之下，发展医学事务团队成为实现合规学术推广的主要方式之一，因此不少制药公司不断加强自己的医学事务团队，并且根据外部环境的变化不断调整工作重点。

根据艾意凯咨询公司的描述，医学事务部的主要职能包括：

1）提供医学信息：满足临床治疗的信息需求和回答客户问题，提供产品信息咨询，发布标准医药信息通讯资料；

2）推广医学知识：制作用于推广的科学材料和内容；

3）与医生进行交流：和医生进行非推广性质的实地交流，以提供产品信息、解决问题、开展教育活动；

4）提供医学教育：通过传统和数字化平台持续开展医学教育和培训，提供相关经费；

5）管理内部医学事务：审核用于外部交流的科学或医学内容，开展内部教育或培训，制定内部医学事务管理政策；

6）数据生成：获取用于药物批准的本土数据，协调由研究者发起的临床试验，收集药物临床数据。

虽然所有的医学事务部都有医学信息中心的功能，但在一些公司，医学事务部的职责要广泛得多，额外的职责可能包括：

1）执行IV期临床试验：在药物获得监管机构批准之后，医学事务部通常会负责药物上市后的临床试验；

2）进行卫生经济学和结果研究：这些研究会评估药物使用对诸如总体医疗费用等变量的影响；

3）支持品牌团队制定产品信息：来自医学事务部的见解可以帮助品牌团队整理出清晰、准确的产品信息；

4）培养与关键意见领袖的关系：医学事务部负责接触关键意见领袖，关键意见领袖的洞察力和参与通常是开发一个成功产品的关键。

生物制药公司与传统制药公司的医学事务部有什么不同呢？第一，培养关键意见领袖对生物制药公司来说可能更加重要。目标专业群体通常来说会比较狭窄而且较为紧密。在这些群体中，关键意见领袖能发挥巨大的影响。特别是在采用高度创新的疗法时，关键意见领袖的参与尤其重要。第二，生物制药公司可能需要更加复杂的医学事务基础设施来回应关于更加创新的作用机制以及科学性更为复杂的产品的问询。第三，有说服力的卫生经济学和结果研究数据是关键，据此可以为高价格进行辩护，并向支付方展示产品的价值主张。第四，生物类似药的挑战已经迫在眉睫。当生物类似药进入市场时，医学事务专家不得不找出这些产品的优势和劣势。生物类似药并不真正等同于创新产品，因此评估它们比评估仿制药更加复杂。

2.6.2 市场营销和品牌管理

市场营销部是生物制药公司的商业指挥中心，它的作用是在市场上差异化营销公司的产品，特别是在充斥着许多竞争品牌的治疗领域，以实现收入的最大化，同时保持目标水平的盈利性。市场营销在药物生命周期的每个阶段都发挥着关键作用（见图 2-2），而在药物即将上市和刚刚上市的时候，其领导作用尤为重要。

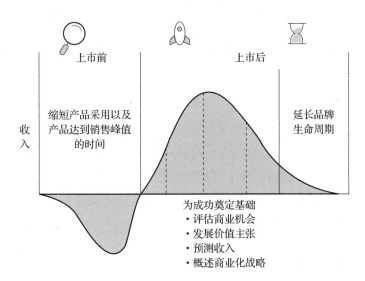

图 2-2 市场营销在药物生命周期的关键作用

市场营销部的主要职能是：

1）定义品牌和促销策略：定义当前市场，客户群体的细分以及确定目标客户，制作目标客户画像，确定产品信息和定位，制定销售预测，制定推广策略，分配推广预算；

2）开发和部署推广计划：制订适当的推广计划，协助制作材料，对销售人员进行关键信息培训，管理推广预算；

3）监控业绩并进行必要的战略战术调整：评估整体业绩（包括收入、市场份额以及盈利能力），根据需要调整策略以使业绩最大化。

在生物制药行业，市场营销部指挥中心的角色更加突出。在确定产品潜力时，市场营销部必须考虑壁垒，这包括通常与生物药相关的高定价——这个价格有多少人可以触及？这个价格会吓到支付方或患者吗？什么样的价格才能让支付方接受？

一些研究显示，直接面对消费者（DTC）营销是推动生物药销售的强大动力，市场营销部必须决定是否启动 DTC 营销：如果启动，应该如何启动；什么样的信息适合受众。

2.6.3 医药销售

制药公司在很大程度上依靠医药销售推动销量。2015 年，"医药代表"被正式纳入国家职业分类大典，其职业定义为：代表药物生产企业从事药物信息传递、沟通、反馈的专业人员。大型制药公司的销售团队由训练有素的专业人士组成，是公司最具影响力的推广"武器"。制药公司投入巨额资金用来招聘、培训每一个销售代表。就算在大众传播的时代，制药公司仍然对重要客户保持定期的个人互动。面对客户

（医院、医生、药店），医药代表是制药公司的脸面。在拜访客户时，销售代表会做深入的产品介绍，并回答有关安全性、有效性、副作用、便利性、合规性以及医保报销等的问题，如果这些问题得不到解决，可能会对开药造成障碍。医药代表能否化解客户的忧虑会对产品的使用产生巨大影响。生物药市场发展十分迅速，变得更加多样化以及更具竞争性，销售团队是帮助生物产品在这个更具挑战性的环境中获得成功的关键。

制药公司也可以通过雇用CSO来扩展其销售力量，本质上，就是从外部供应商处雇用销售团队。在规模较小或者销售力量较弱的生物制药公司，CSO可能会被雇来为重点产品提供广覆盖。拥有大量销售代表的大公司可能会利用CSO来补充内部销售团队的工作。

新的营销概念正在重新定义制药公司与医生的互动模式。很多制药公司开始视全渠道互动为核心竞争力，并积极思考如何布局。市场竞争愈发激烈，信息量呈爆发式增长。在这样的市场环境中，制药公司与医生之间传递什么样的信息、是否有针对性、是否根据医生需求定制，就显得尤为重要。制药公司对销售团队的专业化能力要求越来越高，需要每个人都能快速掌握一个甚至多个创新产品的相关信息并高效支配公司的相关资源。而上述几点都能通过数字化渠道和数字化赋能的工具加以实现。此外，中国幅员辽阔，下沉市场发展迅速，若仅靠销售代表面对面拜访，成本极高，培训难度极大。全渠道营销提供了一个高效覆盖广阔市场的手段，让制药公司在销售资源有限的情况下，可实现高效布局，以面对面拜访和数字化全渠道互动相结合的方式，提高医院和医生的覆盖率，与医生进行有效沟通。根据麦肯锡咨询公司的调查，国内超过60%的医生已经接受远程沟通，认为这种方式优于或者类似于面对面交流。有70%的医生声称与医药代表最常使用电话、微信、QQ或线上会议等进行沟通。

一些领先制药公司开始探索全渠道沟通模式，即通过打造不同渠道之间的协同，确保各渠道传达信息的一致，从而为客户呈现一个完整的故事线，而非碎片化的信息。由于对客户有了更深的了解，以及建立了相应的系统和能力，制药公司还可以针对不同客户的需求和喜好进行内容的持续优化与迭代，这样，医生得到的信息是他们最为关心的，对优化诊疗行为是最有帮助的。更高级的全渠道沟通工具采用大数据和智能引擎驱动的系统，能在渠道、内容、互动频率等方面为销售代表提供实时建议，最大程度地优化沟通效率。通过对数据的收集和分析，公司可以及时了解信息，灵活调整和迭代下一次沟通，形成端到端的闭环。同时，各渠道与医生的触点也更加可视化和透明化，使得产品市场战略能传达到每一个医药代表，从而保证战略执行的高效性和一致性。

第 3 章

中国生物制药行业的发展

在过去的 30 年里,美国一直是世界生物制药行业的翘楚,其傲视全球的生物制药公司不断推出生物制药产品。世界各地的生物制药公司也都将美国市场视为全球最大以及最有利可图的市场。美国有着全球首屈一指的药物监管机构 FDA,全世界众多生物制药公司会通过该机构为数亿消费者提供产品和服务。

仅在数年之前,中国整体生物制药市场不如美国,具体表现在:

1)国内药物消费市场以各式各样的仿制药为主导。2018 年,仿制药的市场规模达到 5000 亿元左右,约占总药物消费市场的 40%。在当时 18.9 万个药物批文中,95% 以上都是仿制药批文,99% 的制药企业以生产仿制药为主。此外,同质化竞争也十分严重,从而引发恶性价格竞争。在 3244 个化学药物品种中,262 个品种占据了注册文号总量的 70%,产能利用率非常低。国产仿制药的质量也参差不齐,在疗效上与原研药相比存在很大差距。

2)研发投入低,创新能力弱。中国生物制药行业长期存在重原料药轻制剂、重销售轻研发的观念。2017 年,全球医药市场规模为 10 119 亿美元,新药占比 63.1%。国内医药市场规模为 849 亿美元,新药占比仅 28.6%,且主要为进口药物。

3)难以逾越的监管制度。药物注册申请积压多、审评慢的问题由来已久,一方面在于制度规范建设滞后，另一方面在于评审力量不足。

4）层层抽血的医药流通系统。药物出厂后，要经过药代、各级经销商、医院，每流通一次，就加价一次，本来研发成本就高，到患者手中的药更是天价。

5）缺乏知识产权保护意识。在 1992 年修订专利法之前，中国的药物是没有专利保护的。1992 年之后，药物才被纳入专利保护的范畴。虽然制药企业专利申请数量较多，但企业对其保护却似乎并不十分在意。主要原因是中国药物生产流通的市场机制还不够完善，市场奖励创新者的机制也并不流畅，这也就使得知识产权的受重视程度会有折扣。

生物制药行业是包括用于治疗疾病和改善患者健康的药物和治疗手段的研发、试验和制造行业。一个强大的生物制药行业至少需要四个基本要素：

1）强大的研发基础设施（包括熟练的研究人员）；

2）有效的知识产权保护；

3）纳入全球贸易标准、知识产权和药物监管机制；

4）可运行的市场，并提供足够的回报。

3.1 中国生物制药行业的竞争地位

中国通过学习国外的先进经验，了解到自身的不足，已经开始大刀阔斧地进行改革，政府和民营企业的投资以及大量的海外学者归国，已经改变了中国生物制药行业的格局，几年之间，中国已经成为全球第二大生物制药市场。智研咨询发布的《2020-2026 年中国生物制药行业市场全景调查及投资价值预测报告》显示：2019 年中国生物制药行业规模以上企业数量为 1012 家，生物制药行业销售收入为 2479.2 亿元，利润为 485.4 亿元。2019 年 11 月 3 日，在中国生物技术创新大会上，科技部社会发展科技司和中国生物技术发展中心发布的报告显示，2018 年中国生物制药行业市场规模已经超过 3500 亿元。中情网预计 2025 年中国生物制药行业市场总体规模将达到 8332 亿元。

自第十二个五年规划以来，生物技术产业一直被列为中国新兴战略产业之一。在生物制药领域，尽管美国仍保持竞争优势，但是中国正在寻求在这一全球增值最高、创新最密集的产业之一中占得一席之地。中国正在采取一系列措施，包括监管方面的变化、生物制药方面的研究、鼓励风险资本（VC）进入、重组行业以淘汰许多较小的制药企业，并加快在香港联交所以及上海证券交易所科创板的上市，以推动中国成为全球主要的生物制药竞争者。

中国在创新方面取得了巨大进步。习近平总书记在 2014 年 6 月 9 日举行的中国科学院第十七次院士大会、中国工程院第十二次院士大会上指出："只有把核心技术掌握在自己手中，才能真正掌握竞争和发展的主动权……我们没有别的选择，非走自主创新道路不可。"中国为此提供了强大的、由国家主导的工业和贸易政策支持。特别是在生物制药方面，中国瞄准了该行业，制定了协调一致的国家战略，以使中国在生物制药创新方面能迎头赶上。

中国也正朝着创新药生产大国迈进。过去一些一直专注于仿制药的中国领先生物制药公司已经开始投资于创新药物的研发。许多中国生物制药公司都在进行旨在服务于全球市场的多区域临床试验。比如，2018 年，中国生物制剂和生物类似药生产商百奥泰开始了针对 HER2 阳性转移性癌症的 HER2 抗体药物偶联物的 III 期临床试验。截至 2018 年中，已有 25 家中国公司申请了基于生物技术的先进抗癌药物（PD-1/PD-L1 抑制剂）的审批。此外，2017 年，中国进行了 139 项嵌合抗原受体治疗（CAR-T）的临床试验。在 2019 年 3 月进行的 400 多项 CAR-T 临床试验中，有 166 项在中国。截至 2019 年，中国共有 317 家医药上市公司，其中 43 家入围中国上市公司 500 强。

中国在生物制药领域取得如此重大进展的原因之一是生物制药创新政策正在不断变化和改善。中国政府已经颁布了诸多政策以支持和鼓励创新生物技术领域的发展，尤其是药物监管改革和知识产权保护方面的政策。中国医药市场的规模不断扩大，已经位居全球第二。在此趋势下，中国正逐渐发展成为全球生物制药行业在寻求发展机会时不可忽视的市场。艾意凯咨询公司的调研结果显示，90% 的国际生物制药公司有意向进入中国市场，或进一步在中国市场拓展业务；同时，国际生物制药公司独家授权给中国生物制药公司的产品数量在过去五年中涨了三倍。许多国际生物制药公司扩大了在中国的投资。例如，阿斯利康在无锡开设了商业创新中心，武田制药将其亚洲开发中心从新加坡迁至上海，法国医药巨头赛诺菲在中国建立了一个新兴市场业务部门，德国制药巨头勃林格殷格翰在 2020 年上海进博会期间宣布将持续加大投资中国。实际上，全球领先的 20 家制药公司现在都在中国设有生产基地，而且许多公司还在中国建立了研发中心，例如，默克在多地开设了创新中心，强生在上海引入了 JLAB（强生初创企业孵化平台），诺和诺德在北京开设了 INNOVO 创新平台，罗氏宣布在上海新设一家早期研究中心。

中国生物制药公司也开始向国际扩张，特别是建立世界一流的生物制药创新中心。例如，许多中国生物制药公司已经在美国建立了新的研发设施。《华尔街日报》称，先声药业、恒瑞医药等中国生物制药初创公司在波士顿和硅谷等地设立了办事处。实际上，这些动向仅是中国生物制药公司逐渐融入全球医药市场动向的冰山一角。中国国内大型成熟制药公司早前已尝试在海外建立基地、招揽人才，试图在世界生物药研发创新和市场需求中寻找机会。早在 2005 年，恒瑞医药就设立了美国创新药研究中心，承担前沿靶点等创新药研究，同时也承担 ANDA[⊖]、API[⊖]美国市场准入及销售业务。石药集团的美国研发中心总部位于新泽西，在加利福尼亚、得克萨斯、新泽西三地分别建有三个研发中心，主要进行抗体创新药物的开发。类似这样的案例已数不胜数，一个清晰可见的趋势是，中国本土新兴的生物制药公司无一不在紧锣密鼓地进行海外布局，建立海外研发中心、海外子公司已成为接触海外人才及创新资源的重要方式。在更多利好政策和资本助力之下，中国已逐渐成为汇聚全球医药人才的"蓄水池"，全球布局的强弱在一定程度上也反映出企业当前核心竞争力的强弱。

尽管中国在生物制药领域取得了非凡的进展，但是仍然面临许多挑战。也许关键的挑战就是在这样一个以科学为基础的行业，很难通过复制来缩小与生物制药巨头的差距。如果中国只是想发展具有全球竞争力的仿制药以及生物类似药产业，那么复制当然行得通，但是这不足以在创新药上获得可观的市场份额。为此，中国需要发展本土能力，使其能够开发和投放世界首创的药物。一份毕马威的研究报告指出：生物制药行业在中国还面临着许多实际的限制，包括核心技术短缺、产业结构欠佳、研发能力薄弱、资源效率低下以及市场混乱等。

中国在开发真正的创新药方面仍然较弱。在中国，虽然有大量的药物研发投入、科学出版物以及专利，但是尚未转化为全球公认的创新药产品。长期以来，中国的制药业以批量生产闻名，是 API 的"世界工厂"，但很少有人提及真正的创新药。研究表明，根据对全球公认的创新药的分析，中国在全球药物创新网络中仍然处于弱势地位。中国的大学和研究机构中的药物研究人员主要致力于研究工作，而他们的研究工作通常没有考虑到整个制药行业的发展，研究的成果可能无法完全解决并响应行业的挑战和不断变化的需求。此外，产业结构高度分散、研发强度弱和产品同质化严重是中国新药开发的主要障碍。

中国还存在太多中小型公司相互竞争的情况。中国许多制药公司规模很小，还没有成为真正的创新者。中国 70% 以上的制药公司员工人数不足 300 名，很难有足够的资源支持研发，以进行新药开发。由于缺乏用于新药研发的资源，大多数中小型公司主要从事低附加值的活动，例如仿制药的生产、包装和分销，而不是创新活动。这些制药公司通常会选择开发仿制药，不愿承担高技术创新风险，只在乎短期收益。同类仿制药的过度开发导致相同产品的产能过剩，从而加剧了无序的市场竞争。许多制造商生产相同类型的仿制药，但利润率极低，甚至可能亏损。这也是为

⊖ 简略新药申请。
⊖ 活性药物成分。

什么中国在品牌药物和生物技术药物方面市场份额不足全球的 3%。中国创新药产业的研发策略重心在于快速跟进欧美的 first-in-class 药物，快速跟进策略的好处是在国内迅速地成就了一批 me-too⊖或 me-better⊖的品种和公司。我们以 O 药为例，2014 年，O 药获得 FDA 批准上市，而国内多家 PD-1 单抗的临床研究早已热火朝天，还有好几家的 PD-1 产品已经上市。根据汇商财经 2021 年 7 月的报道，中国研发 PD-1 产品的企业有 100 多家。这种快速跟进的策略正在遭受内卷化的打击，产品价格大幅下滑。

和欧美国家相比，中国相对较低的人均收入也是一个限制因素，这使大多数国人很难支付创新药的费用，从而限制了中国生物制药公司的发展。药物集中采购的实施使得许多药物大幅降价，而中国庞大且不断增长的药物市场则弥补了这种降价所带来的影响。作为一个发展中国家，中国的药物消费，特别是原研药的消费大大低于发达国家。但是，随着人均收入的持续增长，这一差距将缩小。据香港地区的亚洲时报网站报道，2019 年中国已经成为世界第二大药物市场，仅次于美国。据估计，市场规模到 2023 年将达到 1618 亿美元，占据全球市场 30% 的份额。

3.2　中国的生物制药产业战略

中国一直将生物制药作为发展的关键产业。2006 年发布的《国家中长期科学和技术发展规划纲要（2006—2020 年）》将生物技术归为前沿技术，纲要指出中国必须在功能基因组、蛋白质组、干细胞与治疗性克隆、组织工程、生物催化与转化技术等方面取得关键性突破。"十一五"规划列出了 16 个"大型项目"，其中 3 个针对生物技术行业：转基因生物新品种培育、重大新药创制、艾滋病和病毒性肝炎等重大传染病防治。中国要形成支持生物技术、药物开发的先进工业技术体系，建立一批符合国际标准的多功能生物技术药物生产基地，培育一批具有国际竞争力的企业，这涉及：

1）关键技术开发：构建大规模、高通量的基因组测序技术和设备以及大规模的生物信息处理和分析技术；

2）公共技术服务平台建设：建立大规模的生物资源库和生物信息中心等核心平台，建立国家生物资源和生物信息服务网络，加强对遗传信息的深度探索，促进遗传资源的发展。

⊖　具有新的化学结构，但与已知药物大同小异，具有自主知识产权，且治疗效果与已知药物相同的新药。

⊖　比 me-too 做得深入一些，结构差异大一些，新药在活性、代谢等方面更有优势。

"十二五"规划确定了包括生物技术在内的 7 个优先战略新兴产业，旨在将其对中国国内生产总值的贡献从 2008 年的 2% 提高到 2015 年的 8%，到 2020 年达到 15%。"十三五"规划继续关注该行业，并提出到 2020 年生物技术产业的产出将超过 GDP 的 4%。

2015 年，国务院发布了《中国制造 2025》，对中国制造业转型升级和跨越式发展做了整体部署，提出了中国制造业由大变强"三步走"的战略目标，明确了建设制造强国的战略任务和重点。《中国制造 2025》是中国实施制造强国战略的第一个十年行动纲领，确定了十个重点行业，其中包括生物医药。生物医药行业有以下目标：

1）到 2020 年，推动一大批企业实现药物质量标准和体系与国际接轨，其中至少有 100 家药物制剂企业取得美、欧、日和 WHO 认证并实现产品出口；按照国际药物标准，研制并推动 10～20 个化学药及其高端制剂、3～5 个新中药、3～5 个新生物技术药在欧美等发达国家完成药物注册，加快国产药物的国际化发展进程。

2）2020 年前国际专利到期的重磅药物 90% 以上实现仿制生产；突破 10～15 项重大核心关键技术，初步建立国家药物创新体系和创新团队。

3）2025 年，基本实现药物质量标准和体系与国际接轨；发展针对 10 种重大疾病的化学药、中药、生物技术药物新产品，实现 20～30 个创新药物产业化；5～10 个中国自主产权新药通过 FDA 或欧盟认证，进入国际市场；建设完善和支持对外服务的国家药物创新体系，形成具备国际视野的高水平创新团队，推动中国医药国际化发展战略。

此外，2018 年，国家统计局正式对外公布 2018 版《战略性新兴产业目录》，生物医药成为国家重点鼓励发展的产业。

中国政府的注意力更多地集中在生物药上，而不是传统药。"十三五"规划的重点是基因组学和其他生物技术、网络应用演示以及新一代生物技术产品和服务，包括个性化治疗和创新药，更多地放在复杂的生物技术药物上，部分原因是该行业在全球范围内都在发展。另外，某些基于基因组学的药物可能需要根据种族来定制，这将使中国人在开发中国人使用的药物方面具有优势。中国领先的生物制药公司已经意识到有必要加强自己的竞争力。创新化学药物研究的领域可能已接近饱和，但生物制药领域仍有很多值得探索的地方，这就是中国有可能赶超世界领先者的潜力。此外，在过去的 20 年中，在生物学和生命科学方面具有优势的国家在制药行业的竞争力比在化学药物方面具有传统优势的国家要强得多。

中国在行业发展上采取了与许多西方国家不同的方式。健全的生命科学创新和生产系统的关键推动因素是合理的药物定价，这使企业能够获得投资于下一代药物开发所需的足够收入。中国要实现合理的药物定价面临的挑战是限制医保支出以应对低收入群体看病贵的问题。但是，如果没有合理的药物定价，中国就很难发展具有全球竞争力和活力的生物制药产业。有三种方法解决这一矛盾：

第一，实行严格的价格调控，同时支持中国仿制药和生物类似药产业的发展，打造仿制药和生物类似药的国内产能。相关机构将致力于合理化和巩固仿制药行业并显著提高其质量，这是因为许多国人还是不太信任国内品牌的质量，更加青睐外国专利或非专利药物。因此，中国要减少进口依赖，就必须提高国内药物的质量和声誉。在执行这一战略的同时，也会积极扩大在全世界范围内仿制药的出口。这将为开发创新药奠定基础，凭借国内较低的药物开发成本获得市场份额。

第二，在新的价格制度下，通过扩大公共支持的范围，包括风险投资、免费的办公场地以及减税等措施，来弥补那些支持研发和创新的中国制药公司。

第三，在战略上鼓励制药公司在发达国家市场上销售药物。国务院在 2016 年提出，加快开发国际新兴医药市场，调整产品出口结构，而实现这一目标的关键手段是海外收购和投资。

3.3　监管的改革

中国清楚地知道，要发展具有全球竞争力的生物制药产业，就必须改善药物监管体系，包括审批制度。这不仅对保持产品的高标准很重要，使中国患者可以消费更多的产品，还可以确保其他国家进口中国生产的优质药物。中国已经实施了一系列必要的改革，以改善中国药物的监管环境。2017 年 5 月 31 日至 6 月 1 日，国际人用药品注册技术协调会（ICH）2017 年第一次会议在加拿大蒙特利尔召开。会议通过了中国国家食品药品监督管理总局[○]的申请，使其成为 ICH 正式成员。2018 年 6 月7 日，在日本神户举行的 ICH2018 年第一次大会上，中国国家药品监督管理局当选为 ICH 管理委员会成员。要加入 ICH，新成员必须对药物制造、临床试验的进行和药物稳定性测试执行一套基本的监管要求。

中国正在改善其新药临床试验，包括建立更多的临床试验中心。中国加快实施孤儿药审查程序以及建立全新的国家医疗保障局，这些措施会缩短签发药物进口许可证的时间。此外，在 2017 年，中国在国家基本医保药品目录中增加了 340 种药物，包括许多新型和昂贵的生物药；通过直接上市，目录还增加了 128 种西方药物。显然，这些监管变化也帮助国际制药公司获得了不少中国市场份额。

中国在药物审批流程中也取得了长足的进步，大大增加了审批人员并改革了审

○　2018 年 3 月被撤销。

批流程。2016 年 2 月，国家食品药品监督管理总局发布《关于解决药品注册申请积压实行优先审评审批的意见》，一方面提高审评速度，解决审评审批积压；另一方面为创新药、临床急需药物开辟"绿色通道"，进行优先审评。至 2017 年底，等待审评的药品注册申请已降至 3000 件，化学药和疫苗临床试验申请、中药各类注册申请已实现按时限审评，药品注册申请积压问题基本消除。中国政府还严厉打击了欺诈性药品注册申请，这一项措施使得 86% 的药品注册申请被撤回。当然，政府的目标是优化产业结构，从而淘汰规模较小、质量较低的药物公司。

2017 年 8 月，国家食品药品监督管理总局发布了《总局关于推进药品上市许可持有人制度试点工作有关事项的通知》，进一步推动及规范持有人制度的申报工作。与过去相比，药品上市许可持有人制度的意义在于药品上市许可与生产许可解绑，研发机构和科研人员可以申请注册药品，并委托企业来生产。

2020 年 3 月 30 日，国家市场监督管理总局公布了 2020 年新版《药品注册管理办法》和《药品生产监督管理办法》。两份纲领性文件已于 2020 年 7 月 1 日起正式施行。《药品注册管理办法》的要点主要包括：优化和提高审评效率，四大通道加快新药上市，进一步缩短审评时间，全面落实药品上市许可持有人制度以及强调原辅包关联审评审批。

2020 年 7 月 8 日，国家药品监督管理局发布了《突破性治疗药物审评工作程序（试行）》《药品附条件批准上市审评审批工作程序（试行）》和《药品上市许可优先审评审批工作程序（试行）》三项配套细则文件，以配合 2020 年新版《药品注册管理办法》中加快新药上市注册程序的实施。

中国也在积极努力开发国内生产的替代进口药物的仿制药，并已经表示，将采用国际同行的控费措施，包括新药在内的药物参考价格。2019 年 1 月，国务院办公厅发布《关于印发国家组织药品集中采购和使用试点方案的通知》，选择北京、天津、上海、重庆、沈阳、大连、厦门等 11 个城市开展试点工作，实施药品集中采购。中选结果显示，在遴选的 31 种药物中，25 个集中采购成功，成功概率为 81%。其中 22 个仿制药中选，占 88%。在中选的 25 个产品中，平均降幅达 52%，最大降幅超过 90%。国家药品监督管理局配合药品集中采购的试点工作，保障中选产品降价不降质，同时防止一致性评价变成一次性评价。一方面，由专门的药品检验机构对所有中选产品进行全面质量检验；另一方面，严格监管，重点对原辅料、处方工艺和不良反应进行监测，确保药品符合监管要求。这种新模式将在全国范围内推广。此外，在 2018 年底，国务院办公厅发布了《关于改革完善仿制药供应保障及使用政策的意见》，其中包括鼓励仿制药发展的药品目录、加强仿制药技术攻关以及完善药品知识产权保护等内容。

这些措施除了解决"看病难、看病贵"这一民生痛点问题之外，还有一个目标就是集中采购仿制药，从而可以在行业中进行整合，以提高入选企业的质量和竞争力。简而言之，其目标是淘汰质量低劣的小型民营制药企业，这样的措施可以加快制药企业的崛起。

虽然新的定价机制限制了国际大型制药企业在中国市场销售仿制药和非专利原研药，但它们仍然有很大机会进入专利创新药市场。在这种情况下，尽管降价幅度很大，但由于销售额的大幅增长，总收入仍可能增长。这在很大程度上源于中国在2009 年扩大了医保的覆盖范围，使其覆盖了超过 13 亿的国民。

3.4 知识产权保护

加强知识产权保护是生物制药行业创新的关键。与欧美国家相比，中国的药物开发知识产权保护力度明显较弱。欧美国家除了专利保护之外，还提供了一段时期的药物市场专有权，并提供了专利期的延长，以补偿在审批过程中专利期的损失。而中国药物的专利之前是没有专利延长期的，按照《中华人民共和国专利法》（下称《专利法》）第四十二条，发明专利期限为 20 年，从申请日起计算。例如，我国自主研发的 1 类新药西达苯胺的批准上市日期是 2015 年 1 月 9 日，拥有化合物专利，专利到期日是 2023 年，从产品上市到专利期满仅剩 8 年时间。如果按照欧洲的专利延长期，产品能够拥有的实际专利期能够达到 13 年。

中国提出了一些改善知识产权环境的建议，其目的是激励生物制药的发展。2017 年 10 月，中共中央办公厅和国务院办公厅印发了《关于深化审评审批制度改革鼓励药品医疗器械创新的意见》，其中第十七条提出开展药品专利期限补偿制度试点，选择部分新药开展试点，对因临床试验和审评审批延误上市的时间，给予适当专利期限补偿。2020 年 10 月 17 日，《专利法》通过第四次修改，最终在第四十二条第三款中规定，为补偿新药上市审评审批占用的时间，对在中国获得上市许可的新药相关发明专利，国务院专利行政部门应专利权人的请求给予专利权期限补偿。补偿期限不超过 5 年，新药批准上市后总有效专利权期限不超过 14 年。

2017 年 5 月，国家食品药品监督管理总局发布的《关于鼓励药品医疗器械创新保护创新者权益的相关政策（征求意见稿）》提出建立药品专利链接制度。专利链接制度包含以下几部分内容：①仿制药厂在为其药品申请上市批准时，须告知相关专利权人，并做出相关药品专利挑战声明；②专利权人应在 20 天内对仿制药厂提起侵权诉讼；③对仿制药上市申请设置不超过 24 个月的批准等待期。2017 年底，国家食品药品监督管理总局发布《中国上市药品目录集》，该目录收录了具有安全性、有效性和质量可控性的药品，并确定了参比制剂和标准制剂。这是我国首次发布上市药品目录集，第一批被收录进入目录集的药物有 131 个品种、203 个品规。该目录集对制药行业的发展有着指导性作用，其主要意义在于：

1）通过促进仿制药替代原研药，提高药物可及性；

2）通过列出专利相关信息，保护专利权人合法权益，降低专利侵权风险，落实数据保护制度；

3）通过列明参比制剂和标准制剂，明确仿制药标准。

3.5 融资环境

生物制药对中国来说是一个新兴产业，几乎没有老牌公司，因此政府提供财政支持的主要方式是通过政府引导基金进行风险投资，该投资大部分由省政府提供。截至 2019 年 6 月底，国内共成立 1311 只政府引导基金，总规模达 19 694 亿元。据投中研究院统计，政府引导基金母子基金群（引导基金＋子基金）总规模约为 82 271 亿元。这些由政府支持的引导基金的目标客户是有战略意义的产业，生物制药产业就是其中之一。生物制药产业专项政策有三个特点：

1）省、市一级的专项政策基本不明确规定政府机构发起组建的基金规模，整体政策比较宏观；

2）关于政府产业基金的扶持主要分为两个维度——给投资机构的风险补贴和给企业的融资奖励；

3）大部分地区对于如何将基金这个工具作为招商和企业扶持的手段，还都处于尝试探索阶段。

此外，中国的生物制药公司已开始通过 IPO 筹集资金。在某种程度上，中国的生物制药公司更容易上市。香港联合交易所本来禁止没有收入的公司上市，但是在生物制药领域，大多数公司没有收入。为了帮助培育生物制药公司的发展，香港联合交易所取消了限制。2018 年，歌礼制药成为香港联合交易所新规之后，首个在香港 IPO 的生物制药公司。之后，百济神州筹集了大约 9 亿美元，信达生物则筹集了约 33 亿港元。2019 年 7 月 22 日，上海证券交易所科创板鸣锣开市，又为一批符合条件的生物制药公司提供了一条新的上市渠道。同年，香港又迎来 7 家未盈利生物制药公司：基石药业、康希诺生物、复宏汉霖、亚盛医药、东曜药业、中国抗体和康宁杰瑞制药。至此，共有 13 家未盈利生物制药公司在香港实现了 IPO。截至 2019 年 12 月 31 日，共有 13 家生物制药公司向上海证券交易所申报科创板股票发行上市，其中包括 5 家未盈利公司。

3.6 研发投入

除了对融资的支持外，中国也加大了对生物制药研发的投资。2019 年 11 月 13 日，中国生物技术发展中心主任张新民指出，国家主要科技计划对于生命科学领域的 5 年累计投入约为 600 亿元。

中国还通过其他方式提供了支持，其中一些与人才相关。为了吸引海外精英回国进行科研，政府还提供了非常诱人的条件。据估计，2012 ~ 2018 年，有 25 万中国生命科学家回到祖国。每年都有成千上万的高技能年轻学者和企业家返回中国，极大地推动了中国生物制药产业的发展。无论是在中国医药城，还是在上海张江高科技园区、苏州工业园区生物医药产业园等生物制药企业集聚区，海归创业和就业的案例越来越多。中国许多生物制药初创企业的创始人在国外受过教育，例如，百济神州的创始人王晓东博士之前曾经担任霍华德·休斯医学研究所研究员，并于 2001 ~ 2010 年任美国得克萨斯大学西南医学中心生物医学科学杰出首席教授。

3.7 产业政策

中国除了对生物制药行业的创新过程中的关键投资（人才、研发以及数据）进行支持之外，还在产业政策上进行干预，其目的是重塑该行业的产业结构。由于当前这个行业由太多没有竞争力的小企业组成，要想获得竞争优势，就必须进行行业重组，以减少企业数量。中国存在大量的仿制药生产商，在这些生产商中，中小企业占到了约八成的比例。2003 年以来，中国医药制造行业实行了 GMP 及 GSP 等认证制度，淘汰了一批落后企业，但依旧存在集中度低、各类药物生产企业多而散的问题。根据国家药品监督管理局发布的《2018 年度药品监管统计年报》，截至 2018 年 11 月底，全国共有原料药和制剂生产企业 4441 家，但形成规模的大型企业较少，多数企业专业化程度不高，生产技术和装备水平落后，市场开发能力和管理水平低，因而仍多以生产一些比较成熟、技术要求相对较低的仿制药为主，导致重复生产现象严重，市场同质化带来的市场竞争日益加剧。提高医药行业的集中度，提升产品技术含量与附加值，增强与大型跨国企业抗衡的实力，是当前我国医药行业的重点发展方向。

2016 年，国务院办公厅《关于促进医药产业健康发展的指导意见》提出加大企业组织结构调整力度，推进企业跨行业、跨领域兼并重组。中国希望基本药物主要品种销量居前 20 位的企业所占市场份额达到 80% 以上，实现基本药物生产的规模化和集约化，能够做到这一点的一种方法是通过药物一致性评价。2018 年 9 月 19

日，国务院办公厅发布《关于完善国家基本药物制度的意见》，从基本药物的遴选、生产、流通、使用、支付、监测等环节，明确了五个方面的政策措施。在提升质量安全方面特别提出，对通过一致性评价的药物品种，按程序优先纳入基本药物目录；未通过一致性评价的基本药物品种，逐步调出目录。鼓励医疗机构优先采购和使用通过一致性评价、价格适宜的基本药物。从此，中国医药行业整合的序幕拉开了。

2018年9月，中国首次从国家层面组织开展药物试点集中联合采购。自2018年11月15日的"4+7集中采购"，到2019年9月1日的"联盟地区集中采购"，直至"全国药物集中采购"，集采政策、规则不断细化。政策的顶层设计已经基本完成，难以发生方向性变化，仿制药整体承压。带量集中采购在规则上也逐步完善，设立了"违规名单"。申报企业、中选企业以及配送企业如果存在提供回扣、商业贿赂、以低于成本价恶意竞争、提供虚假文件、不履行供货承诺、药物发生质量问题等情况，都将被纳入黑名单。而被纳入黑名单的制药企业轻则被取消申报资格、中选资格，重则被禁止两年内参与联盟地区药物采购。

第 4 章

投资生物制药

生物制药行业的背后有一个巨大的驱动力，那就是很多大型制药公司的品牌药被众多仿制药入侵，从而失去专利。在过去十几年中，这种所谓的"专利悬崖"影响了生物制药行业内很多曾经十分畅销的药物，并促使业界重新审视药物应该如何被发现以及哪种新药值得去研发。面对很多重磅药收入的萎缩，大型制药公司已经开始缩减内部研发开支，并希望在短期内提升回报，它们越来越依赖收购生物制药公司开发的技术，并转向生物药，以应对汹涌而来的仿制药的侵袭。生物药难以复制，而所谓的生物类似药的概念也相当模糊。生物药的专利期和其他小分子药并没有什么不同，但是，对生物药进行仿制的壁垒更高。

此外，生物药的功效支撑起了其昂贵的定价。比如 K 药在中国的定价虽然全球最低，但 100mg/4ml 的规格售价也要 17 918 元人民币，每年费用约为 30 万元人民币。对于制药公司来说，这个收入还是非常具有吸引力的，它推动了处于生物制药领域开发阶段的公司的整体估值，这又反过来让投资人愿意为这些公司提供资金。毫不夸张地说，生物药是当代药物发现的核心，无论是从财务还是从临床的角度来看，生物制药都可以说是制药行业的未来。

4.1 生物制药投资的挑战

投资生物制药行业一直被认为风险极大且具有高度的挑战性。生物制药公司投资的风险以及回报的高度不确定性给那些有兴趣投资此类公司的机构带来了不少挑战。美国一项调查追踪了 1930 ～ 2015 年 1066 家生物制药公司的业绩，这也是迄今为止该行业最全面的财务分析。该调查发现，生物制药行业的表现对少数几家离群公司的存在非常敏感，并确认几乎所有的生物制药公司都是亏损的，股票波动性也都很高。尽管许多代表该行业大部分市值的大型生物制药公司能够长期实现正利润，但该行业中的大多数公司却并非如此。数以千计的从事研发却没有产品的小型生物制药公司是最常见的，这些公司是整个行业格局的重要组成部分。

生物药的开发涉及巨大的不确定性和高风险性，但投资机会又让人欲罢不能。为了进一步充分了解生物制药行业，我们有必要了解其结构的多样性。首先，生物制药行业的最基层是研究机构的科学家，他们只负责药物的发现。然后，企业家通过技术转让或授权引进交易将这些技术进行打包，开始启动商业化进程。这一步的资金通常是由天使投资人或者其他早期风险投资机构提供的。通常来说，一项创新必须经历所谓的"死亡之谷"，才能进入后期开发阶段，之后才能吸引完成临床试验和药物上市所需要的大量资金。后期开发阶段的资金来源包括风投基金、大型制药公司的战略投资以及公开市场。不难看出，与克服技术壁垒相比，要满足利益相关者的需求可能是一个更大的挑战。

作为投资人，你要清楚地了解科学家在生物科技研究领域所取得的绝大多数成就是无法转化成药物用来治疗患者的。这是因为药物发现和药物上市并不是一个概念，两者之间存在一个难以跨域的鸿沟，我们将这个鸿沟称为"死亡之谷"（见图 4-1）。从药物的发现到治疗患者通常有很长的路要走。将小鼠的肿瘤缩小是一回事，而将这一发现转化为治疗人类疾病的药物是另外一回事。20 世纪 80 年代，温伯格第一次发表了对 HER2 的发现，该基因是乳腺癌治疗的重要靶点。之后，研究人员又发现小鼠的癌细胞可以通过结合 HER2 的单克隆抗体被杀死。然而，直到 1998 年，针对癌细胞的药物赫赛汀才被批准用于治疗乳腺癌。

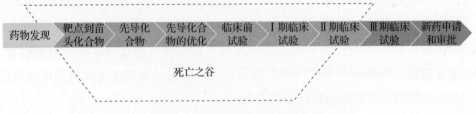

图 4-1　生物制药研发的死亡之谷

我们已经认识到风险在生物制药产品的开发中起着主要作用，但是我们似乎很少强调与药物开发项目相关的财务风险。实际上，财务风险才是生物制药公司面临的最严重的风险。生物制药公司的研究非常密集，其创新比其他许多行业都更为激进。生物制药行业的产品开发过程与其他行业有很大不同，特别是在产品开发时间、涉及的风险和成本方面。它涉及多个开发阶段，包括药物发现、开发、商业化和审批，需要 10～15 年。

生物药的研发成本巨大，初创生物制药公司通常会执行昂贵的开发项目，但在开发过程中，却不会从这些产品中获得任何收入，这意味着外部资金至关重要。因此，风险投资人需要决定如何将有限的资金分配给多家公司，以及在公司生命周期的哪一阶段投资。

生物制药的开发包含很多固有风险，我们将其分为技术风险、商业风险和监管风险：药物发现和药物开发阶段主要涉及与潜在产品的安全性和有效性有关的技术风险；而在商业化阶段，主要涉及竞争、财务回报以及市场营销等商业风险；在整个过程的每个阶段里都存在与法规有关的监管风险。

在药物发现阶段，即使没有所有相关信息，公司通常也必须做出决定，这显然具有高度不确定性。该风险不仅是技术风险，还是商业风险。生物制药公司应该已经了解该产品的商业和竞争特征，尤其是其相对于当前产品的临床优势。这将减少与开发相关的不确定性以及风险，并帮助公司将资源分配给最有潜力的产品。在这种情况下，最成功的生物制药公司会同时开发多种产品，从而分散风险。因此，在该过程的最初阶段需要大量资金，以确保以后取得成功。漏斗形的产品管线更适合能够承担多次试验成本的大型公司，而小型公司则需要外部资金来进行这些试验。

生物制药公司的开发阶段包括临床前和临床试验（Ⅰ期、Ⅱ期和Ⅲ期)，风险主要与药物是否安全（毒理风险）以及治疗是否有效（药理风险）相关。在临床前试验阶段，药物已在各种动物试验中测试了其安全性和有效性。如果证实具有有效性和安全性，就可以提交药物临床试验申请。如果监管机构批准该申请，则进入临床试验阶段。Ⅰ期临床试验阶段将对健康个体进行安全性和剂量测试，Ⅱ期对实际患者进行疗效以及副作用测试，Ⅲ期则对因长期使用的不良反应进行评估。在开发阶段，由于在解释临床试验结果方面存在困难，从多个项目中进行选择通常具有挑战性。对于是否继续下一阶段的开发，得出的结论因公司而异，这可能会对投资者构成困扰。

如果临床试验成功并且表明该产品将满足市场需求，公司将提交新药申请，然后等待上市审批。如果审批最终通过，则可以启动药物上市。与许多其他领域相比，生物制药领域的营销支出更为突出，商业风险也更高，由于开发新药需要时间，因此难以预测。

产品发布后的修改基于市场的反馈，这具有高度的不确定性。生物制药公司需要主动接触市场，并在商业环境中影响竞争对手、客户和其他参与者。但是，这种主动十分昂贵，而且对于小公司来说，成本可能高得让人望而却步。大规模市场调查和广泛的游说通常需要花费大量的资源和金钱。

2020年3月，《美国医学会杂志》（JAMA）的一篇文章描述了一项针对355种FDA批准的治疗性新药和生物制品中63种的调研，发现药物开发的平均总费用从3.14亿美元到28亿美元不等。

生物制药公司的资金主要来自股权融资，其股权投资人主要是风险投资机构以及其他制药公司，它们是生物制药行业生态系统的一部分。为了增加开发产品所需要的资金和减低风险，许多公司进行了IPO。生物制药公司进行IPO的原因有：

1）为内部增长筹集资金；

2）多元化进入相关和无关领域；

3）提高公众对公司及其产品的认识；

4）增加财务透明度；

5）生存下去；

6）风险投资人退出投资的强烈意愿。

对于许多生物制药公司而言，IPO是筹集资金最有效的手段。

创新药的开发充满风险，并且失败频频，但是投资人和科学家们仍然对其治疗效果和商业潜力持乐观态度。许多媒体只关注少数公司的成功，然后推波助澜，却忽略了它们获得成功的独特之处。一份调查美国1996～2015年所有已上市生物制药公司的研究报告证实了生物制药IPO市场仍然是一个研发密集型市场，充满着固有风险。每家成功的公司背后，都有成百上千家小型的生物制药公司，它们花费巨额资金寻求创造新的疗法来改善人类健康状况，却可能永远无法获利或者生存下去。

4.2 大型制药公司致力于投资生物技术

在药物开发的过程中，大型制药公司可能会收购一些有潜力的药物发现。这些公司会将这些药物发现放进其巨大的药物开发生态系统中，推动其走向商业化。最近几年，很多国际大型制药公司以惊人的价格从早期生物制药公司购买生物技术资产，但是要实现真正退出，还有很长的一段路要走。

为什么"死亡之谷"是初创生物制药公司创新的必经之路呢？从完整的人类基因组序列、RNA干扰，到使用CRISPR-CAS技术进行基因组编辑以及免疫疗法，生物制药行业已经取得了惊人的成就。如果这些伟大的发现都折翼于"死亡之谷"呢？这里面所隐含的问题就是我们说的"转化"，其中包含三个系统性陷阱：第一，大学或研究机构的科学家是造不出公司所需要的东西的。这是因为这些科学家进行科学创造的真正目的并不是将研究商业化，其重点是创新，而不是生物制药公司所需要的概念验证（POC）。第二，好的创新并不见得是好的投资，药物发现创新水平和投资无关。很多非常好的技术之所以死亡，是因为它们对投资人来说没有投资价值。第三，技术转让其实是浪费钱。将技术从非营利的研究机构转让到营利性机构的想法其实并不合适。昂贵的授权以及合作成本会给整个系统带来沉重的财务负担，这对创新来说，本质上是反其道而行，其效果是负面的。其冗长的过程也会减少投资人的投资回报。

大型制药公司从制药中获得了丰厚的回报，但是再投入药物发现的收入则越来越少。很多大型制药公司喜欢将药物发现外包给处于"死亡之谷"的小型生物制药公司，不是通过合同研发外包，而是通过有限合作，然后在这些公司的药物开发后期有产出的时候，再进行收购。通过这样的手段，由技术失败导致的巨额费用以及药物开发、生产与营销的风险会被降低。

生物制药显然对大型传统制药公司的未来至关重要。随着仿制药进入市场，原研药的销售额在专利到期后几乎会立即面临断崖式下滑。公司不仅会在收入上遭受损失，还会在"专利悬崖"上苦苦挣扎。没有新的或改良的产品持续进入市场，任何行业都不可能持续。这对大型制药公司的影响尤其严重，因为它们非常依赖专利保护。由于生物药的独特性以及高定价，它们成为新药管线的宠儿。出于短期业绩的考量，很多大型制药公司已经不再进行药物发现，转而支持授权引进以及并购模式。从公司控制成本的角度来看，这是有道理的。虽然创新更有可能在规模较小、更灵活的公司中蓬勃发展，但是，如果没有资金，药物发现也很难实现。在初创生物制药公司没有跨过"死亡之谷"到后期开发阶段之前，大部分的资金其实是不会投给它们的。

基于生物制药公司可以生产更有效的药物以及其产生的高额经济回报，整个制药行业沉迷于通过与生物制药公司合作来削减成本，孜孜不倦地弱化其药物发现功能，包括关闭很多研发设施，以及通过各种合作形式向早期生物制药公司提供资金，甚至用业务发展部门取代内部的药物发现功能。我们可以从几个著名大型制药公司（如默克、辉瑞、罗氏等）过去几年关闭多个研发中心以及加快并购活动中看出其内部药物发现活动减少的迹象。

整个制药行业抛弃自建药物发现和开发的模式，逐步转向"买买买"模式。换言之，未来从药物发现、药物开发直到Ⅱ期临床试验将都由生物制药公司完成，而大型制药公司不再涉足这些活动。这也是大型制药公司对未来的赌注。或许，初创生物制药公司的成功与否决定着整个行业的兴衰。

4.3 资本的重要性

对于初创生物制药公司来说，资本对药物发现以及开发来说意义重大。往往我们看到初创生物制药公司并不是败于市场，而是败于融资。当投资人评估那些产品已经上市、产生了收入的公司时，他们会考虑公司是如何创造收入的，但是评估这些从未产生收入的公司却是另一回事。这些处于"死亡之谷"的初创公司无法出售任何产品给医院或患者，它们所能做的只能是将自己作为投资工具出售给投资人。由于无法获得融资，这些公司往往折翼于"死亡之谷"。

生物制药公司跨过"死亡之谷"无比艰难，这也是该行业的属性。资本是厌恶风险的，与其从临床价值的角度上挑出最有潜力的候选公司，还不如从财务的角度上将有风险的公司过滤掉。资本市场运作的原则是不能感情用事。公司成功的要素包括可以获得资本，而初创生物制药公司无法跨越"死亡之谷"的主要原因就是缺乏资本。而且，获得资本的过程往往充满冲动和武断。比如，一家初创生物制药公司还没有开始赚钱，但仍然坚持走药物开发的险途，它将受制于监管部门的审核，在药物申请审批上市之前，还需要通过复杂且昂贵的临床试验以证明其安全性和有效性，最后还要面对无情的市场竞争。在生物药的药物发现和开发阶段，没有什么是可以确定或者可以预测的。然而，任何药物发现想要获得融资，都需要向投资人证明其具有明显的商业价值。我们很难得知生物制药公司的商业价值，尤其是在临床前阶段，这还取决于投资人愿意为公司支付多少，以及他们是否认为可以以更高的价格退出。由于其所涉及的资本金额以及对风投机构的绝对依赖，生物制药行业的融资受到全球市场周期的影响，我们往往无法得知泡沫何时破灭。

我们从 21 世纪发生的两次经济危机来看生物制药行业估值的幻灭。第一次发生在 2000 年，互联网泡沫破裂在两年间抹去了纳斯达克几乎 80% 的市值。就和其他泡沫一样，市场在有泡沫的时候充满着热钱，估值的上涨是由大量的私募以及机构资本的推动造成的。第二次是在 2008 年，美国发生的次贷危机引发了自美国大萧条以来最大的经济衰退。虽然对上市生物制药公司的市值影响不大，但是，正好遇到一系列药物研发成果出现了问题，这正好助长了已经饱受全球金融危机影响而摇摇欲坠的投资人的避险情绪。一时间，投资人对初创以及早期生物制药公司的热情消失殆尽。由于市场动荡的冲击，早期投资人退到其他投资类别或者完全退到观望状态。初创和早期生物制药公司和其他初创公司一样，处于现金短缺状态，四处寻找不断减少的资金来源。资本的减少再加上市场对风险的谨慎态度导致创业活动大幅减少，这种收缩深深地影响了生物制药行业的进步。

4.4　投资生物制药的考虑因素

投资生物制药对投资人的要求极高，不仅投资资金需求大，投资周期长，而且需要投资人具有生物制药方面的知识。正如我们之前所述，生物制药公司在很长一段时期内都无法盈利，不少公司永远无法获利，甚至无法生存下去。这使得当前的估值方法无效、完全没有预见性。生物制药行业的投资人所面对的主要挑战在于如何理解今天生物科技的发展，以及如何使用全新的分析工具给生物制药公司估值。

在投资之前，我们需要对生物制药市场做评估。可以不客气地说，生物制药市场对大多数投资人来说就如一个黑洞，我们不知道里面正在发生什么，就算是上市公司，也有很多没有任何产品在市场上出售，比如 2019 年在香港联合交易所上市的康宁杰瑞、基石药业、康希诺生物以及亚盛医药等。作为投资人你无法以常用的衡量方法，例如市盈率或市销率，来给此类公司估值。那么，在研发上投入大量资金的生物制药公司如何才能向投资人证明其超过数百亿元的市值是合理的呢？比如，2020 年 3 月 27 日，康希诺生物发布 2019 年年报。报告期内，公司未实现营收，经营亏损由 2018 年的 1.39 亿元扩大至 2 亿元，归属于上市公司股东的净亏损为 1.57亿元。公司在研 16 种疫苗，尚未将任何产品商业化。其中预防脑膜炎球菌感染及埃博拉病毒感染的 3 项疫苗产品临近商业化，另有 7 项在研疫苗处于临床试验阶段或临床试验申请阶段。截至 2020 年 10 月 25 日收盘，康希诺生物港股的总市值为 421亿港元。一家净利润为负、完全没有收入的公司，其财务指标对传统的投资者来说应该没有任何吸引力。那么，为什么康希诺生物的市值会如此之高呢？我们发现生物医药公司的股价与市值与当前的财务指标并不相关，其实它们在很大程度上会受到投资人期望该公司能在未来几年将新药不断地引入市场的影响。

投资人也应该意识到生物制药公司开发的是高度复杂以及高度受监管的产品。其研发所需要的时间可能超过 10 年。成功的生物制药公司可以证明突破性的生物技术和疗法仍然有很大的发展空间。生物制药领域的投资人应该具有识别那些尚未实现其商业价值的初创公司的敏锐眼光。在过去几年中，全球生物制药公司之间的并购十分活跃，这也彰显出市场上机会非常多。在生物制药行业，未实现的价值基于知识产权以及科学知识，这非常难评估和量化。良好的临床试验数据可以降低投资人的风险和不确定性。

尽管生物制药公司的前景可能非常诱人，但是投资人不要被巨大的诱惑冲昏头脑，在药物研发的过程中仍然存在巨大的风险。一种前途非常光明、处于研发阶段的药物可能在临床试验的任何一个阶段失败。比如，研发中的药物可能成功通过了Ⅰ期临床试验，但Ⅰ期临床试验的数据可能与Ⅱ期临床的表现毫不相关。所以投资人应该清楚了解Ⅰ期、Ⅱ期以及Ⅲ期临床试验的具体设计和风险。此外，生物制药公司的股票的风险水平和公司的规模密切相关。一家大型制药公司成功开发了一种新药或者终止了一种新药的临床试验，对其股价可能产生较微弱的影响，这是因为其市场上已有的成功产品可以稳定对其收入的预测。然而，那些只有数种在研产品、依赖一两种产品有机会在临床试验中成功的小型生物制药公司就很容易受到波动的影响。

既然风险和诱惑这么大，投资人是根据什么标准对生物制药公司做出投资决策的呢？投资人各有各的动机，但一般不会仅仅基于科学和临床来做投资决策，无论某项技术有多么创新。投资决策的过程是复杂和烦琐的，不投资的决策要比投资的决策多得多。有时，不投的原因可能简单到让人难以置信，比如感觉不喜欢或者对该技术没有兴趣等。另外，有时候投资人会在没有仔细推敲的情况下就做出仓促的投资决策。投资决策如此难以捉摸的原因之一在于感知的价值基于投资人的经验、视角以及背景。

投资人其实都非常精明，除了对项目的初始印象之外，他们还需要很多客观的信息，这个获取信息的过程叫作尽职调查。以下内容涵盖了许多生物制药投资人需要了解的信息，但并不是一个详尽的列表。

4.4.1 生物制药公司的运营模式

虽然生物制药公司的商业模式十分类似，但各家公司的运营模式各自不同。生物制药公司的运营模式主要分为以下两种。

1. 自建模式 / 垂直整合模式

自建模式 / 垂直整合模式曾经是大型制药公司广泛采用的模式。在这种模式下，生物制药公司将独自完成从药物发现到药物上市营销的所有过程，这包括药物发现、临床试验、审批、医事服务、业务开发、营销和品牌管理、生产、药物分销等。这种模式的好处在于生物制药公司可完全控制其产品开发以及商业化的所有环节。但是，投资人也要明白，这种模式的弊端是需要大量的资金以及管理能力。世界上最成功的几家生物制药公司就采用了这一模式，但这种模式对处于早期阶段的生物制药公司来说风险很高。随着药物研发过程的复杂性不断增加，一家规模不大的早期公司在其所有药物开发过程中都不和外部公司合作是一件极其困难的事。

2. 外包模式

生物制药公司为了提高效率以及降低资金成本，往往会考虑外包一些基本功能和平台，这样的运营模式也就应运而生。外包模式在过去几年中出现了强劲的增长，特别是在合同制造、合同销售和合同研究领域。外包行业的发展现在已远远超出了其传统的范围，已经可以满足更为广泛的商业需求，比如营销分析、商业智能以及预测等。生物制药行业外包背后的主要驱动因素为：

1）更大的商业成功所需的创新和市场领先技术；

2）可以利用成熟的外部技术解决方案以及基础设施，使得生物制药公司能够快速地上下扩展资源，在数据丰富的环境中获得变革性的技能和专业知识，并对商业运营产生积极影响。

外包模式为生物制药公司提供了更高的灵活性，该模式也能让生物制药公司保持对药物开发过程的控制。如果一家刚成立不久的初创生物制药公司宣布采用自建模式，这就是一个危险的信号，反而会让投资人担心，因为以初创公司的资金和经验来看，自建模式的风险太高，不现实。

4.4.2　生物制药投资潮

对生物制药行业投资的驱动力第一来自患者需求的增加。随着人口高峰期叠加、出生率降低、人均寿命延长和死亡率降低，据预测，到 2050 年中国将有 4.5 亿 65 岁以上人口，占人口总数的 33%。人口老龄化意味着社会整体对医疗服务的需求，尤其是与慢性病相关的药物和服务，在未来会有快速的增长。同时，人口政策的调整，尤其是 2013 年启动的单独二孩政策、2015 年全面放开二孩政策以及 2021 年中推出的三孩政策，将推动儿童用药、儿童医疗、辅助生殖等相关需求的增长。需求内容也会有升级。一批具有消费意愿和消费能力的中产阶级群体在不断扩大，他们对于医药健康产品和服务也提出了更高的需求。此外，部分国人由于工作压力，多吃少动、吸烟喝酒等不健康生活方式，会更关注一些主要的人类疾病，例如癌症和心血管疾病等。

第二个投资生物制药的驱动力是生物学以及医学研究的突破促进了人们对疾病机制的理解，带来了治疗、干预和控制手段的革新。例如，基因测序技术的成本降低，检测速度更快，为疾病的基础研究和临床精准用药等提供了基础技术支持；以 CRISPR-CAS 为代表的基因编辑技术为基础研究提供了重要的工具，从而促进了新机制以及新靶点的发现；干细胞技术在修复、刺激机体再生功能上的突破，为以往难以治疗的神经系统疾病带来了希望。同时，交叉学科与医药健康研究的广泛融合加速了医药健康产业技术的进步和商业模式的更新。以大数据、云计算、物联网为代表的信息技术，带来了疾病预防、诊断、治疗等的信息化和智能化，从而提升了医生与患者的交互质量，进而带来医疗资源更合理的配置。

第三个投资驱动力是法律的保障、政策的支持以及融资环境的改善。中国已经高标准改革了药物审批制度，已经加入也提出了一些改善其知识产权环境的建议，目的是刺激生物制药产业的发展。中国将生物制药产业定位为战略性新兴产业，因此政府提供财政支持的主要方式是通过国家支持和引导的风险投资。此外，投资人关心的退出问题也得到了极大的改善。由于香港联合交易所取消了没有收入就无法IPO的老规矩，使得中国生物制药公司更容易上市。2019年1月30日，证监会发布《关于在上海证券交易所设立科创板并试点注册制的实施意见》，明确了科创板聚焦的行业，将重点支持包括生物医药在内的战略性新兴产业。先后颁布的多项药物审评政策鼓励临床急需药物的加速研发及上市应用，先后建立了特别审批、特殊审批、优先审评审批三种类型的审批制度。

第四个驱动力是生物制药公司在股市上异常成功的表现给予了投资人非常大的信心。比如，2020年7月14日，百济神州的股价上涨了10.6%。彭博社报道称，高瓴资本计划购买价值10亿美元的中国生物技术公司股票导致该股大涨。百济神州的股票发行是"生物技术公司有史以来最大的股票发行"，其他公司也已经加紧购买该公司股票，其中包括已经拥有百济神州20%以上股份的全球最大的生物制药公司的代表——安进公司。

4.4.3 生物制药公司高管的背景

生物制药公司的创始人及其管理团队可以分为三种类型：

1）学术型科学家。这也是生物制药公司创始人最常见的类型之一。这一类型的高管一般来自大学或科研机构，他们希望能将自己的研究成果商业化。这类高管对自己研发的产品及背后的科学知识有着深刻的了解，如数家珍，但缺点是缺乏商业经验，这往往使得融资所需要的时间更长。缺乏商业头脑导致的另一个问题是这些科学家高管和潜在的风险资本之间往往缺乏清晰的沟通，这可能会导致公司价值的高估或低估。投资人在投资该类型的初创公司时，需要谨慎行事。

2）产业型科学家。这一类型的高管一般之前一直是生物制药行业的科学家，其优势在于对生物制药行业有很深的理解和洞察，特别是对药物的发现、开发、监管以及生产。对生物制药行业的熟悉使得他们更加容易和投资人打交道，也更加容易获得投资人的信任从而获得资金。虽然对投资人来说，这类创始人似乎更合心意，但是投资人也应该意识到学术型科学家比产业型科学家往往更加有创意，也更有可能开发出一种新药。如果是这样，风险更大的选择将可能带来更高的盈利能力。

3）职业经理人。这一类型的高管是具有商业背景、曾在生物医药行业工作过的管理人员。与前两类高管相比，这类高管商业管理经验丰富，有更高的机会创建成功的生物制药公司。生物制药公司所面对的挑战和其他行业有所不同，这包括巨大的财务压力，而有商业背景的创始人和管理团队可能比学术界和产业界的科学家更能应对这些挑战。

不同的理论研究也回应了以上的观点。研究发现，创始人和管理团队在类似行业工作的年数和经验与销售增长有着显著的正相关关系。如果一家初创公司的创始人在创立该公司之前拥有相关的行业经验，那么该公司的价值就会更高。

此外，研究发现管理团队在初创公司中的完整性也很重要。对风险投资人投资决策过程的分析发现，一个完整的管理团队是一个影响投资决定的重要因素。管理团队的完整性与投资回报率之间存在显著的正相关关系。一个完整的管理团队不仅具有更高的可信度，增加了成功的机会，还为潜在投资人节省了时间。

投资人应该对他们计划投资的生物制药公司的管理团队进行尽调，了解它们之前的背景和历史。当然，投资人也应该意识到管理团队的背景只是整个估值活动的一部分。

4.4.4 产品管线

产品管线是一家生物制药公司在任何给定时间点正在研发的一组候选药物清单。在生物制药公司产品管线中有多少在研产品以及每个产品的开发阶段是投资人需要重点考量的因素。产品管线是生物制药公司价值和未来前景的重要指标。一些分析师认为，一家生物制药公司至少应该有一种药物正在进行人体 II 期临床试验，这样才能证明公司的研发团队是有水平的。另一些分析师则认为，为了保险起见，应该至少有两种产品正在进行临床试验，万一一种不成功，另外一种至少还有希望。通常来说，管线中的产品越多，所处的药物研发阶段越是后期，就越好。与处于早期研究阶段的公司相比，公司至少有一种产品处于临床试验的后期阶段肯定更安全。一些公司根据对小白鼠的治疗结果筹集资金，但是多年之后什么成果也没见到。如果投资人根据产品管线对公司进行估值，则必须记住，商业化可能还有很长的路要走。一种药物从发现到上市的平均时长为 10～15 年，从临床前试验到批准上市的成功概率不到 5%。

投资人需要考虑公司产品管线中每种药物的目标市场规模。尽管投资治疗小众疾病的生物制药公司也能获利，但在诸如艾滋病、癌症、心脏病、糖尿病、神经系统疾病以及免疫性疾病等领域的潜在市场却要大得多。此外，在这些领域开展业务的公司更有可能吸引大型制药公司的收购要约，因为这些大型制药公司希望补充其产品管线。

投资人在评估产品管线的价值时还需要考虑的其他因素包括：

1）该药物有望占领的市场份额；

2）对同一疾病正在进行临床试验的药物数量；

3）对类似药物进行临床试验的竞争对手数量；

4）该药物不被批准的风险。

对以上这些问题的关注有助于评估生物制药公司的产品管线。

4.4.5 知识产权

生物制药公司的价值是什么？当初创生物制药公司拥有知识产权时，价值就变得有形。对于生物制药公司来说，知识产权的价值需要保护。通过专利来保护知识产权的目标是防止他人未经授权使用该知识产权，所以知识产权赋予其拥有者一个潜在的竞争优势。这就相当于对资产的有限垄断，可以使其商业价值得到充分实现，而不用担心其他人试图做同样的事。如果没有给投资人这种排他性的印象，就很难解释为什么一家公司可以战胜其他公司从而跨过"死亡之谷"。专利是核心，如果一家生物制药公司没有可以拿得出手的专利，就会失去被投资的机会。

为了获得专利，一项药物发现必须：

1）要够新；

2）要有壁垒；

3）要有用。

但是，专利的排他性实际上可能很难处理，现有的技术和方法可以通过完全不同的药理学得以实现。市场通常来说都会支持给医疗问题提供多个解决方案，这代表着潜在的竞争。排他性不应该与反竞争相混淆，因为其他药物可能以完全不同的方式提供类似的临床有效性。大型生物制药公司也会使用专利诉讼来打压小公司，所以小型生物制药公司的药物配方应该与大型生物制药公司已经开发的配方有本质上的区别。此外，一项强有力的专利必须基于科学证据，这样才能减少专利诉讼的发生。

请记住，就算最强的知识产权也有到期的一天。虽然知识产权可能是投资的先决条件，但只有知识产权还不足以保持公司的竞争优势。所以，专利的存在对估值非常重要，但专利并不能保证交易会成功。

4.4.6 技术吸引力、合理性以及实现可能性

乳腺癌在中国的发病率较高，每年新发患者的增速也位列全球前列。在美国，女性一生中罹患乳腺癌的概率高达 1/8。在北京、上海、广州等大城市，乳腺癌的发病率已经接近欧美发达国家。由于自身、朋友、亲人以及同学等罹患该病，投资人受该疾病影响的概率也相当高，所以，对治疗乳腺癌技术的投资往往和情感有一定的联系。有些生物制药公司在早期阶段获得投资，可能是因为它们的技术解决了一个棘手的问题，很难想象它们不会得到市场的关注。但是有些公司天生就无法引起投资人的兴趣，这是因为它们无法在情感上以及智力上引起投资人的好奇心。当然还有其他因素可以吸引投资人，比如在一个非常有价值的市场上出现的新技术、在媒体上得到大量关注的药物以及在同一治疗类别中获得巨大成功的 me-too 药等。

药物是否有用的根本在于是否能满足未被满足的临床需求。投资人不仅要关注其背后的技术是不是市场上的新技术，还要了解该技术对用户意味着什么，谁会使用以及为什么会使用，哪些患者将会受益以及以何种方式受益，哪些疗法将会被取代。如果药物带来了更好的解决方案，比如使用免疫疗法代替化疗来治疗癌症，那么患者、医生以及医保对该解决方案的需求有多大？他们已经意识到这种需求了吗，还是需要接受昂贵、漫长的患者和医生教育。

投资人还需要考虑技术的合理性，所谓技术的合理性是指其科学是可求证的，概念证明是可能的以及临床前和临床试验是有可能通过的。初创和早期生物制药公司的数据通常都是临床前数据，比较侧重于药物机制、毒理学以及概念证明，所以信任至关重要。这就是为什么投资人如此强调首席科学家作为创始人以及管理团队的重要性。他们对药物开发所需时间和成本的理解以及洞察未来市场的能力给投资人带来信心。

新技术是否有效，其失败的可能性有多大，都取决于需要克服的技术壁垒有多高，技术是否经过外部验证，以及药物从研发到上市的步骤、时间以及成本是怎样的。即使市场对治疗这些疾病的需求很大，投资人有时对某些疾病也非常抵触，因为之前的失败案例太多。比如阿尔茨海默病，国际阿尔茨海默病协会发布的《世界阿尔茨海默病报告》显示，随着人类预期寿命的增加，全球每 3 秒就约有一人患阿尔茨海默病，预计到 2050 年全球阿尔茨海默病患者将以每 20 年增加一倍的速度增长至 1.52 亿人，成为全球范围内亟待解决的医学问题和社会问题。阿尔茨海默病的新药研发几乎是医学领域的一个死角，大量公共资金投入对该病的研究，但多年来没有新药获批，临床试验失败率超过 99%，至今也没有能够彻底治愈该病的药物出现。

4.4.7 解读临床试验数据

临床试验的结果对早期生物制药公司的价值影响极大。虽然临床试验数据为投资提供了依据，但是并非所有数据都具有同等质量。因此，投资人必须制定策略，以评估这些数据的质量。临床数据的分析非常重要，数据分析不当会给投资人带来虚假的希望。

临床试验的目的是确定药物干预的效果。随机对照试验被认为是评估新药的"黄金标准"。其主要是通过向参与者随机分配以及对照（例如安慰剂或标准药物）以最大程度地减少选择偏差。对参与者和研究人员进行"双盲"研究则可进一步减少偏差。

对投资人来说，最重要的是要仔细解读临床试验数据。他们通常提出的问题有：

1）治疗有效吗？

2）与治疗相关的风险是什么？

答案往往是一连串的数字和统计数据，比如需要治疗的人数（NNT）、比值比（OR）、风险比（HR）、相对风险率（RR）、绝对风险、置信区间（CI）和 P 值。这些常用术语可以通过一个例子得到最好的描述，以下的例子是一个收缩压干预试验（SPRINT）的摘录：

> "……强化治疗组的主要复合终点率（每年 1.65%）明显低于标准治疗组（每年 2.19%）……接受强化治疗的 HR 为 0.75；95% CI 为 0.64 ～ 0.89；P 值 < 0.001）……分配至强化治疗组的受试者与分配至标准治疗组的受试者相比，其主要结果的 RR 降低了 25%……采取强化血压控制策略的 NNT 为 61。"

简而言之，强化治疗组的主要复合终点（即因心肌梗死、其他急性冠状动脉综合征、中风、心力衰竭或心血管疾病而死亡）患者的年平均比率（1.65%）比接受标准治疗的对照组的比率（2.19%）要低。HR 是干预组与对照组相比发生事件概率的比率。在该例子中，在强化治疗组中发生主要复合终点的概率是对照组的 75%（即低于对照组），因此该比率为 0.75。

临床研究由于通常只涉及某个人群（而不是整个人群）的样本，因此提供了 CI 来估计可以在指定概率下发现整个人群的统计数据的范围。在这个例子里，在置信水平为 95% 的情况下，HR=0.75 为错误的概率为 0.001，此时的 CI 为 0.64 ～ 0.89。

RR 描述了发生于治疗组的事件与对照组相比的概率。在该例子中，与标准治疗组相比，强化治疗组主要复合终点的 RR 为 0.75（=1.65% ÷ 2.19%，即降低了 25%）。

NNT 是指需要接受干预以使一名患者获得预期治疗结果的患者人数。在此例子中，NNT 为 61，可以通过以下方式解释：与标准治疗相比，每 61 名患者中有 1 名获得了额外的保护，以通过接受强化治疗来预防一项主要复合终点。

偏差是难免的，因此在解读临床数据时必须考虑其潜在来源，比如不适当的随机分配、盲法试验的程度和不完整的数据。同时，考虑数据的有效性也很重要。比如，以绝对数而不是两个可比群体之间的人均数据来报告和比较某个事件（例如心脏病发作）的发生率将产生误导，因为前者未考虑人口规模，这很可能会影响试验的结果。

4.4.8 生物医药分析师的判断

投资人应该仔细阅读知名生物医药分析师的报告，并了解他们的想法和判断。生物医药分析师可以分析生物制药行业主要参与者和公司的概况以及不同公司的潜在风险。投资人可以参考生物医药分析师的研究和分析来帮助自己判断哪些公司是获得高回报的最佳选择。

生物制药行业是一个庞大而多样化的行业，该行业的主要参与者是开发新药的生物制药公司。生物医药分析师会评估生物制药公司如何适应整个经济，以及新产品如何影响现有行业。他们还会研究其他方面的因素，例如人力需求、供应链问题、分销渠道、监管以及其他相关的社会和政治问题。

生物医药分析师会使用各种技术评估公司的价值，并确定它是不是一项良好的投资标的。除了看收入、利润、支出、资产和债务之外，分析师还会研究公司在研产品的数量和类型。新药和药物治疗需要多年的研究、开发、测试和审批，分析师需要评估公司在承担这些成本的同时开发可上市销售的产品的能力。在生物制药领域，小型创新型初创公司有与大型制药公司建立伙伴关系的传统，分析师在估值时会考虑这种战略联盟、资本储备以及获得融资的来源。

生物制药行业是一个快速发展的行业，它依靠创新而繁荣。在评估一家公司时，分析师不仅要看其历史和潜力，而且要看其竞争对手。如果竞争对手会在两三年内推出更好或更便宜的产品，就会降低新产品的价值以及开发该产品的投资回报。如果开发中的产品在临床试验中表现不佳或不符合监管的要求，那么生物制药公司的价值也可能急剧下降。除了跟踪生物制药公司之外，许多生物医药分析师还与世界各地的生物医药研究保持同步。分析师不仅需要评估生物制药公司当前的想法和创新，还需要评估行业中的创新。

投资人很难判断和比较分析师意见的好坏，因为他们用不同的术语，每个术语都有自己的含义。虽然我们不建议投资人忽略分析师的意见，但我们建议他们仔细考虑。如果一只股票被生物医药分析师进行了高度密集的跟踪，可能说明这只股票已经达到了它的最高价值。如果一只股票只有少数分析师对它进行了分析，投资人对这只股票十分有信心，就可能表明该股票非常有前途。

此外，投资人应该调查分析师的背景，因为投资人必须批判性地评估分析师关于公司和产品的报告。

4.4.9 审批的容易度以及财务可行性

疾病的罕见程度、患者招募的难易度以及随访所需要的时间长度都能体现临床试验的成本和复杂性。有些针对重大突发卫生事件的药物，比如新型冠状病毒疫苗等可以获得监管机构的快速审批。但是大多数药物如果没有严格的Ⅲ期临床数据，被批准的可能性非常小。比如一家生物制药公司正在研发一种新的癌症疗法，如果该疗法与现有的疗法相比，五年生存率并无明显增加的话，那么临床试验通常就需要很大的样本量以及一个接受现有治疗方法的对照组，成本会非常高。发达国家大型制药公司和生物制药公司钟爱孤儿药的一个原因就是临床途径较简单和快捷。而且由于患者较少或没有什么替代品，这种药物的价格可以非常高。

在早期阶段，投资人除了要看潜在药物的科学价值，也要审视该药物是否可能为公司带来未来经济收入。优良的技术能带来钱，当钱烧完了，创始人就得出去融更多的钱。在早期阶段，大多数研究人员考虑的是如何进行药物发现，他们假设项目的进展能带来更多的资金。事实证明，吸引资金的不是科学本身，而是估值的节点到了。此外，成功也会导致成功，一家公司之前成功获得融资会给公司带来信誉，会带来更多的投资。投资人会青睐那些有多次退出或多轮融资经验的CEO，由他们来融资会相对容易。

有时创始人会碰到一些投资人对技术的应用有非常不同的想法。创始人对这类投资人的投资有时很难拒绝，特别是在运营资金不断减少的情况下，但是接受此类投资可能会产生灾难性的后果。所以，保持目标一致既符合投资人的利益，也符合创始人的利益。我们这里要指出的是，优质的资金将会吸引更多资金，任何初创生物制药公司的生存都依赖源源不断的资金投入。

第 5 章

估值的基本概念和方法

生物制药公司经常会面临估值的问题。比如，在融资时，它们需要确定放弃多少股权以换取风险投资机构的资金。生物制药公司在和大型制药公司或大型生物制药公司进行药物特许权许可交易时也需要面临估值的问题。在与大型制药公司打交道时，生物制药公司必须了解其产品的价值。药物特许权许可交易对生物制药公司来说至关重要，公司管理层不应低估估值的重要性。此外，对于生物制药公司本身来说，知道哪些产品可以产生价值、哪些产品不能产生价值也是公司成功的关键要素。与其他行业相比，生物制药行业由于其研发固有的风险和所需的时间，对估值的要求会更高。在我们详细介绍生物制药项目和公司估值之前，我们必须学习一些估值的基本概念以及估值的基本方法。此外，本书的姊妹篇《医疗行业估值》一书对估值的概念和方法有更加详细的诠释。

根据国际估值标准的定义，所谓的"估值"是指通过采用国际估值标准确定资产价值的行为或过程。这里的"资产"通常指可能需要进行估值的项目。

估值的目的是指执行估值任务的原因。估值分析师必须清楚估值的目的，因为估值分析师不会在没有任何背景的情况下提出估值建议，这一点非常重要。估值的目的通常还会影响价值标准。公司估值会出于不同的目的，包括收购、合并、授权以及出售等。

　　估值分析师还必须确定其估值是针对整个实体还是该实体部分股权（无论是控股权益还是非控股权益）。尤其重要的是，要明确界定被估值的公司或公司权益，因为即使对整个实体进行估值，也可能存在不同层次的价值，例如公司价值或股权价值。公司价值通常被描述为公司股权的价值加上其债务的价值，再减去可用于偿还这些负债的现金或现金等价物，而股权价值则是公司对所有股东的价值。其他价值还包括已投资本的价值，这是指已经投资到公司的资金总额，不论其来源如何，通常表示为股权价值加上有息债务。还有一个是经营价值，它是公司活动的总价值，不包括任何非经营性资产和负债的价值。

　　为了衡量公司的经济价值，在详细阐述估值的方法和过程之前，我们需要对估值的基本概念做介绍。

5.1　价值标准

　　价值标准是指价值的基本前提。价值标准和估值目的相关，因为价值标准可能会影响或决定估值分析师对估值方法的选择以及对价值的最终看法。

　　国际估值标准定义的价值标准包括市场价值、公平价值、投资价值、协同价值、内在价值以及清算价值等。国际财务报告准则（IFRS）定义了公允价值。经济合作与发展组织（OECD）定义了公允市场价值。估值分析师应该根据估值的目的选择相关的价值标准。

5.1.1　市场价值

　　根据国际估值标准的定义，市场价值是指资产或负债在估值基准日，在公平交易的情况下，经过适当的市场营销，且在交易的当事方均知情、审慎行事且无强制性的情况下，在双方自愿的交易中，自愿的买方和自愿的卖方之间交换的估计金额。

　　这个定义包含的内容很丰富，我们需要加以剖析：

　　1）估值基准日。估值基准日是指价值基于的特定时间。市场状况可能会发生巨大变化，因此估计的价值可能在其他时间不合适或者不准确。所以，估计金额将反映估值基准日的市场状况，而不是其他任何日期的市场状况。

　　2）公平交易。公平交易是指没有特定或特殊关系的当事方之间的交易，反面的例子比如母公司和子公司、房东和租户之间的交易可能会不符合市场特征，价格很有可能被夸大。公平交易假定交易是在不相关的各方之间进行的，任何一方都是独立行事的。

3）经过适当的市场营销。经过适当的市场营销是指资产已按照市场价值定义，以最适当的方式曝光于市场，以合理获得的最高价格进行处置。这种营销方式被认为是最适合卖方在市场中获得最高价格的方法。市场曝光时间不是固定的，而是根据资产类型和市场状况的变化而变化的。唯一的标准就是必须有足够的时间来吸引足够数量市场参与者的注意。市场曝光需要发生在估值基准日之前。

4）在交易的当事方均知情、审慎行事的情况下。各方均知情、审慎行事假定自愿的买方和自愿的卖方被合理地告知资产的性质和特征、资产的实际和潜在的用途以及截至估值基准日的市场状况。此外，还假定各方都谨慎地使用这些知识来寻找最适合各自交易的价格。这种审慎性是通过参考估值基准日的市场状况来评估的，而不是事后再考虑的事后评估。例如，卖方在价格下行的市场中以低于先前市场水平的价格出售资产并不一定是不明智的。在这种情况下，审慎的买方或卖方将根据当时可获得的最佳市场信息行事。

5）无强制性。无强制性确定交易各方都有进行交易的动力，没有任何一方是被强迫完成交易的。所以，市场价值是假定在一个开放、竞争的市场中的谈判价格，在这个市场中参与者可以自由行事。资产的市场可以是国际市场，也可以是本地市场，市场由众多买方和卖方组成。资产的市场价值将反映该资产的最佳用途。所谓的"最佳用途"是指该资产可以最大程度地发挥其潜力，并且在法律上是被允许的、在财务上是可行的。最佳用途可能是资产现有用途的延续，或者是某些替代用途，这取决于市场参与者在制定价格时所考虑的该资产的用途。

6）自愿的买方。自愿的买方是指具有购买动机，但不是被逼迫去购买的买方。买方既不急于购买，也不愿以任何价格购买。买方是根据当前市场的实际情况和当前市场的期望进行购买的买方，而不是无法证明是否存在、虚构或假定的市场买方。买方所支付的价格不会高于市场所需的价格。

7）自愿的卖方。自愿的卖方既不是急于准备以任何价格出售的卖方，也不是以当前市场认为不合理的价格出售的卖方。自愿的卖方会按照适当的市场营销条件，以在公开市场上可获得的最高价格出售资产。具体卖方的具体情况则不属于此考虑的范围，自愿的卖方只是假定的资产所有者。

8）估计金额。估计金额是指按照公平交易原则支付的价格，是在估值基准日市场上最合理可得以及最可能的价格。这是卖方合理可得的最佳价格，也是买方合理可得的最优惠价格。特别需要指出的是，估计金额不考虑特殊条款或条件造成的价格上涨或下降，比如与销售相关的任何人给予的特殊价格，或仅针对特定卖方或买方可获得的任何价格安排。

5.1.2 公平价值

国际估值标准定义的公平价值是指在确定的、知情的以及自愿的各交易方之间转让资产或负债的估计价格，反映了交易方各自的利益。公平价值要求估值分析师考虑到当事方各自从交易中获得的优势或劣势，对两个特定的、确定的当事方之间的公平价格进行评估。相比之下，市场价值通常忽视了市场参与者无法获得或产生的任何优势或劣势。

所以，公平价值是一个比市场价值更广泛的概念。虽然在许多情况下，交易双方之间公平的价格将等同于市场上可获得的价格，但在某些情况下，公平价值的评估将涉及在评估市场价值时必须忽略的事项，比如某些要素因利益组合而产生的协同价值。

5.1.3 投资价值

投资价值是指某项资产对于某一特定所有者的投资或经营目标的价值。投资价值是实体特有的价值标准，反映了实体从持有资产中获得的利益。

一个特定所有者的投资价值与公平价值存在差异的原因有很多，其中包括：

1）对未来盈利能力估计的差异；

2）对风险程度和所需回报率的认知差异；

3）融资成本和税务状况的差异；

4）与拥有或控制的其他业务的协同效应。

5.1.4 协同价值

协同价值是多个资产或权益组合起来的结果，其组合价值大于单独价值之和。如果协同效应仅仅适用于一个特定的买方，那么，协同价值将不同于市场价值，这是因为协同价值将仅反映对特定买方有价值的资产的属性。此外，我们通常将高于各自价值总和的附加值称为"婚姻价值"。

5.1.5 内在价值

内在价值不同于投资价值，因为它代表了基于投资固有的特征而做出的价值分析判断，这个判断不因任何一个投资者的意志而改变，而是由估值分析师对这些项目固有的特征做出诠释。内在价值的概念不能完全脱离市场价值的范围，因为买卖双方的行事基于他们对内在价值的认知，这最终导致了市场价值的不断变化。

5.1.6 清算价值

清算价值是指将一项资产或一组资产出售变现的金额。清算价值应考虑使资产达到可出售状态的成本以及处置活动的成本。清算价值应在两个不同的价值前提下确定，一个是有足够营销周期的有序交易，另一个是缩减营销周期的强制交易。无论哪一种价值前提，估值分析师都有义务进行披露。

5.1.7 其他价值标准

《国际财务报告准则第 13 号——公允价值计量》将公允价值定义为在计量日市场参与者之间的有序交易中出售资产或转让负债所收到的价格。美国财务会计准则委员会（FASB）将公允价值定义为在计量日当天，在买方和卖方之间进行有序交易时出售资产所收到的或支付转让负债的价格。需要注意的是，这里的价格指的是退出价格（出售资产所收到的或者支付转让负债的价格），而不是进入价格（收购资产或者承担负债的价格）。

经济合作与发展组织对公允市场价值的定义是在公开市场交易中，自愿买方将支付给自愿卖方的价格。经济合作与发展组织的指导方针用于许多国际税务业务。

5.2 价值前提

价值前提是指资产或负债的使用情况。一种价值标准可能需要一个特定的价值前提，或者考虑多个价值前提。一些通用的价值前提是最佳用途、当前用途、有序清算以及强制销售。

5.2.1 最佳用途

从市场参与者的角度来看，最佳用途是指为资产创造最高价值的用途。最佳用途必须是物理上可能、财务上可行、法律上允许的，并能产生最高的价值。如果当前用途与最佳用途不同，最佳用途将影响资产的价值。一项资产的最佳用途是其当前的最佳用途，可能不同于当前用途。当估值分析师必须考虑资产对团体整体价值的贡献时，单独估价的资产的最佳用途可能不同于其作为团体资产的一部分时的最佳用途。

5.2.2 当前用途

当前用途（或称现有用途）是资产的当前使用方式。当前用途可能是，也可能不是最佳用途。

5.2.3　有序清算

有序清算是指卖方被迫在按原样、原地出售的情况下，在一段合理的时间内找到一个（或多个）买方，在清算出售中变现一组资产。寻找一个或多个买方的合理时间可能因资产类型和市场条件而有所不同。

5.2.4　强制销售

强制销售通常用于卖方被迫销售，因此不可能有适当的营销期，买方也可能无法进行充分的尽职调查。在这种情况下所能获得的价格，将取决于卖方承受压力的性质以及不能进行适当营销的原因，反映卖方未能在有效期内出售的后果。除非卖方所受限制的性质和原因是已知的，否则无法实际估计强制销售中可获得的价格。卖方在强制销售中接受的价格将反映其特定情况，而不是市场价值定义中假设的自愿卖方的价格。

5.3　估值方法

估值使用的方法主要有三种：市场法、收益法和成本法。

估值分析师选择估值方法的目的是在特定情况下找到最合适的方法，因为没有一种方法适合每种可能的情况。估值分析师在选择过程中至少需要考虑适当的价值标准和价值前提，这是由估值任务的条款和目的决定的。其他考虑因素包括：估值方法各自的优缺点；鉴于资产的性质，所使用方法的适当性；相关市场其他参与者所使用的方法；应用估值方法所需信息的可靠性和可用性等。

当然，当估值分析师对单一估值方法的准确性和可靠性有高度信心时，估值分析师并不需要使用一种以上的方法对资产进行估值。然而，当单一方法不足以得出可靠结论时，估值分析师应考虑使用多种估值方法。当使用不同的估值方法导致价值差异很大时，估值分析师应了解价值差异的原因，不要简单地对不同的价值进行加权。在这种情况下，估值分析师应重新考虑以确定其中一种方法是否提供了更好或更可靠的价值指示。

无论使用哪一种方法，估值分析师都应最大限度地利用相关的市场信息。无论在估值中使用的输入和假设的来源如何，估值分析师都必须进行适当的分析，以评估这些输入和假设及其对估值目的的适当性。

5.3.1　市场法

市场法通过将资产与可获得价格信息的相同或可比（相似）资产进行比较来提供

价值指示。

估值分析师应在下列情况下，采用市场法进行估值：

1）标的资产最近已在一项交易中出售；

2）标的资产或大量类似的资产是公开交易的；

3）在大量相似的资产中存在频繁或最近可观察到的交易。

尽管上述情况表明估值分析师应采用市场法进行估值，但在不符合上述标准的情况下，有时也可以采用市场法给资产估值。在下列情况下，当使用市场法时，估值分析师也应考虑是否可以采用其他估值方法，并进行加权，以证实市场法的价值指示：

1）考虑到市场的波动性和活跃程度，标的资产或大量类似资产的交易还不够及时；

2）该资产或大量类似的资产虽是公开交易的，但交易并不活跃；

3）市场交易信息可以获得，但可比资产与标的资产存在重大差异，可能需要进行主观调整；

4）最近交易的信息并不可靠（传闻、信息缺失、协同买家、非公平交易、不良销售等）；

5）影响资产价值的关键因素是资产在市场上的价格，而不是其重建成本或创收能力。

许多资产的异质性意味着往往不可能找到相同或类似资产的市场交易证据。即使在不使用市场法、应用其他估值方法时，也应最大限度地使用基于市场的输入。当可比市场信息与实质上相同的资产不相关时，估值分析师必须对可比资产和标的资产之间的定性和定量相似性及差异进行比较分析，通常有必要根据这种比较分析做出调整。调整必须合理，估值分析师必须将调整的原因以及量化的方法记录下来。

市场法通常使用从一组可比资产中得出的市场倍数，不同可比资产有不同的倍数。估值分析师在选择适当的倍数时需要考虑定性和定量因素进行判断。

在市场法中，必须有一个合理的基础来与类似资产进行比较。这些类似资产应与标的资产处于同一行业，或处于对相同经济变化做出反应的行业。在评估是否存在合理的比较基础时，应考虑的因素包括：

1）在定性和定量业务特征方面与标的资产的相似性；

2）类似资产数据的数量和可验证性；

3）类似资产的价格是否代表公平交易和有序交易。

1. 可比交易法

可比交易法是估值分析师利用与标的资产相同或相似的资产的交易信息估计的

价值指示。当所考虑的可比交易涉及标的资产时，这种方法有时被称为先例交易法。

如果最近很少发生交易，估值分析师可以考虑正在挂牌出售的相同或类似资产的价格，前提是这些信息的相关性已明确确定、经过严格分析和记录。这有时被称为可比挂牌法，这种方法不应作为唯一的价值指示，但可以与其他方法一起考虑。

可比交易法可以使用各种不同的可比指标，也称为可比单位，可比单位是比较的基础。例如，用于房地产权益的常用可比单位有每平方米的价格以及每平方米的租金等。公司估值中使用的常用可比单位包括息税折旧摊销前利润（EBITDA）倍数、净利润倍数、营业收入倍数以及账面价值倍数。市场参与者使用的可比单位可能因资产类别、行业和地区而有所不同。

估值分析师使用可比交易法进行估值的关键步骤是：

第一步，确定相关市场参与者使用的可比单位；

第二步，确定相关可比交易，并计算这些交易的关键估值指标；

第三步，对可比资产与标的资产在质量和数量上的异同进行一致的比较分析；

第四步，对估值指标进行必要的调整，以反映标的资产与可比资产之间的差异；

第五步，将调整后的估值指标应用于标的资产；

第六步，如果使用了多个估值指标，价值指示就需要协调。

估值分析师在选择可比交易时，应注意以下情况：

1）多个交易的证据通常比单个交易或事件更好；

2）与交易价格需要重大调整的资产相比，来自相似资产的交易证据提供了更好的价值参照；

3）在临近估值基准日发生的交易比发生时间较久的或者过时的交易更能代表估值基准日的市场情况，尤其是在动荡的市场中；

4）对于大多数价值标准而言，不相关各方之间的交易应该是"公平交易"；

5）估值分析师应获得足够的交易信息，使他们可以合理地理解可比资产，并评估估值指标或可比证据；

6）有关可比交易的信息的来源应可靠及可信；

7）实际交易提供了比预期交易更好的估值证据；

8）检查一下交易结构。

①交易条款。用于制定估值指标的交易价格必须是现金或现金等价物的价值。在许多交易中，支付的对价全部或部分是现金以外的证券，比如普通股、优先股、可转换债券等。

②股权交易还是资产交易。当整体资产被出售时，交易的结构可能是资产交易，而不是股权交易。在这种情况下，估值分析师能准确地知道出售了哪些资产以及承

担了哪些负债。

③盈利能力支付计划（earn-out）。盈利能力支付计划是并购中的一种交易定价结构，即卖方必须根据并购后公司的业绩"赚取"部分收购款。卖方在结算时没有收到买方的全额付款，会在结算时得到一部分款项，并随着时间推移收回余额。

④ Rollup。Rollup 是指公司（或股权私募）寻求收购一组公司并将这些公司合并为一个最终实体。这种类型的买方可能是"战略"买家，寻求收购非常具体的业务类型（或资产），因此将支付一定的溢价。

⑤期权。期权通常通过买卖双方之间的"契约"达成，即买方获得一项选择权，使得其可以在之后的日期执行合同。这种选择权通常是通过向卖方支付一笔不可退还的金额（期权费）来获得的，以换取日后执行合同的权利。

2. 可比公司法

可比公司法利用与标的资产相同或相似的公开交易可比资产信息得出价值。该方法类似于可比交易法，但是由于可比数据是公开的，因此在估值基准日，可比单位是可以获得的，有关可比数据的详细信息可随时在公开文件中查阅，公开文件中包含的信息是根据公认的会计准则编制的。

只有当标的资产与公开交易的可比资产足够相似，并可以进行有意义的比较时，估值分析师才应使用该方法。

估值分析师使用可比公司法的关键步骤是：

第一步，确定相关市场参与者使用的可比单位；

第二步，确定相关的上市公司可比单位，并计算交易的关键估值指标；

第三步，对公开交易的可比资产和标的资产在质量和数量上的异同进行一致的比较分析；

第四步，对估值指标进行必要的调整，以反映标的资产与上市可比资产之间的差异；

第五步，将调整后的估值指标应用于标的资产；

第六步，如果使用多个估值指标，就对价值指示进行加权。

损益表中的项目通常可作为整体资产的估值指标，例如销售收入、息税前利润、息税折旧摊销前利润、流向整体资产的现金流等。

在某些行业，估值指标可能基于资产负债表的数据制定，用到的资产负债表的项目包括有形资产账面价值等。

估值分析师偶尔会使用基于公司规模的估值指标，比如互联网公司的活跃用户数和生物制药公司的研发费用等。由于不同的市场条件、运营成本、资产状况或任何其他因素，具有类似规模或指标的公司可能具有非常不同的盈利能力，因此必须谨慎使用这些估值指标。

估值分析师在选择公开交易公司时，应注意以下情况：

1）优先考虑多个公开交易的可比公司，而不是使用单个可比公司；

2）类似的公开交易可比数据（例如相似的市场细分、地理区域、收入、资产规模、增长率、利润率、杠杆率、流动性和多样性）提供了比需要重大调整的可比数据更好的价值指示；

3）交易活跃的公司比交易不活跃的公司提供了更有价值的证据。

3. 市场法的其他考虑因素

（1）经验法则

经验法则有时也被认为是一种市场法。一些行业会对其所在行业的资产在转让控股权益时的估值采用经验法则。没有可信的证据表明这些法则是如何制定的，也没有证据表明它们与实际交易数据的匹配程度如何。经验法则通常很简单，因此它们掩盖了许多重要的细节，无法区分不同公司的经营特征或资产。估值分析师不应该广泛使用这种法则提供的价值指示，除非可以证明买卖双方对这种方法有很大的依赖。

（2）价值的层级

价值的层级有五个，分别为协同（战略）价值、控股权益价值、可流动少数股东权益价值、上市公司受限权益价值以及不可流动少数股东权益价值。如图 5-1 所示，几种估值折扣和溢价在各个层级之间"移动"，我们重点看两个关键的折扣：缺乏控制权折扣以及缺乏流动性折扣。

（3）缺乏流动性折扣

在市场法中，估值分析师会对标的资产与可比交易资产或公开交易资产之间的差别进行调整，其中最常见的是折扣和溢价。当可比资产比标的资产更具有流动性时，应采用缺乏流动性折扣。也就是说，当比较相同的资产时，易于出售的资产的价值将高于营销期较长或出售能力受到限制的资产。比如，公开交易的股权几乎可以瞬间进行买卖，而私营公司的股权可能需要大量时间来确定潜在买家并完成交易。估值分析师可使用任何合理的方法对缺乏流动性折扣进行量化，通常使用期权定价模型，比较同一公司公开交易股票和限制性股票价值，或者比较首次公开发行前后公司股票价值。

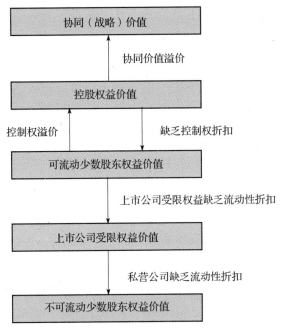

图 5-1 价值的层级

注：协同（战略）价值 = 控股权益价值 × （1+ 协同价值溢价），
控股权益价值 = 可流动少数股东权益价值 × （1+ 控制权溢价），
少数股权折扣 =1-1÷（1+ 控制权溢价），
可流动少数股东权益价值 = 控股权益价值 – 少数股权折扣，
流动性折扣 = 上市公司受限权益折扣 +/- 自定义折扣，
不可流动少数股东权益价值 = 可流动少数股东权益价值 × （1 – 流动性折扣）。

影响缺乏流动性折扣的因素包括：

1）减少或消除缺乏流动性折扣最大的因素是"卖出"权利的存在；

2）无派息或低派息的权益比高派息的权益缺乏流动性；

3）合理数量的潜在买家，或者强大的潜在买家的存在，可能会降低缺乏流动性折扣；

4）较大的权益可能比较小的权益具有更大的缺乏流动性折扣；

5）公司即将进行公开交易或出售可能会降低缺乏流动性折扣；

6）少数股东可获得信息的程度以及该信息的可靠性会影响缺乏流动性折扣；

7）任何限制持有人转让权益的条款都会增加缺乏流动性折扣；

8）有亏损或杠杆率高的公司，通常会比财务状况更为稳健的公司有更高的缺乏流动性折扣；

9）对于具有股价波动性大、收益不稳定、依赖投机性或未经证实的产品线等风险特征的公司，缺乏流动性折扣往往更高。

（4）缺乏控制权折扣

缺乏控制权折扣，反向称控制权溢价，用于反映可比资产和标的资产在决策能力方面的差异以及由于行使控制权而可能发生的变化。在所有其他条件相同的情况下，市场参与者通常更愿意控制某一标的资产。估值分析师可以使用任何合理的方法对缺乏控制权折扣进行量化，但通常基于对与控制权相关的特定现金流的增强或风险的降低的分析，或者通过将公开交易资产中的控制权权益支付的价格与交易前的公开交易价格进行比较来计算。

估值分析师应该考虑到上市公司的股权（可流动少数股东权益价值）通常没有能力做出与公司经营有关的决策（它们缺乏控制权）。因此，当采用可比公司法对反映控制权的标的资产进行估值时，使用控制权溢价可能是合适的，可比交易法中的可比交易往往反映控制权交易；当使用该方法对反映少数股东权益的标的资产进行估值时，使用缺乏控制权折扣则更加合适。

当标的资产代表公开交易资产中的多数股权时，有时会采用堵塞折扣，这样所有者就无法在公开市场上快速整体出售股票，从而不会对公开交易价格产生负面影响。估值分析师可以对堵塞折扣使用任何合理的方法进行量化，但通常会使用一个模型（该模型考虑参与者在不会负面影响公开交易价格的情况下出售标的股票的时间长度）。在某些价值标准下，特别是反映财务报告目的的公允价值，堵塞折扣的使用是不被允许的。

影响缺乏控制权折扣的因素有：

1）公司章程中的条款可能会影响对任何特定权益的相对控制或缺乏控制的程度；

2）由于发行股票或赎回流通股导致的所有权相对分配的变化可以影响控制或缺乏控制的程度；

3）优先认购权旨在保护权益持有者的权益不被稀释，然而会使公司发行新股变得尴尬，必须先根据优先认购权条款向现有股东发行股票；

4）由于合同的限制，许多所有权的控制权可能被剥夺；

5）对于在高度被监管的行业中的公司，即使标的有 100% 的权益，也可能存在缺乏控制权的情况；

6）有些时候，控股股东不能行使所有的控制权，比如当控股股东对非控股股东负有信托或其他特殊责任时，可能会发生这种情况。

（5）其他折扣

关键人物依赖性折扣：关键人物依赖性是指标的资产对一名高管或一小部分高管的高度依赖性。

或有负债折扣：或有负债在估值基准日很难量化，因为它们取决于不确定的未

第二，现金流可以是税前的也可以是税后的。采用的税率应与价值标准一致，在多数情况下，应采用参与者税率，也就是有效税率，而不是标的资产的特定税率。

第三，名义现金流和实际现金流。实际现金流不考虑通货膨胀，而名义现金流则包括对通货膨胀的预期。如果预期现金流包含预期通货膨胀率，那么折现率也必须包含对通货膨胀的调整。

第四，货币。估值所用货币的选择可能会对与通货膨胀和风险相关的假设产生影响，在新兴市场或通货膨胀率较高的市场中尤其如此。编制预测所用的货币和相关风险与资产所在国或经营国相关的风险是分开的。

第五，预测中包含的现金流类型。例如，现金流预测可能包含预期现金流（概率加权情景）、最可能现金流以及合同现金流等。选择的现金流类型应符合参与者的观点。比如，不动产的现金流和折现率通常是在税前基础上制定的，而企业的现金流和折现率通常是在税后基础上制定的。在税前和税后税率之间进行调整可能会很复杂，而且容易出错，因此估值分析师应谨慎对待。

当估值中使用的货币不同于现金流预测中使用的货币时，估值分析师可以使用两种货币换算方法。第一种方法是先使用折现率来折现现金流，然后将现金流现值按照估值基准日的即期汇率换算为估值使用的货币。第二种方法是先将现金流预测使用的货币按照远期汇率转换成估值所用的货币，然后使用折现率对现金流进行折现。如果没有可靠的远期汇率，就无法使用这个方法，这时估值分析师只能选择第一种方法。

3. 确定预测期

现金流预测期的选择标准取决于估值目的、资产性质、可用信息和所需的价值标准。对于生命周期较短的资产，预测其整个生命周期的现金流是很有可能的。估值分析师在确定现金流预测期时应考虑资产的寿命以及能够提供可靠数据的合理期限，估值分析师可以以此为基础进行预测。最短的预测期应该足以使资产达到稳定的增长和利润水平，在此之后，可使用终值。在周期性资产的估值中，如果可能，预测期通常应包括一个完整的周期。

对于生命周期有限的资产，比如大多数金融工具，通常在资产的整个生命周期内进行现金流预测。

在某些情况下，特别是当资产在估值基准日以稳定的增长水平和利润水平运行时，可能就不需要考虑明确的预测期，而终值可能就是唯一的价值标准。

此外，投资人的预期资产持有期不应是选择预测期的唯一考量因素，也不应影响资产的价值。但是，如果估值的目的是确定资产的投资价值，则在确定预测期时，可以考虑资产的预期持有期。

4. 现金流预测

估值分析师需要使用预测性财务信息（PFI）预计收入和支出，从而构建明确预测期内的现金流。根据国际财务报告准则，预测性财务信息基于对未来的假设，因此与尚未发生或可能不会发生的事件和行动有关。虽然可能有证据支持预测性财务信息所依据的假设，但此类证据本身通常是面向未来的，因此具有投机性。鉴于对未来环境的预期具有相当大的不确定性，编制预测性财务信息需要做出重大判断。与历史数据相比，预测性财务信息较不易进行客观核实。在处理或使用预测性财务信息时，必须了解其固有的局限性。

无论预测性财务信息来自何处，比如管理层预测，估值分析师都必须进行详细分析，以评估预测性财务信息的基本假设及其对估值目的的适用性。预测性财务信息和基本假设的适用性将取决于估值目的和所需的价值标准。例如，用于确定市场价值的现金流应反映参与者预期的预测性财务信息，否则估值分析师可以使用基于特定投资者的合理预测的现金流来衡量投资价值。

虽然估值分析师通常收到反映会计收入和费用的预测性财务信息，但一般来说，最好还是使用参与者预期的现金流作为估值基础。例如，在计算现金流时，应将折旧和摊销等非现金费用加回，并扣除与资本支出或营运资本变动有关的预期现金流出。

5. 终值

如果资产的生命周期将持续超过确定的预测期，估值分析师必须在该预测期结束时估计资产的价值，然后将终值折现回估值基准日。估值分析师此时通常采用与现金流预测相同的折现率。

估值分析师在计算终值时应考虑资产的生命周期是有限的还是无限的，因为这将影响计算终值的方法；同时还需要考虑在预测期之外，该资产是否还存在未来增长潜力，在预测期结束时是否会收到一笔预先确定的固定资本金，以及在估值分析师计算终值时资产的预期风险水平。对于周期性资产，在计算终值时应考虑资产的周期性，不应假设现金流永久处于"峰值"或"谷值"水平。

估值分析师可采用任何合理方法计算终值。虽然计算终值有许多不同的方法，但最常用的三种方法是：

1）戈登增长模型。此方法仅适用于有永续生命周期的资产。戈登增长模型假设资产以恒定的速度增长（或下降）直至永久。

戈登增长模型的公式是：

$$TV = \frac{CF_n(1+g)}{K-g}$$

式中　　TV——终值；

　　　CF_n——预测期最后一期的现金流；

　　　K——折现率；

　　　g——现金流的预期平均增长率（永久每年复合增长）。

2）市场法/退出倍数法。此方法适用于生命周期有限以及无限的资产。在这种方法下，计算终值常用基于市场证据的资本化率或市场倍数。市场倍数通常是市盈率倍数、息税前利润倍数或者息税折旧摊销前利润倍数。

3）残值减处置成本。此方法仅适用于生命周期有限的资产。某些资产的终值可能与之前的现金流量关系不大或没有关系，典型例子是递耗资产。递耗资产是指能较长期使用、价值逐渐损耗的资产，即通过开采、采伐、利用而逐渐耗竭，以致无法恢复或难以恢复、更新或按原样重置的资产，一般多指自然资源，如矿藏、油田、森林等，随着采掘或采伐，其蕴藏量逐渐消耗，其价值也随着资源的消耗而减少。

在这种情况下，终值通常为资产的残值减去处置资产的成本。在成本超过残值的情况下，终值为负值，出现弃置成本或资产弃置义务。

6. 折现率

折现率是一种机会成本，是投资者必须放弃的预期回报率。投资于标的资产，就不能投资于在风险和其他投资特征方面具有可比性的替代资产。折现率是特定类别资产的资本成本，它是由估值基准日的市场状况决定的，因为它适用于估值对象的特定特征。

折现现金流估值法的核心是确定未来现金流的现值。将未来现金流折现到今天需要一个折现率，而折现率则取决于估值的目的以及价值标准。预测现金流折现率不仅应该反映货币的时间价值，还应反映与现金流类型和资产未来运营相关的风险。折现率必须与现金流的类型一致。估值分析师可以使用任何合理的方法来确定适当的折现率。虽然确定折现率的方法很多，但常用方法只有三种。

1）资本资产定价模型（CAPM）。资本资产定价模型是资本市场理论的一部分。它与企业估值的相关性在于，企业和企业权益是整个资本市场中投资机会的一部分。资本市场理论将风险分为系统性风险和非系统性风险。资本资产定价模型的基本假设是，资产预期收益的风险溢价部分是该资产系统性风险的函数，而系统性风险是由一个被称为贝塔（β）的系数来衡量的。贝塔系数是单个资产的超额预期收益相对于市场指数超额预期收益的函数。贝塔值大于1.0的资产被称为激进型资产，其风险高于市场；贝塔值小于1.0的资产被称为保守型资产，其风险低于市场。

资本资产定价模型的结论是，权益风险溢价是贝塔系数的线性函数。此线性函数的单变量线性回归公式为：

$$E(R_i) = R_f + \beta(RP_m)$$

式中　$E(R_i)$ —— 个体资产的预期收益率；

　　　　R_f —— 估值基准日的无风险利率；

　　　　β —— 个体资产的贝塔系数；

　　　　RP_m —— 权益风险溢价。

资本资产定价模型的基本假设是：

①投资人是厌恶风险的；

②理性投资者寻求持有有效的投资组合，即完全多元化的投资组合；

③所有投资者都有相同的投资时间范围限制。

资本资产定价模型是确定权益成本最常用的方法，然而它有较大的缺陷。第一，它非常依赖对市场投资组合的了解。但是市场投资组合到底涵盖什么呢？其实没有人说得清楚。市场投资组合可能不只包括股票和债券，还包括商品以及缺乏流动性和不透明的资产，例如房地产、私募产品、艺术品，甚至葡萄酒等。第二，资本资产定价模型中的所有判断都是前瞻性的。贝塔和风险溢价都与未来相关。资产的贝塔非常不稳定，过往的贝塔与未来的贝塔不完全相同，这使得资本成本的确定具有任意性。第三，贝塔只捕获风险的不可分散部分。这种观点认为投资者可以分散投资，因此不会因可分散的风险而获得回报。然而，可分散的风险可能产生重大影响，因此应纳入估值，对于生物制药公司来说尤其如此。

2）加权平均资本成本（WACC）。在某些情况下，人们希望估值的对象包含所有的股权以及所有的有息债务。在这种情况下，预计现金流必须包括被估值的资本结构的所有组成部分的现金流，折现率必须是资本结构各组成部分成本的加权平均数，这称为加权平均资本成本。

计算税后加权平均资本成本的公式是：

$$WACC = K_e W_e + K_d(1 - t)W_d$$

式中　K_e —— 企业的权益成本；

　　　　W_e —— 权益资本在资本结构中的比例；

　　　　K_d —— 企业的债务成本；

　　　　t —— 企业有效所得税率；

　　　　W_d —— 债务资本在资本结构中的比例。

3）组合（build-up）法。组合法将资本成本分成无风险利率和风险溢价。风险溢价包括权益风险溢价（针对市场风险）、规模溢价、非系统风险溢价（针对企业特定的风险）。

估算资本成本的公式可表示为：

$$E(R_i) = R_f + RP_m + RP_s + RP_u$$

式中　$E(R_i)$ —— 要求的（预期的）资产回报；

　　R_f —— 无风险利率；

　　RP_m —— 权益风险溢价；

　　RP_s —— 规模溢价；

　　RP_u —— 非系统风险溢价。

估值分析师应该分析使用的折现率是否适当，常见分析指标包括：

1）内部收益率（IRR）；

2）加权平均资产收益率（WARA）；

3）其他方法的价值指示，如将隐含倍数与可比公司市场倍数或可比交易倍数进行比较。

在确定折现率时，估值分析师应考虑：

1）被估值资产的类型，评估债务时使用的折现率与评估企业时使用的折现率不同；

2）市场可比交易中隐含的折现率；

3）资产的地理位置、交易市场的位置；

4）所采用的无风险利率将取决于具体情况，通常的做法是将无风险利率的到期日与所预测的现金流的时间范围相匹配；

5）使用的价值标准；

6）预测现金流的货币单位。

有时会出现一个问题：折现率是在预测期内保持不变，还是随时间而变化？可变折现率的论点是，在预测期的后期，投资风险可能更高，也可能更低。这是一件很难判断的事情。最常见的做法是在整个预测期内使用一个反映平均投资风险的固定折现率。

估值分析师必须考虑预测的目的，以及预测的假设是否与所使用的价值标准一致。如果预测的假设与价值标准不一致，就有必要调整预测或折现率。在确定折现率时，估值分析师必须考虑实现预测的现金流的风险。具体而言，估值分析师必须评估预测现金流假设的风险是否被纳入折现率。那么如何评估实现预测的现金流的风险呢？估值分析师需要将预测现金流与资产的历史运营和财务表现、可比资产的历史和预期业绩、行业的历史和预期业绩，以及资产主要经营所在地区近期和长期的预期增长率进行比较。如果确定预测现金流中包含的某些风险尚未在折现率中反映出来，估值分析师就必须调整预测，或者调整折现率，以考虑尚未反映出来的风险。

总体来说，收益法经常用于对企业和企业权益的估值。与企业或企业权益相关的收入和现金流可以用多种方式计量，可以是税前的或税后的。应用的资本化率或折现率类型必须与所使用的收入或现金流类型匹配。

此外，所使用的收入或现金流类型也应与所估值的权益类型匹配。比如，企业价值通常使用偿债前的现金流以及适用于流向企业的现金流的折现率（加权平均资本成本）得出。

权益价值可以使用流向权益持有人的现金流，即偿债后的现金流，其适用流向权益持有人的现金流的折现率（权益成本）。

收益法要求在资本化收益时估计资本化率，以及在折现现金流时估计折现率。在估计适当的资本化率或折现率时，需要参考利率水平、类似投资的预期收益率以及预期收益率中固有的风险等因素。

在采用折现现金流的方法中，预期增长可在预测收入或现金流中明确考虑。在资本化法中，预期增长通常反映在资本化率中。如果预测现金流以名义价值表示，所使用的折现率则应该考虑到通货膨胀或通货紧缩导致的未来价格变化；如果预测现金流以实际价值表示，折现率则不考虑通货膨胀或通货紧缩引起的预期价格变化。

在收益法下，企业实体的历史财务报表通常被用作估计企业未来收入或现金流的指南，通过比率分析可以确定一段时间内的历史趋势。这有助于提供必要的信息，以评估行业背景下企业运营中固有的风险以及业绩的前景。

7. 正常化调整

正常化调整的总体思路是按照会计原则提供数据，并消除非经常性项目。估值分析师的一个目标是提供与其他资产相比较的信息，并为未来标的资产的发展提供基础，另一个目标是持续地呈现财务数据。

在估值基准日，正常化调整是适当的，以反映实际历史现金流与企业权益买方将经历的现金流之间的差异。在以下情况下，正常化调整是合适的：

1）将收入和支出调整到合理代表预期持续经营的水平；

2）在一致的基础上提供标的业务和比较业务的财务数据；

3）根据市场价格调整非公平交易（如与客户或供应商签订合同）；

4）调整从关联方租赁或以其他方式承包的劳动力或物品的成本，以反映市场价格或费率；

5）历史收入和支出项目反映非经常性事件的影响（非经常性事件包括罢工、新厂房开工以及气候现象），预测现金流应反映可合理预期的任何非经常性收入或费用，过去发生的事件可能表明未来会发生类似事件；

6）调整存货核算，与同类企业进行比较（同类企业的会计核算可能与标的企业不同），或者更准确地反映经济现实。

8. 使用折现现金流时的告诫

折现现金流对输入变量（即预测现金流和折现率）的变化极为敏感，这一点在估算企业价值方面尤其重要。由于输入变量相对较小的变化可能会对结果产生较大的影响，估值分析师往往会对折现现金流法进行一些敏感性分析。

在使用收益法时，有时可能还需要对估值进行调整，以反映预测现金流或采用的折现率中未包含的事项，比如对所估值权益的流动性、所估值权益是企业中的控制性权益还是非控制性权益进行调整。但是，估值分析师应确保对估值的调整不会反映现金流或折现率中已经反映的因素。

虽然许多业务可以使用单一现金流情景进行估值，但估值分析师也可以应用多情景模型，特别是在未来现金流的金额或时间点存在重大不确定性的情况下。

5.3.3 成本法

成本法使用的经济原则是，买方购买一项资产所支付的费用不超过购买或建造同等效用的资产所需的费用。该方法通过计算资产的当前重置或重建成本，并扣除物理损耗、过时等因素来提供价值指示。

在下列情况下，估值分析师应采用成本法进行估值：

1）参与者将能够重新创建效用与标的资产基本相同的资产，并且该资产的重新创建速度足以使参与者不愿意为立即使用标的资产支付高额溢价；

2）资产不能直接产生收入，且资产的独特性质使得采用收益法或市场法不可行。

在下列情况下使用成本法时，估值分析师应考虑是否可以采用其他方法并进行加权，以证实成本法的价值指示：

1）参与者可能会考虑重新创建具有类似效用的资产，但在重新创建资产时存在潜在的法律或监管障碍，或需要花费大量时间；

2）成本法被用作对其他估值方法的合理性检查；

3）资产是最近创建的，因此成本法中使用的假设具有高度的可靠性。

1. 重置成本法

重置成本法是通过计算提供同等效用的类似资产的成本来表示价值的方法。一般来说,重置成本基于复制资产的效用而不是资产的确切物理属性。通常来说,对重置成本要根据物理损耗和所有相关的过时进行调整,经过调整后的可以称为折旧重置成本。

重置成本法的关键步骤是:

第一步,计算典型的参与者试图创造或获得提供同等效用的资产所产生的所有成本;

第二步,确定是否存在与标的资产相关的物理、功能和外部过时相关的折旧;

第三步,从总成本中扣除总折旧,得出标的资产的价值。

重置成本一般是指当前等同资产的重置成本,该资产与被估值资产提供类似的功能和等效效用,但该资产是当前设计的,是使用当前的具有成本效益的材料和技术建造或制造的。

2. 重建成本法

重建成本法通过计算资产重建的成本来表示价值。当当前等同资产的成本大于重建标的资产副本的成本,或者标的资产提供的效用只能由复制品提供时,估值分析师使用重建成本是适当的。

重建成本法的关键步骤是:

第一步,计算典型参与者试图重建标的资产的精确副本所产生的所有成本;

第二步,确定是否存在与标的资产相关的物理、功能和外部过时相关的折旧;

第三步,从总成本中扣除总折旧,得出标的资产的价值。

3. 总和法

总和法通过将资产组成部分的单独价值相加来计算资产价值。总和法也称为资产构成法,通常用于投资公司或其他类型的资产或实体。

总和法的关键步骤是:

第一步,使用适当的估值方法对标的资产各个组成部分进行估值;

第二步,将资产的各个组成部分的价值相加,得到目标资产的价值。

4. 成本要素

成本法应考虑典型参与者将产生的所有成本要素。成本要素可能因资产类型而异,通常来说,应包括在估值基准日重置或重建资产所需的直接成本和间接成本。其中,直接成本通常包括材料费及人工费;间接成本则包括运输成本、安装成本、专业费用(设计费用、许可费用、建筑费用、法律费用等)、其他费用(佣金等)、日常开支、税、财务成本(如债务融资利息),以及对投资人的回报等。

5. 折旧

在成本法中，折旧的概念是指对创造同等效用资产的估算成本所做的调整，以反映影响标的资产的任何过时或耗损对价值的影响。这一含义不同于在财务报告或税法中使用的折旧的概念，后者通常指的是一种随着时间推移系统地将资本支出费用化的方法。成本法中的折旧调整通常考虑以下类型的过时或耗损：

1）物理过时，即由资产或其组成部分的老化和使用导致的物理退化而造成的任何效用损失。物理过时可以用两种不同的方法来衡量：对可修复的物理过时，考虑修复的成本；对不可修复的物理过时，考虑资产的年龄、预期生命周期和剩余寿命，物理过时的调整对应预期总生命周期消耗的比例。

2）功能过时，即由标的资产与其替代品相比效率低下（如设计、规范或技术过时）导致的任何效用损失。功能过时有两种形式：第一是资本的成本较高，这可能是由设计、施工材料、技术或制造工艺的变化导致的，使得当前等同资产的资本成本低于标的资产；第二是运营成本较高，这可能是由于设计改进导致当前等同资产的运营成本低于标的资产。

3）经济过时，即由资产外部的经济或地区因素引起的任何效用损失。这种类型的过时可以是暂时的，也可以是永久的。当外部经济因素影响单个资产或企业中使用的所有资产时，可能会产生经济过时，应在扣除物理过时和功能过时后扣除。经济过时的例子包括对资产生产的产品或服务的需求有不利变化、资产市场供过于求、劳动力或原材料供应中断、企业使用资产不足以支付市场租金但仍能产生市场回报。

成本法中的折旧还应考虑资产的实际使用寿命和经济寿命。资产的实际使用寿命是指资产在磨损或维修不经济之前可以使用的时间，这里已经假设了常规维护，但不考虑任何翻修或重建的可能性。资产的经济寿命是指资产预计在当前使用中能够产生财务回报或提供非财务利益的时间，它将受到资产面临的功能或经济过时程度的影响。

此外，现金或现金等价物没有折旧，也不需要进行调整。流动性高的资产不会调整至低于按市场法确定的市场价值。

通常来说，成本法不能用于企业和企业权益的估值，这是因为它们很少符合成本法的估值标准。然而，成本法有时可以应用于企业估值，特别是早期或初创企业，它们无法可靠地确定利润和现金流，且无法根据市场法与其他业务进行比较。此外，如果企业无法持续经营或者其清算资产的价值可能超过企业的持续经营价值，使用成本法也是合适的。

第 6 章

创新药估值

6.1　为何生物制药公司的估值如此与众不同

　　对于生物制药行业来说，估值常常用于指导关键决策过程，例如投资组合的优先排序、融资以及战略并购交易等。如果对生物制药领域有所了解，就一定不会对那些收入很少甚至没有任何收入，但是产品管线估值可以高达数十亿元甚至数百亿元的生物制药公司大惊小怪。比如，A 股上市生物制药公司泽璟制药 2020 年销售收入仅为 2700 万元，归属母公司净亏损为 3.2 亿元，但其截至 2021 年 9 月 28 日的市值高达 156 亿元；百奥泰 2020 年的营业收入为 1.8 亿元，归属母公司净亏损为 5 亿元，但其截至 2021 年 9 月 28 日的市值为 132 亿元。此外，香港已成为全球第二大生物科技集资中心。自香港联交所 2018 年修改《证券上市规则》引入第 18A 章，允许生物科技公司在香港上市以来，截至 2021 年 4 月，共有 31 家未盈利生物科技公司在香港联交所主板上市。在海外，纳斯达克生物科技指数（NBI）上的公司近 80% 没有盈利。

　　药物开发非常昂贵，一份 2020 年 3 月在 PubMed 上发表的研究报告指出，开发新药的平均成本最新的估计值在 3.14 亿～ 28 亿美元之间。2009 ～ 2018 年，

FDA 一共批准了 355 种新药和生物制剂。该研究获得了 47 家不同公司开发的 63 种产品的研发支出数据。在扣除失败的试验费用后，将新药推向市场的资本化研发投资的中位数估计为 9.853 亿美元，平均开发投入估计为 1.359 亿美元。因此，药物开发从一开始就需要大量资金，在开始以及整个开发周期的各个阶段都需要投资人。

生物制药行业非常独特，它不同于我们在生活中所接触的大部分行业。药物的生命周期短且具有爆发性，新产品的利润可以在短短几年内从零增长到数十亿美元，然后在专利到期后一夜之间断崖式下跌。新推出的竞争产品可能会侵蚀曾经看似经久不衰的产品。即使是行业巨头，如果有一项尚未批准的产品的研发没有按计划进行，也可能在一夜之间市值大跌。2016 年 8 月 6 日凌晨，药业巨头百时美施贵宝的暴跌震动华尔街，股价一度下挫 18% 以上，市值蒸发掉 220 亿美元之多，要知道这是一家市值超过 1000 亿美元的医药蓝筹公司。起因是稍早时百时美施贵宝宣布，其癌症药物 O 药在单独治疗新诊断肺癌患者的一个试验中失败。该消息对另一家医药公司默沙东来说是利好，默沙东的竞争性药物 K 药在类似试验中取得成功，因而默沙东的股价大涨 8.04%。生物制药行业的特点是高增长、高利润、高风险以及巨大的波动性。在许多情况下，公司估值的很大一部分并没有体现在财务指标上，比如处于开发后期阶段但尚未经批准的药物在进入市场之前就可以估值数百亿元。为了给一家生物制药公司估值，不仅要挖掘其财务状况，还要挖掘其产品，这意味着要进入制药的科学领域。

与其他行业相比，由于生物医药研发的内在复杂性和所需时间长度，对该领域的估值要求较高，关键点是正确地选择估值方法。正如我们已经指出的，许多生物制药公司还没有收入，更不用说盈利或者有正向现金流了。实际上，在药物获批上市之前，现金流通常都是负值。这意味着我们可能无法简单地将企业价值 / 息税折旧摊销前利润（EV/EBITDA）或市盈率（P/E）等估值倍数应用在早期生物制药公司的估值上。我们经常会看到一些替代的指标，比如越来越受国内投资人欢迎的企业价值 / 研发投入倍数，但说回来，这还是基于成本的估值。所以说，市场法通常不大适合生物制药公司估值，因为大多数生物制药公司具有很强的独特性，使得市场法的使用很受限。即使是对成熟的生物制药公司来说，其历史收入同样具有特殊性，因此估值分析师不能依赖公司过往的经验和数据，以及以其他可比公司的数据作为参照或者预测的根据。也就是说，估值分析师使用过往数据推断未来趋势的传统预测方法基本上已经过时了。

生物制药行业最大的特点就是超长的产品开发周期，生物药从药物发现到批准上市的期限为 10 ～ 15 年。此外，生物制药行业的技术风险是二元的，类似于零和博弈，一种药对于患者来说，只有有效或无效。就算它有效，也不见得会得到监管机构的批准。在批准上市之前，在整个药物研发的过程中，任何一步都有失败的可能。一旦失败，整个过程往往就不可逆转。我们也可以看到，在每 1000 多个化合物中，只有 10 个会进入人体临床试验（见图 6-1）。

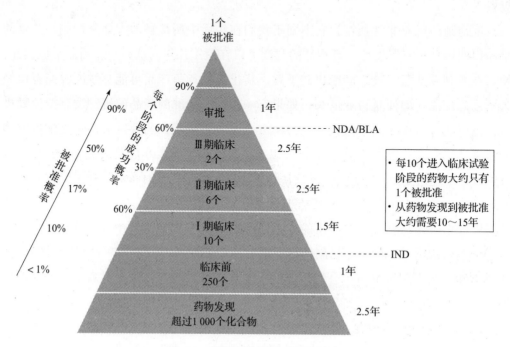

图 6-1 药物研发所需时间和风险

资料来源：RBC Capital Market。

这种二元的风险和大多数其他行业截然不同。因此，我们需要在估值分析中反映这种不同的风险状况，例如在创建折现现金流和选择适当的折现率时，风险投资机构可以假设一个前途光明的未来，也就是假设药物对治疗有效，能获得批准并成功生产上市，以及产生收入和利润。风险投资机构投入大量的资金到生物制药公司，其目的就是获得巨大的回报。风险投资机构要求的回报之所以那么高，正是因为生物制药公司的风险极高，必须使用很高的回报率（折现率）反映其风险。药物研发所处的阶段越早，风险越高，要求的回报率也就越高。这就是风险投资机构经常采用的 VC 估值法的精髓，这种估值方法也经常被非生物制药行业的初创公司所采用。

还有一种方法是通过构建一些场景并对其进行概率加权，来明确反映药物研发结果的不确定性。这种方法使我们能够比 VC 估值法更周到、更准确地考虑风险，也被称为风险调整后净现值（rNPV）分析，是本书将阐述的重点。

6.2 风险调整后净现值分析

应该明确指出，生物制药行业的特殊性对估值任务的挑战极大。严格的监管以及试图了解药物如何在人体内发生反应以解决潜在病理的复杂性，已经让估值分析师头痛不已。生物制药行业的商业模式的多样性、公司早期缺乏有形资产、可用的财务数据十分有限以及惊人的增长预测，都使估值变得困难重重。估值分析师需要在定量和定性指标之间取得平衡，但平衡本身就带来了额外的难度。

当然，支撑生物制药公司的科学技术很复杂，药物寻求治愈疾病的过程也并不简单，但公司应该能够让投资者了解问题所在以及它们如何研发药物并治疗疾病。更重要的是，公司应该提供对市场机会的评估，并提供患者人数、当前的治疗方式以及此类治疗的成本数据作为支持。管理团队应该能够描述竞争所带来的威胁，这些威胁可能是具体的，比如正在开发的其他药物，也可能是模糊的，比如对商业决策产生极大影响的药品集中采购政策。

生物制药行业就其本质而言是技术性的，但对于投资人和估值分析师来说，一个共同的风险是过度关注相关技术。投资人和估值分析师可以退一步，从商业模式可持续性的角度来看待一家公司或一款药物。当然，有些问题需要一定程度的专业知识，这是不可避免的，但总体来说，我们还是可以使用常识来给一家生物制药公司估值。

现代基于预测的估值方法几乎完全采用折现现金流分析。生物制药行业也不例外，其估值主要采用净现值（NPV）分析以及风险调整后净现值分析两种方法。净现值代表一项投资产生的价值。净现值分析要求对与项目相关的所有现金流入（如营业收入、特许权使用费）和现金流出（如研发费用、营销费用、管理费用）进行假设。之前发生的现金流则被排除在外，因为它们是沉没成本，不能收回。对于生物制药项目的估值，我们建议至少应该考虑药物专利保护期结束前的现金流。超出专利保护期的现金流可以表示为终值，从而假设在专利到期后仍然有持续的现金流，但通常比专利保护期到期前低。当然，预测期的长度并不局限于专利保护期，如果估值分析师认为药物在专利保护期到期后还有较强劲的销售，现金流的预测期可以延伸到销售平稳为止。

净现值的公式为

$$NPV = \sum_{i=0}^{T-1} \frac{CF_i}{(1+r)^i} + \frac{v_T}{(1+r)^T}$$

式中　T ——终值年；

　　CF_i ——第 i 期的现金流；

　　r ——折现率（资本成本）；

　　v_T ——终值年后（含终值年）的现金流的终值。

现金流通常按年度确定。净现值是通过应用折现率 r 将现金流折现为今天的价值来确定的。折现现金流的总和代表项目的价值：正值表示项目有可能创造价值，值得为其提供资金（净现值越高，价值越高）；负值表示项目不太可能创造价值，应该被终止。

注意，折现现金流分析、净现值分析和风险调整后净现值分析其实是一回事。这是因为折现现金流分析最终只不过是所有未来现金流的现值的净额，结果就是现金流的净现值。不过，净现值分析和风险调整后净现值分析的区别在于是否考虑待估值资产涉及的风险。净现值分析通过折现率来涵盖所有风险，而风险调整后净现值分析则额外考虑项目失败的风险，该方法将现金流与其折现前的成功概率（代表风险）相乘，因此其折现率与净现值分析的折现率不同。

瑞士 Avance 公司的一项调查显示，风险调整后净现值分析是大型制药公司以及生物制药公司的标准方法。制药行业和其他行业相比是相当特殊的，药物的开发路径是高度规范化和标准化的，必须经过明确规定的不同阶段。通常来说，从新药临床试验申请到药物批准上市大约需要七八年的时间，其间药物开发需要走完整个流程，在任何一个阶段，药物都可能会以失败告终，而失败后这个过程是不可逆转的。统计分析揭示了哪些阶段导致了多少次失败，这些统计结果通常能揭示成功概率。成功概率量化了药物开发项目的风险，其大小取决于所处的开发阶段、分子类型和疾病领域。尽管成功概率基于历史数据，并不是对未来的指标，但它以一种清晰明了的方式比较了不同项目的风险。因此，生物制药行业的专业人士在估值时都很愿意使用这些数据。如果一家生物制药公司唯一的候选药被批准上市的成功概率只有50%，也就是说，其未来现金流只有50%的概率会发生，我们就不能假设100%的现金流会出现。对于估值来说，现金流永远都需要乘以其可能发生的概率。大家都玩过抛硬币的游戏，一枚硬币有正面和反面，游戏规则是：抛一次，正面朝上，你可以赢100元；背面朝上，你就什么也没有。也就是说，你只有50%的概率会赢得100元，那么这时，你对未来现金流的预测应该为50元（100元×50%）。

风险调整后净现值分析将技术风险从折现率中剔除出来，然后调整候选药每个开发阶段的现金流，因此折现率反而较低。

要对一个项目进行估值，第一步必须确定与该项目有关的所有现金流。

6.2.1 预测项目现金流

生物药的独特性使得我们不得不从头开始预测其现金流。我们先看一个典型的生物药现金流图（见图 6-2）。

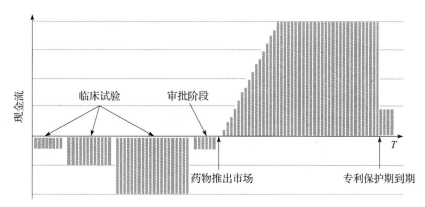

图 6-2 生物药现金流

生物药现金流图从现金流的角度显示了典型的项目生命周期。除销售收入和特许权授权收入外，所有现金流均为负值。我们发现，在药物推出市场之前，只有现金流出，这主要是药物的研发费用（注意，图中并没有显示药物的早期研发阶段，在早期研发阶段，生物药的现金流往往为负值。早期研发可能需要数年时间，但成本并不像临床试验的成本那样高昂）。不同的药物有不同的研发费用，这取决于药物发现和临床前阶段的重复次数，以及临床前和临床试验期间所需的实验设计等因素。一旦产品接近商业化，公司就必须进行产品投放、销售队伍和生产设施的建设。产品投放可能会持续数年，有时甚至在产品上市前就开始了。上市后，现金流与销售收入和运营费用挂钩。药物在获得上市批准并在市场上推出后，市场渗透速度会相对较快，接下来是稳定的创收期。在专利保护期到期后，收入会急剧下降。虽然专利保护的基本期限是从提出专利申请之日起 20 年，但收入实际享受专利保护的时间是监管部门批准后剩余的时间。

估值模型的预测期限根据预测的项目生命周期的长度而有所不同。由于药物专利保护期到期后收入面临侵蚀，专利保护期到期通常是一个终点。预测期的终点也可以放在无法获得预测所需信息的时刻。

1. 预测销售收入

预测处于早期开发阶段的药物的销售收入是估值分析师在给产品进行估值时面临的主要挑战之一。我们可能还不知道药物所针对的适应症，也不了解产品的属性（安全性和有效性）。当产品接近后期开发阶段，估值分析师对药物的细节有了更多了解时，预测销售收入的难度就会大大降低。

预测一家生物制药公司每种药物的销售收入可能是对未来现金流最重要的工作，但也可能是最困难的。为了预测销售收入，我们需要研究以下关键驱动因素：

1）市场规模——人口数量和人口增长率、发病率和患病率、症状率、诊断率、医疗可及率、药物治疗率；

2）产品——竞争、市场占有率、产品采用曲线、产品蚕食；

3）转换——剂量、依从性和持续性、定价、专利保护期到期；

4）成功概率。

（1）市场规模

理论上，市场规模代表了一种产品最大的使用量。如果给定一种疾病，其市场的定义可以是广义的，例如用于治疗糖尿病的所有处方药；也可以是狭义的，例如仅用于治疗糖尿病的口服处方药。市场定义的选择取决于与被预测产品相关的营销策略。

为了预测潜在市场规模，我们通常采用以患者为驱动的预测模式（见图 6-3），也就是说，利用潜在患者的数量来估算市场的机会。这种模式给我们展示了如何确定患者人群。我们首先确定具有给定疾病状态的潜在患者的数量，然后通过一个转换漏斗缩小潜在患者的规模，最后得出当前正在接受药物治疗的患者。从一个国家或地区的人口中筛选出可接受药物治疗的患者的步骤是：

第一步，疾病患病率或发病率的测量；

第二步，估计有该疾病症状的患者人数；

第三步，估计被正确诊断出患有该疾病的患者人数；

第四步，估计可以获得医疗服务的患者人数；

第五步，估计接受药物治疗的患者人数。

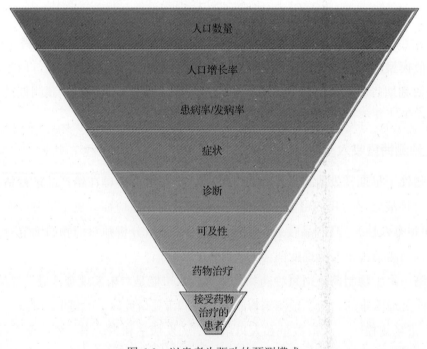

图 6-3　以患者为驱动的预测模式

这种模式可以很好地回答三个问题：

1）一共有多少患者？

2）这些患者是如何分类的，也就是说哪些患者是我们治疗的目标人群？

3）在这些患者中，有多少将得到诊断和治疗？

人口数量和人口增长率

人口数量和人口增长率的数据可以在国家统计局网站查看，具体操作可以参考以下步骤：

第一步，点击"统计数据"下面的"数据查询"；

第二步，点击"普查数据"；

第三步，在"人口普查"一行选择要查看第几次人口普查。

如果需要查询地方人口数据，最直接的方法就是查看各地的统计局官网，还可以查阅各地出版的统计年鉴。

发病率和患病率

流行病学数据通常包括发病率和患病率这两个指标。发病率和患病率经常被混淆。发病率是指在某一特定时间段内发展成某种疾病的人数占比，而患病率是指在某一特定时间段内患有某种疾病的人数占比。发病率和患病率是相似的，但患病率包括新的以及已有的病例，而发病率仅包括新病例。关键的区别在于它们的分子。

发病率的分子 = 在给定时间段内发生的新病例

患病率的分子 = 在给定时间段内出现的所有病例

哪一个指标和模型更相关，要视临床情况而定。比如，对于急性感染，每一位患者发生感染后都会得到一次或一个疗程的治疗，治疗结束后不再属于患病人群。相反，糖尿病、高血压等慢性疾病的患者，在诊断后需要终身治疗。在这种情况下，市场的机会通常由患病人群的规模来决定。请注意，发病率并不见得总是和急性疾病相关，同样，患病率也不见得只适用于慢性疾病。为了正确使用发病率和患病率数据，估值分析师对患者群体有详细的临床理解是非常重要的。比如，抗凝剂能显著降低血块凝结，以降低中风的风险，需要长期服用，但是通常使用中风的发病率。

一旦确定使用哪一个流行病学数据，我们就可以从卫生部门或医学文献等可靠的来源中查询该数据，也可以在世界卫生组织的网站上找到目标疾病的发病率和患病率数据。

如果你只获得了发病率和患病率的其中一个，你可以推导出另外一个：

发病率 = 患病率 ÷ 患病年数

症状率

要估算有多少患者已经出现疾病的症状（即有症状患者人群），我们需要将患病人群的数量乘以一个症状率。患病人群包括所有患者，也包括那些没有任何症状的患者。在通常情况下，我们不知道有多少患者患有某种疾病，因为很多患者没有任何症状，所以在计算时需要格外小心。

诊断率

要估算有多少出现症状的患者已经获得适当的诊断（即诊断过的患者人群），我们要将有症状患者人群的数量乘以一个诊断率。在将流行病学数据转换成潜在患者时，考虑诊断率是非常重要的一环。并非所有疾病都会出现症状，对于无症状疾病，例如高血脂或骨质疏松症，获得潜在患者规模则取决于在健康人群中进行的筛查。从全国的范围来看，疾病诊断率和患者所处的地区相关，这涉及治疗规范性、技术可及性以及医保覆盖等因素，比如城市地区的疾病诊断率高于乡村地区是不难理解的。

医疗可及率

并不是每一个被诊断的患者都有条件或能够支付医疗护理费用，也不是每一个被诊断的患者都愿意接受医疗护理。我们将诊断过的患者人群的数量乘以一个医疗可及率，从而得出可以获得医疗护理的患者，也就是我们所说的潜在患者。

药物治疗率

由于并非所有确诊的患者都得到了确切的治疗，我们需要将药物治疗率应用于潜在患者。我们选择使用处方药治疗的潜在患者的比例。请注意，我们这里强调的是使用处方药治疗的潜在患者，而不是使用替代药物、非药物或非处方药治疗的潜在患者。所谓潜在患者，是指那些有症状、经过正确诊断以及有能力获得医疗护理的患者。一名患者被诊断为患有一种疾病，并不意味着这名患者就应该被药物治疗。有些疾病，比如抑郁症，就有很多种治疗选择，患者可以通过生活方式的改变或其他非药物治疗来进行干预，因此其潜在患者应指那些适合处方药治疗的患者。我们将潜在患者人群的数量乘以药物治疗率得出经处方药治疗的患者人群数量，这也是最终接受药物治疗的患者人数。

小结

使用这个自下而上的以患者为驱动的预测模式理论上可以最大化产品的目标市场规模，如果以上任何一个比率低于100%，就代表市场有增长机会。我们可以通过提高比率，比如提高疾病的诊断率或者提高药物治疗率来增加患者的数量，从而扩大目标市场规模。以艾滋病的诊断检测为例。随着新的艾滋病病毒诊断工具的出现，艾滋病病毒水平较低的患者会被更早地发现并接受抗艾滋病病毒的药物治疗。所以，新的诊断工具的使用促进了潜在患者规模的扩大。

很多制药企业或在线医疗机构会通过互联网等渠道宣传与疾病相关的信息和知

识，积极开展患者教育工作。这种基于互联网的患者教育直接影响了潜在患者人群以及药物治疗患者人群。患者教育直接影响到患者意识、患者意图以及患者行为。患者意识作用于患者识别疾病症状和正确诊断特定疾病的能力。从理论上讲，患者可以更好地自我识别疾病症状和诊断（至少让他们意识到需要医生来做诊断）。教育患者药物治疗是可行的，这体现在患者意识的变化中，并转化成症状识别和自我诊断。所以，提高患者意识会增加潜在患者市场的规模。制药企业针对某一产品的患者教育计划背后的逻辑是，市场规模的增加将导致处方药消费的直接增加。患者意图和患者行为决定了接受药物治疗的患者的比例变化。一旦患者意识到自己生病了，他们就必须先去看医生，然后才能开药。这种去看医生的意图，以及根据这种意图采取行动的实际意愿，支配着由于意识增强而接受药物治疗的患者比例的变化。

我们不得不提醒各位估值分析师的是，使用以患者为驱动的预测模式的缺陷在于某些疾病的症状率、诊断率以及药物治疗率的数据很难获得。衡量代表患者意图和患者行为的变量则更具挑战性。我们可以通过问卷向患者询问是否真的会采取行动去看医生，从而衡量患者意图。而患者行为是指有多少患者真正地遵循意图去看了医生，这个数据无法通过问卷获得。相反，患者行为的数据只有通过对行业的监控来获得，这通常具有相当大的挑战性。

（2）产品

知道了市场规模，我们就可以开始计算使用目标产品进行治疗的潜在患者占比，我们称为市场占有率。为了计算目标产品的市场占有率，我们先要确定在市场上有多少和目标产品竞争的其他产品。

竞争

如果产品的市场占有率增加了，就意味着其他产品的份额减少了。市场占有率的争夺应包含与目标产品竞争的所有产品，包括类间以及类内产品的竞争。比如，对口服抗糖尿病药物的预测就可包括其他口服产品，也可包括胰岛素产品。估值分析师必须注意竞争产品的选择与接受药物治疗的患者人数占比的关系，两者使用的假设必须一致。比如，如果竞争产品是生物药，接受药物治疗的患者人数占比实际上就代表接受生物药治疗的患者人数占比，而不是接受小分子药治疗的患者人数占比。竞争产品使用的假设必须与药物治疗人群的假设完全匹配。估值分析师也必须认识到，非药物治疗（例如饮食和生活方式的改变、替代疗法等）将不会作为竞争产品被看待，因为接受药物治疗的患者人群是只接受处方药治疗的患者人群。

找出那些还处于开发阶段的竞争产品其实并不容易，估值分析师可以使用成功概率的模型来模拟产品被批准上市的可能性，但是，通常来说，估值分析师不太会考虑那些还处于产品开发早期、风险极高的所谓"竞争对手"。估值分析师有时会选择一些处于产品开发后期的竞争产品，因为这些产品被广泛认为有较高机会通过监管审批。

市场占有率

预测是一种艺术。J. P. 摩根曾说过："预测本身是不确定的，尤其是关于未来的预测。"预测销售收入最核心的部分就是预测产品的市场占有率。最简单的方法是，估值分析师直接输入所有竞争产品的预计市场份额。这种方法直截了当，并不复杂。但是，该方法确定市场占有率的逻辑很不透明，其他人很难得知估值分析师是如何做出该预测的。这有可能是估值分析师基于市场调查研究的结果，也可能是基于过往类似市场、类似产品的经验值，还可能只是客户期望看到的一个比率。除非估值分析师能够将预测的逻辑记录在模型中，否则其数据的可靠性将会受到挑战。

和大多数行业一样，生物制药行业在市场占有率方面也存在先发优势。Pharmagellan 公司的研究显示了进入市场的顺序和产品市场占有率的关系（见表 6-1）。

表 6-1　进入市场的顺序和产品市场占有率的关系

市场类型	第一	第二	第三	第四	第五
双药市场	60%	40%			
三药市场	40%	30%	30%		
四药市场	31%	23%	23%	23%	
五药市场	24%	19%	19%	19%	19%

注：表中数据为产品市场占有率。

然而，这种优势随着竞争产品的进入逐渐减弱。除了先发产品之外，之后进入市场的产品将均分剩下的市场份额。

上述研究假设所有因素维持不变，但事实上这是不现实的。在生物药市场上，新药在有效性、安全性和耐受性方面客观上可能更优越，价格可能更有竞争力，在推广上也更给力，这些因素集合起来可能会产生一个更高的市场占有率。所以，best-in-class[⊖]产品的市场占有率高于 first-in-class 也不足为奇。基于这些动态因素，估值分析师很难找到一个标准来预测产品的市场占有率。很多时候，估值分析师只能模拟类似产品的数据。在没有类似产品可以作为参照的情况下，估值分析师通常需要模拟不同的情景以展示一系列的假定结果。

有些估值分析师喜欢预测产品销售峰值时的市场占有率，以及达到销售峰值时所需的时间，这其实是在预测两个参数。这种方法比简单输入市场占有率稍微复杂一点，但是同样不透明，其数据可靠性很容易遭受挑战。估值分析师应该试图将

⊖　意为同类最佳。

预测的逻辑记录下来。使用这种方法还有一个问题，那就是这种方法预先设定了产品采用曲线的形状，产品采用曲线的局限性也妨碍这种方法的准确性。关于产品采用曲线，我们在后面会详细介绍。

另一个预测市场占有率的方法是使用齐普夫定律。齐普夫定律是用数理统计公式表述的经验法则，由哈佛大学语言学家乔治·齐普夫于 1949 年发表，它揭示了在物理和社会科学中，各类型的数据研究所呈现出的图形状态。齐普夫定律说明了 N 个市场参与者的市场份额如何分配。显然，总有一个参与者拥有最大的市场份额。与其相比，第二大参与者的市场占有率如何呢？齐普夫定律预测，在 N 元素总体中，k 级元素的标准化频率是：

$$f(k,s,N) = \frac{\dfrac{1}{k^s}}{\displaystyle\sum_{n=1}^{N} \dfrac{1}{n^s}}$$

式中　k——参与者等级（1 代表市场最大份额，2 代表市场第二大份额，依此类推）；

　　　s——分布的指数值；

　　　N——市场参与者的数量。

如果 $s=1$，市场第二大份额就是最大份额的 1/2，市场第三大份额就是最大份额的 1/3，依此类推。

齐普夫定律是一个简单的量化模型，它不考虑任何市场细节，也并不关心为什么一种产品的市场份额低于另一种产品，它只是说明市场份额如何根据产品数量而变化。估值分析师可能会说，一旦达到销售峰值，这些比例就会保持不变。不过，如果产品没有同时进入市场，事情就会变得很复杂。记住，齐普夫定律其实更像是艺术而不是科学，尽管它看起来像一个科学定律。

从销售策略上来说，波士顿咨询公司（BCG）的亨德森提出的三四规则认为，任何市场都由三个参与者主导，而第三个参与者通常比第一个参与者更具创新性，但由于其市场份额较小，因此表现较差。只要不属于前两个，瞄准利基市场可能会更明智，因为这样可以带来更好的财务表现。

还有一种较为复杂的方法可以用来预测产品市场占有率。该方法对产品的属性（有效性、安全性、是生物药还是化学药、作用时间、起效时间、应用方式、价格弹性以及给药方案等）以及制药企业的能力（营销能力、在某疾病领域的权威性、对意见领袖的影响力以及品牌的影响力等）进行计分以及加权，权重的依据是医生、患者以及支付方感知的重要性。然后估值分析师对产品进行排序。假设估值分析师要对市场上五种产品按照产品和企业的四种属性进行评分，结果如表 6-2 所示。

表 6-2 预测产品市场份额

产品	有效性计分	安全性计分	价格计分	营销能力计分	有效性加权得分	安全性加权得分	价格加权得分	营销能力加权得分	总加权分	市场占有率(%)
1	9	8	5	8	4.5	2	0.75	0.8	8.05	25
2	8	4	5	8	4	1	0.75	0.8	6.55	20
3	6	2	8	6	3	0.5	1.2	0.6	5.3	17
4	6	7	10	7	3	1.75	1.5	0.7	6.95	22
5	4	5	10	4	2	1.25	1.5	0.4	5.15	16
市场	—	—	—	—	—	—	—	—	32	100
安全性权重(%)	25									
有效性权重(%)	50									
价格权重(%)	15									

注：1. 有效性 1 分为无效，10 分为症状缓解。

2. 安全性 1 分为有严重的安全问题，10 分为无任何副作用。

3. 价格 1 分视为无法负担，10 分为医保全覆盖。

4. 营销能力 1 分为对药物完全不了解，10 分为对药物有充分的了解。

产品和企业属性得分的计算取决于市场对这些属性认知的相对权重。

以产品 1 为例，产品 1 的有效性加权得分为 9 乘以权重 50%，得到 4.5 分；安全性加权得分为 8 乘以 25%，得到 2 分；价格加权得分为 5 乘以 15%，得到 0.75 分；营销能力加权得分为 8 乘以 10%，得到 0.8 分。

我们随后分别计算出产品 2 到产品 5 的加权得分。为了计算产品市场份额，我们将每种产品的加权得分相加得出产品的总加权分，然后再除以市场所有产品的总加权分之和。这样，我们就得出产品 1 的市场占有率为 25%。同样，计算出其他产品的市场占有率分别为 20%、17%、22% 以及 16%。

使用这种方法预测市场占有率的好处在于估值分析师有据可依，使用产品的属性来构建产品的市场占有率。其缺点就是预测的结果完全依赖数据输入的完整性，评分的偏倚也会影响结果。此外，数据的收集所需时间较长，成本较高。

我们再举一个例子，假设我们想要预测一种已经成功完成 Ⅱ 期临床试验的药物的销售峰值。这种药物是第一个通过口服治疗某种慢性疾病的药物，该疾病通常由医生通过静脉输液进行治疗，对患者来说十分麻烦。目前只有一种药物（A 药）被批准用于此适应症。当前对该疾病的市场需求是患者可以在家里自己给药，这不仅可以防止该疾病的急性发作，省去了去医院的麻烦，还可以节省就诊所产生的费用。

我们现在要预测的是 B 药，这是一种治疗该慢性疾病的口服药，其疗效可以和 A 药相比。此外，我们了解到市场上有一家公司也在开发一种治疗该疾病的口服药，该药还处于 Ⅱ 期临床试验的早期阶段，极有可能在 B 药上市三年后推出。这时，我们应该考虑药物销售的不同情景。我们可能面临的情景有：

1）只使用 A 药；

2）使用 A 药和 C 药；

3）使用 A 药、B 药和 C 药；

4）使用 A 药和 B 药。

第一和第二种情况是假设 B 药研发失败的情景，我们不感兴趣，可以排除掉。当然我们也可以假设 A 药被下架。对于每一种情景，我们都需要详细说明什么是未被满足的临床需求。如果 B 药进入市场，我们就可以满足口服药的需求。对于第三和第四种情景，我们将 B 药与竞争对手进行比较，并确定影响我们可能达到的市场份额的价值驱动因素，就如我们之前说的产品的属性以及制药企业的能力。

在每种情景下，药物都有不同的表现。比如，一旦 B 药和 C 药上市，由于同为口服药，有效性就更为重要。当 A 药和 B 药同时在市场上时，患者的便利性则更为重要。所以每种情景都决定了药物的相对性能。但这些只考虑了药物的属性，我们还需要考虑与竞争对手相比，企业的表现如何，企业的营销能力是否更加强大，品牌在某特定区域是否更有影响力。将这些驱动因素结合起来，我们就可以估计出在每种情景下 B 药可能的市场占有率。相对市场占有率可通过之前描述的评分模型进行估算（见表 6-3、表 6-4）。

表 6-3 A 药和 B 药同时在市场上时的市场占有率

产品	有效性得分	便利性得分	加权有效性得分	加权便利性得分	总加权分	市场占有率（%）
A 药	10	2	2	1.6	3.6	30
B 药	10	8	2	6.4	8.4	70
市场	—	—	—	—	12	100
便利性权重（%）	80					
有效性权重（%）	20					

表 6-4 A 药、B 药和 C 药同时在市场上时的市场占有率

产品	有效性得分	便利性得分	营销能力得分	加权有效性得分	加权便利性得分	加权营销得分	总加权分	市场占有率（%）
A 药	10	2	2	1	1.5	0.3	2.8	15
B 药	10	8	8	1	6	1.2	8.2	45
C 药	10	8	6	1	6	0.15	7.15	39
市场	—	—	—	—	—	—	18.15	100
便利性权重（%）	75							
有效性权重（%）	10							
营销能力权重（%）	15							

对于每种情景，我们还必须对市场动态进行建模。B 药可能会从 A 药那里获得市场份额，因为它满足了市场未被满足的需求，而 C 药则不得不做更多的营销来与 B 药竞争。

为了了解这些情景的可能性，我们需要使用上市的成功概率。假设 B 药上市的成功概率为 60%，C 药上市的成功概率为 30%。也就是说，B 药和 C 药都进入市场的概率为 18%，A 药在市场上单独存在的概率则为 28%（见图 6-4）。

根据这个例子，我们可以看出，如果不考虑所处的竞争环境，预测药物的销售收入没有任何意义。我们需要估算所有可能的情景，然后计算每种情景下的市场份额。

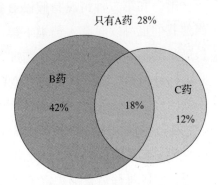

图 6-4　A 药、B 药、C 药上市的成功概率

产品采用曲线

产品销售的模型由销售峰值、增长率和产品采用曲线给出。如果该产品已经上市，则销售峰值就是该产品的最高销售收入。一个产品需要一段时间才能获得最大的市场份额，因此我们用产品采用曲线来模拟销售的动态，从零开始，直到产品达到最大市场渗透率（100%）。

产品采用曲线表示了产品在市场上被采用的经历（见图 6-5）。随着越来越多的人使用产品，其市场渗透率也在增长，这种增长一直持续到产品被所有目标患者使用为止。在这一刻，我们说该产品在市场上被 100% 采用。

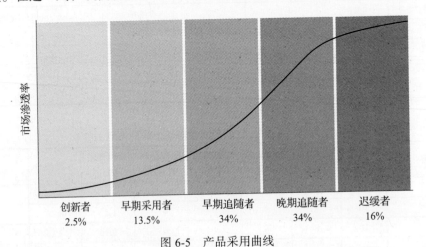

图 6-5　产品采用曲线

资料来源：https://www.stratechi.com。

产品采用曲线指出产品采用曲线包括五个阶段：了解阶段、兴趣阶段、评估阶段、试验阶段和采纳阶段。

1）了解阶段：接触新技术、新事物，但知之甚少；

2）兴趣阶段：产生兴趣，并寻求更多的信息；

3）评估阶段：联系自身需求，考虑是否采纳；

4）试验阶段：观察是否适合自己的情况；

5）采纳阶段：决定在大范围内实施。

产品采用曲线的理论指导思想是，在新产品面前，部分人会比另一部分人思想更开放，更愿意采纳创新。罗杰斯把新产品的采用者分为创新者、早期采用者、早期追随者、晚期追随者和迟缓者。

1）创新者：他们是勇敢的先行者，自觉推动创新，在创新交流过程中发挥着非常重要的作用；

2）早期采用者：他们是受人尊敬的社会人士，是公众意见领袖，乐意引领时尚、尝试新鲜事物，但行为谨慎；

3）早期追随者：他们是有思想的一群人，也比较谨慎，但较之普通人更愿意、更早地接受变革；

4）晚期追随者：他们是持怀疑态度的一群人，只有当社会大众普遍接受了新鲜事物的时候，他们才会采用；

5）迟缓者：他们是保守传统的一群人，习惯于因循守旧，对新鲜事物吹毛求疵，只有当新的发展成为主流、成为传统时，他们才会被动接受。

一旦所有迟缓者都试用了新产品，就不再有潜在用户了，该产品将在市场上被完全采用，并获得其最高的市场份额。如果我们能够将产品采用所需的时间缩短，让用户更快地采用产品，那么对应的产品采用曲线被称为快速采用曲线（见图 6-6）。

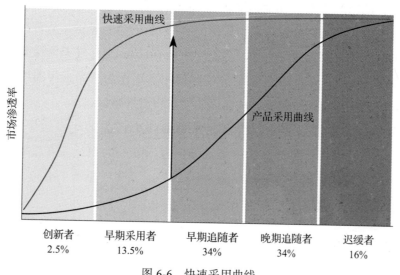

图 6-6　快速采用曲线

　　大多数药物的理想采用曲线是快速采用曲线。很多制药企业的营销策略都旨在加快产品采用速度，通常的方式是将医院按照上述不同阶段的采用者进行分类，也就是按创新者、早期采用者、早期追随者、晚期追随者以及迟缓者分类。然后，在适当的时间，用适当的方法将产品信息定向传递给适当的对象，这样可以提升推广的效率，并促成更快的产品采用。制药企业往往花重金在产品发布阶段，这是因为针对早期采用者比针对迟缓者更有效率。当产品进入其生命周期的尾端时，制药企业不会再花成本去针对早期采用者，因为他们早已使用该产品。此时，针对早期采用者的营销无疑是浪费资源。

　　预测产品采用曲线十分复杂，原因是多方面的。比如，影响药物销售的因素是动态的，医生、患者以及支付情况都会影响产品的最终使用，医药产品对市场竞争也十分敏感。此外，产品性能的各个方面只有在产品上市后才能被发现。例如，产品投放市场后才发现有安全性问题，这必然会显著抑制甚至逆转产品的采用。药物对促销十分敏感，各种营销计划的应用都会影响产品的采用。这些动态的因素使估值分析师很难预测产品采用曲线。

　　估值分析师预测产品采用曲线的主要方法是模拟。估值分析师会先找寻已经投放市场的类似产品。一旦确定了一个合适的模拟产品，估值分析师就可以分析该模拟产品的历史采用轨迹，并将其产品采用曲线应用在目标新产品上。选择合适的模拟产品也不容易，估值分析师可以选择不同的模拟产品，使用不同的产品采用曲线，从而创建一系列情景模型，这样就可以计算出不同的产品采用曲线对产品预测的影响。

　　鲍尔和费希尔的分析指出，first-in-class 产品比其派生产品（生物类似药）的采用速度要慢，他们的结论是 first-in-class 产品达到其销售峰值需要大约八年，然而其派生产品只需要三四年就可以达到销售峰值。⊖最新的研究显示，从首次进入市场到销售峰值的时间中位数大约为六年，至于产品是 first-in-class 还是派生并没有实质上的区别。正因为如此，我们建议估值分析师使用六年作为产品采用曲线的基础，然后根据产品的动态因素进行调整，从而创建一系列情景模型。

　　估值分析师还需要估算在整个产品采用曲线中产品的年渗透率。根据 Pharmagellan 公司的数据，年渗透率的中位数分别为：第一年 11%、第二年 31%、第三年 58%、第四年 76%、第五年 89%、第六年 100%。表 6-5 显示了不同产品采用曲线下产品年渗透率的中位数。

⊖ BAUER H H, FISCHER M. Product life cycle patterns for pharmaceuticals and their impact on R&D profitability of late mover products [J]. International Business Review, 2000, 9（6）: 703-725.

表 6-5 不同产品采用曲线下的产品年渗透率中位数 （%）

时间长度	第一年	第二年	第三年	第四年	第五年	第六年	第七年	第八年	第九年	第十年
三年	31	76	100							
四年	21	58	83	100						
五年	15	42	68	86	100					
六年	11	31	58	76	89	100				
七年	9	25	46	66	80	90	100			
八年	8	21	37	58	71	83	92	100		
九年	7	18	31	49	64	76	85	93	100	
十年	6	15	28	42	58	68	70	86	93	100

　　兴业证券的研究显示，从历史数据来看，中国创新药销售达到峰值的时间通常比国外久，主要原因在于药品销售模式上存在区别。比如，国内新药进医保的速度较国外慢；此外，国内新药的销售渠道主要是医院，而医院的招投标过程非常烦琐，也造成新药采用的速度较国外慢。但长远来看，随着处方外流的完成、零售终端药品销售占比的提高、国家鼓励创新的政策逐步落实，药品上市后纳入医保的时间有望大大缩短，未来中国新药上市达到销售峰值的时间应该会缩短至接近国际水平。此外，估值分析师在对中国生物药估值时，要考虑产品采用曲线在药品进入医保目录前后的变化，在中国市场，这一变化会非常明显。通常，中国创新药进入医保后大概率会实现渗透率的急剧提升。

产品蚕食

　　产品蚕食是由于制药企业推出了一种替代其自己现有产品的新产品或现有产品的新版本，从而导致销售损失。尽管新产品的销售增长，但现有产品被同类产品蚕食，以至于公司的市场份额没有增加。当新产品与现有产品相似并且共享相同的患者人群时，就会发生产品蚕食。当这种情况发生时，新产品将蚕食现有产品。该制药企业的产品组合实质上是在与自己竞争，而不是与外部竞争对手竞争。

　　对患者来说，产品蚕食可以带来很多好处，引入新产品可能会增强治疗效果，一种新配方可能会增强患者的药物依从性。对制药企业来说，产品线延伸所带来的好处包括产品的专利保护期可以相应地延长，产品价格可以得以提高。对于估值分析师来说，产品蚕食很难预测，产品市场占有率的变动程度取决于制药企业的营销活动。最极端情况就是，新产品一上市，制药企业便将现有产品从市场上下架。

（3）转换

　　在确定目标产品的患者数量后，估值分析师就应该将患者转换为销售量以及销售额，这一过程我们称为变现。在经历一系列假设，包括剂量、依从性和持续性以及定价之后，我们才能计算出销售额：

销售额 ＝ 患者数量 × 理论剂量/天 × 实际治疗天数/年 × 单位出厂价

剂量

如果产品在市场上有多种剂型，那么估值分析师就必须确定每种剂型的患者数量。估值分析师首先假设患者的药物依从性和持续性保持在 100% 的水平，然后将患者数量乘以每个治疗周期的理论剂量数，这样就得出产品的理论销量。产品的理论销量将会随着患者药物依从性和持续性指标的实际情况下降到产品销售的实际水平。

依从性和持续性

理论上来说，每名患者都会按处方配药并按照规定的剂量去服药，但是，现实中患者的药物依从性和持续性并没有那么理想。

依从性和持续性是两个不同的概念。依从性衡量的是患者每天服用规定剂量的行为。比如，一名患者从治疗开始，被告知在开药 30 天后结束第一个疗程，然后重新配药，但是患者在 45 天之后才回去重新配药。原本 30 天的治疗实际用了 45 天，这样该患者的药物依从性为 67%。持续性是指患者持续接受治疗并及时接受配药。如果在 100 名患者之中有 60 名在 12 个月内持续接受治疗及接受配药，那么我们认为该产品一年的持续性为 60%。这两个变量结合起来就可以得出一年中实际治疗的天数。

制药企业的营销能更好地影响产品的持续性而不是依从性，所以增加患者对产品的持续性将增加产品的销售量。在估值实践中，估值分析师通常将这两个变量合二为一，统称为"依从性"。很多估值分析师选择在财务模型中忽视这个因素，从而造成销售额的夸大。包含对药物依从性的估值可以反映出对真实世界处方药产品销售的更为深刻的理解。

寻找依从性数据对估值分析师来说是一个挑战，很少有相关数据。面对即将上市的产品，了解患者的依从性是十分有必要的。对于处于研发阶段早期的产品，估值分析师往往会使用较为激进的比率来解释依从性。记住，患者群体永远不会有 100% 的依从性，但假设 60% ～ 80% 的依从性似乎是合理的，尤其是对于慢性药物。对于有急性门诊和住院服务的医疗机构开的处方药，依从性不是一个大问题，我们建议其依从性为 85%；对于慢性病门诊护理开的处方药，我们通常假设依从性为 70%；对于无症状的疾病（比如高血压和高血脂）的处方药，依从性通常在 50% 到 70% 之间；对于较为严重的疾病（比如慢性粒细胞白血病）并且疗效较为显著的处方药，依从性可以高达 80%。此外，用药的频率越高，药物的依从性越低。

定价

为了计算销售收入，我们还需要将预测的销售量乘以产品的定价。定价是个复杂的问题，比现有产品更有效的新产品通常定价较高，但也要考虑患者的支付能力。制药企业理论上可以自主定价，但是想药物进入医保目录，完全自主定价实际上很难做到，主要原因在于我国的药物招标采购和医保谈判政策。我国药物绝大多数是通过医院销售的，而我国药物招标采购以及医保谈判政策的目的就是降低药价。所以，定价是一个重要的变量，也是重要的价值驱动因素之一。

定价的影响非常大，涉及我们之前预测的许多变量的方方面面。估值分析师一旦确定了价格，就需要回过头来重新检查一下该价格是否会影响其他变量的假设。比如，定价太高，可能会影响接受药物治疗患者的占比，这可能是因为患者对成本的敏感性（患者自付）或者医保对成本的敏感性（无法报销，从而限制了患者的使用）。定价也会影响产品采用曲线。如果一个产品的定价太高，需要花费大量时间进行医保谈判，那么产品在市场上的实际投放可能就会推迟。如果谈判失败，医保局在未来两年内就不会将产品纳入新的同类药物。这时估值分析师就必须估算该产品影响的市场占有率，并修正不同的上市日期。定价的高低也会影响新产品对现有产品的蚕食程度。如果新产品的价格和现有产品的价格相当或新产品的价格更低，产品蚕食的速度就会加快，这取决于市场对价格的敏感度。

在中国，药物价格通常分为成本价、底价、出厂价、开票价、实际结算价、批发价、实际零售价、中标价、最高零售价等。从产品估值的角度看，估值分析师需要关注的价格应该是出厂价或者中标价。政府定价的药物在招标过程中，中标价不得高于最高零售价，中标价即为医院采购的价格。

虽然，带量采购招标和医保谈判的目的都是大幅降低药物的价格，但是我们还是建议估值分析师在模型里使价格按照每年 2%～3% 的速度增长。这个增长幅度并没有超过通货膨胀的幅度，应该是可以接受的涨幅。非常激进的价格上涨在行业内并不少见，但我们认为和缓的涨价不会造成公众和媒体的激烈反应。

根据兴业证券的研究，相同疗效的药品，国内定价会比美国低。主要原因是在美国药品价格不受政府监管，而是由第三方机构（如药品福利管理组织）调节，价格普遍较高。而国内对药品控费的监管非常严格，每一轮医保目录谈判几乎都伴随着大降价，而厂商也愿意用以价换量的形式换取总体收入增长和市场渗透率。例如，利妥昔单抗注射液在美国的售价为 988 美元 /100 毫克，而国内中标价仅为 2418 元 /100 毫克。

专利保护期到期

药物通常会产生一系列专利，涉及药物的组成、配方、使用方法以及其他因素。1984 年《中华人民共和国专利法》（下称《专利法》）规定：发明专利权的有效期为 15 年。1992 年对《专利法》进行了修订，发明专利权的期限延长至 20 年。然而，新药通常会在早期获得专利，例如在临床前阶段的动物试验期间，专利获得后，如果一切顺利，还需要 8～10 年的时间，产品才能真正进入市场，因此专利对"收入"的实际保护可能只有 10～12 年。专利到期后，产品销量和价格的恶化通常是迅速而显著的。2020 年 10 月 17 日，《专利法》通过第四次修订，在第四十二条中规定，为补偿新药上市审评审批占用的时间，对在中国获得上市许可的新药相关发明专利，国务院专利行政部门应专利权人的请求给予专利权期限补偿。补偿期限不超过 5 年，新药批准上市后总有效专利权期限不超过 14 年。在没有特定候选药专利的具体信息的情况下，我们通常假设专利保护期为 12 年。

当药物专利保护期到期时，销售量将会下降，尤其是小分子药物的销售量。我们通常假设，在药物面对仿制药竞争时，其销售量在一年内会下滑 80%～90%。相对于小分子仿制药，生物类似药历史较短，较难以预测，然而，我们通常假设在面对生物类似药竞争的前 1～5 年，药物将失去 20% 的销量。至于价格，在药物专利期到期后，我们通常会采用 25%～50% 之间的价格折扣。

图 6-7 显示专利到期 1 年后所有的生物药至少还能维持前一年销售额的 80%，而大多数小分子药物则不到前一年的 75%；5 年后绝大多数生物药的年销量还能维持在专利到期前的 50% 以上，而大多数小分子药物销售额则不到专利到期前的 25%。

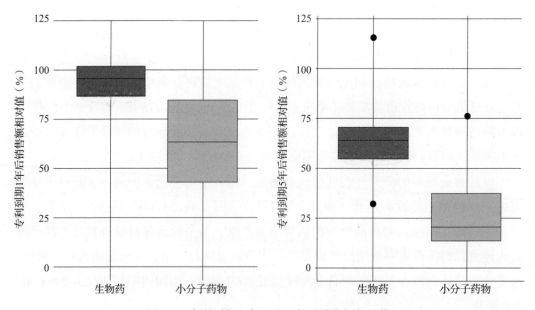

图 6-7　专利到期 1 年以及 5 年后销售额相对值

资料来源：https://xueqiu.com/6815845163/79294572。

（4）成功概率

制药行业在许多方面都很特别，其中一个很少被提及的特点是，药物开发的文件记录一般来说都较其他行业相对完善。这使得我们能够用成功概率来量化药物开发的风险，而在其他行业中，我们很少看到这么详细的风险量化。我们会依赖这些客观的量化指标，并将其用于我们的估值之中，从而对现金流进行风险调整。

成功概率是指在药物开发过程中，一个特定试验阶段的药物进入下一试验阶段的可能性。Ⅱ期临床的现金流是建立在Ⅰ期临床的成功概率上的，Ⅲ期临床的现金流是建立在Ⅰ期临床和Ⅱ期临床的成功概率上的。与产品上市相关的现金流则建立在项目成功通过所有前期研发阶段的成功概率上。

生物制药行业的估值模型都会有成功概率的假设。尽管行业历史悠久，但描述项目成功概率的数据仍然很难获得。美国咨询公司 Pharmagellan 公司根据对药物开发不同分析的假设总结出以下基本成功概率：

1）靶点到苗头化合物，80%；

2）苗头化合物到先导化合物，75%；

3）先导化合物的优化，85%；

4）临床前试验，69%；

5）临床试验Ⅰ期，60%；

6）临床试验Ⅱ期，36%；

7）临床试验Ⅲ期，63%；

8）临床试验Ⅲ期到上市，88%。

这样一来，药物从临床试验Ⅰ期到批准上市的总成功概率只有12%（60%×36%×63%×88%）。我们建议估值分析师在估值时，尽量采用不同种类药物的成功概率，而不是基本成功概率。综合迪马西、海以及托马斯等人的调查报告[一][二][三]，我们得出了不同疾病在不同阶段的成功概率（见表 6-6）。

表 6-6　不同疾病在不同阶段的成功概率　　　　　　　　　　　　　　（%）

疾病	临床试验Ⅰ期	临床试验Ⅱ期	临床试验Ⅲ期	审批成功	总成功概率
泌尿	57.10	32.70	71.40	85.70	11.43
呼吸	69.07	25.80	77.27	89.93	12.38

[一] DIMASI J A, FELDMAN L, SECKLER A, et al. Trends in risks associated with new drug development: success rates for investigational drugs [J]. Clinical Pharmacology & Therapeutics，2010，87（3）：272-277.

[二] HAY M, THOMAS D W, CRAIGHEAD J L, et al. Clinical development success rates for investigational drugs [J]. Nature Biotechnology，2014，32（1）：40-51.

[三] THOMAS D W, BURNS J, AUDETTE J, et al. Clinical development success rates 2006-2015 [R/OL].（2016-05-26）[2021-10-09]. https://www.bio.org/sites/default/files/legacy/bioorg/docs/Clinical%20Development%20Success%20Rates%202006-2015%20-%20BIO,%20Biomedtracker,%20Amplion%202016.pdf.

（续）

疾病	临床试验Ⅰ期	临床试验Ⅱ期	临床试验Ⅲ期	审批成功	总成功概率
眼科	84.80	44.60	58.30	77.50	17.09
肿瘤	67.83	36.77	53.37	88.63	11.80
精神病	53.30	23.70	55.70	87.90	6.18
神经学	60.47	32.37	56.87	84.05	9.35
肌肉骨骼	72.40	35.20	80.00	100.00	20.39
代谢	61.10	45.20	71.40	77.80	15.34
传染	64.87	46.93	73.67	88.23	19.79
血液	73.30	56.60	75.00	84.00	26.14
胃肠道	71.55	35.30	55.30	86.15	12.03
内分泌	60.05	33.85	72.10	84.40	12.37
心血管	61.50	30.73	58.77	79.83	8.87
自身免疫	68.40	39.33	66.10	87.23	15.51
过敏	67.60	32.50	71.40	93.80	14.71
平均	66.22	36.77	66.44	86.34	14.23

我们可以看到开发血液疾病药物有最高的总成功概率，为26.14%，而开发精神病药物的总成功概率只有6.18%。我们可能总是下意识地认为癌症非常复杂，很难治疗，所以开发肿瘤药物的总成功概率应该非常低，但数据显示，总成功概率近乎12%，并没有我们想象得那么糟糕，高于心血管药物的8.87%以及泌尿药物的11.43%，和胃肠道药物的12.03%相当。从以上数据中你也会发现，肿瘤药物最重要的阶段是临床试验Ⅱ期，其成功概率只有36.77%，但是一旦进入临床试验Ⅲ期，肿瘤药物的成功概率就会达到53.37%。所以，估值分析师在给药物估值时，应该留意药物开发所处的阶段。

有趣的是，以上这些成功概率主要依赖大型制药公司的数据，很少包括生物制药公司，但是通常又应用在生物制药公司的估值上，而且这些生物制药公司往往还没有产品上市。大型制药公司的成功概率是否也适用于生物制药公司？瑞士Avance公司分析了1500多个来自上市生物制药公司的项目，揭示了一些有趣的趋势：一家公司的项目越多，它就越愿意披露其失败的情况。在大多数情况下，一种药物只会在没有任何披露的情况下从产品管线中突然消失。另外，这些公司从来不会忘记发布成功的试验结果。较小的生物制药公司很难接受失败是药物开发的风险之一，它们有时很不情愿决定是否停止药物的开发。而大公司则不同，它们会想办法停止某些药物的开发以减少损失。如果只有一种药，那么有时也没有什么选择可言。

总体来说，Avance公司观察到上市生物制药公司从新药临床试验申请到上市的总成功概率为 20%。大型制药公司的失败主要发生在 I 期临床和 II 期临床，而生物制药公司的失败则发生在 III 期临床和审批阶段。尽管如此，生物制药公司似乎仍比大型制药公司能将相对更多的药物推向市场。原因可能是：第一，大型制药公司会提前终止很多项目，但如果大型制药公司将一个项目推到后期开发阶段，它一定有一个合理的经济理由。而生物制药公司通常不想放弃其最有价值的资产，并不惜一切代价试图获得批准。第二，许多生物药的批准不是全球性的，只是局限于某个国家。这说明大型制药公司仍然取得了更高的投资回报。首先，它为规模较小的试验买单；其次，它只推进有经济前景的药物；最后，它可以充分发挥其全球潜力。生物制药公司的商业模式似乎只是提高了成功概率，但损害了投资者的利益。迪马西也提到过，30% 的失败是由经济原因造成的，剩下的 70% 才是安全性、有效性或配方方面的问题。当生物制药公司否定经济原因时，其成功概率自然会更高一些。

兴业证券的研究显示，中国处于 III 期临床的药物上市成功的概率在 80% 以上，甚至达到 90%。这主要是因为中国创新制药公司主要遵循快速跟进（fast-follow）策略，国外制药公司大量的靶点研究为中国公司提供了可行的参考。在特色靶点的治疗领域，开发相应的 me-too 药以及 me-better 药成为成功概率更高的策略。

（5）总结

预测销售收入是非常困难的，特别是如果药物还处于早期阶段。在得出目标产品概况（TPP）并开始评估药物的潜在竞争概况之前，需要完成 II 期临床试验。什么是目标产品概况？在漫长的药物开发过程中，尽可能快速有效地完成药物开发可以节省大量的时间和金钱。目标产品概况其实是一份文件，其目的是加快一款药物批准的复杂过程。目标产品概况是一种药物开发计划摘要的格式。制定目标产品概况时应将产品的商业目标放在首位，这些目标应与药物的药理学和临床开发计划的实用性相平衡。如果使用得当，目标产品概况可以成为非常宝贵的战略规划工具。除了作为产品开发计划的基础之外，目标产品概况还可用于估算产品的市场潜力、识别相关竞争对手、评估市场风险，甚至在开发的早期阶段生成有意义的销售预测。大多数生物制药公司都会提供预计市场规模，这是估值分析师估算销售收入的第一份数据。然而，许多公司只介绍市场的整体规模，并没有给出具体的药物销售收入的估算。在这种情况下，估值分析师必须估计药物在市场中的渗透率，也就是产品采用曲线。

为了克服预计药物销售收入带来的挑战，一个巧妙的方法就是看看当前治疗该适应症的其他药物所取得的销售收入。我们可以做出一个合理的假设，那就是被评估的药物可以获得市场上同类药物的平均销售收入。显然，如果药物针对的是目前尚无治疗方法的适应症，预测的难度就比较大了。随着掌握更多数据，估值分析师评估药物未来的商业潜力会变得更容易。

2. 预测成本和费用

（1）预测销货成本

销货成本包括与该药物相关的材料费、间接费用和劳动力成本。材料费涉及在生产过程中直接消耗的原材料。间接费用涉及生产产品所需的任何其他不包含在产品中的东西，例如管道、介质袋、长袍和移液管等。劳动力成本涉及监督生产线运行的经理以及对样品进行分析测试的科学家等。但是，由于经理并不会将所有的时间都花在监督特定产品的生产上，计算可能会变得复杂一点，销货成本的计算只包括监督产品所花费的时间，由经理所需时间的百分比来计算。我们将经理的薪酬和福利，乘以监督产品所需时间的百分比，就可以计算出经理的劳动力成本。

大多数估值分析师用销售额的一个百分比来表示销货成本，这个比率描述了在每笔销售额中有多少是直接花在提供产品上的。当我们预测产品的销货成本时，我们要考虑市场是如何看待该产品的。比如，该产品能收取比竞争产品更高的价格吗？如果答案是肯定的，从长远来看，这种溢价是可持续的吗？竞争的影响会首先体现在上述比率上，当产品过了专利保护期而被迫降价以应对竞争产品时，这一比率就会提高。请记住，在其他条件不变的情况下，单纯的价格上涨会降低销货成本与销售额的比率。这也是这个比率最令人诟病的地方，仿佛销货成本和产品的价格相关。但不管如何，采用这种方式计算销货成本仍然受欢迎，这主要是由于它很简单，很容易让企业管理层、投资人接受。基于历史数据，通常来说，对于价格较高的生物药，我们建议其销货成本为销售额的 10% ～ 15%；对于较低价的小分子药，我们建议其销货成本为销售额的 20% ～ 30%；对于仿制药，这个比率可能高达 50% 以上。

（2）预测管理费用

在生物药估值模型中，估值分析师需要预测产品的管理费用。有些管理费用可以直接和销售额挂钩，估值分析师一般采用类似于计算销货成本的方法，用销售额乘以一个百分比来计算。但是在产品开发阶段，产品尚未上市，没有产生销售额，就无法使用这种方法。管理费用中还有一些组成部分和销售没有直接的关系，比如工作人员的工资、水电费、办公室租金等，这些费用几乎是固定的。

（3）预测销售及市场营销费用

我国的制药公司并没有将销售费用和市场营销费用严格地分开，比如本来属于营销费用的广告宣传费、会务费、学术推广费等现在都归为销售费用。根据互联网医生平台医库 2019 年的报道，医药行业的总体销售费用率为 32.67%，生物医药公司的销售费用率高达 40% ~ 49%。时代商学院通过统计 A 股 372 家医药生物上市公司 2020 年年报，得出 2020 年 370 家医药生物公司的平均销售费用率为 24%，生物制品的平均销售费用率为 31%。2020 年，信披直通车选取了 A 股规模较大的 8 家创新药上市公司 2019 年的财务数据，同时选取了辉瑞、诺华、默克、礼来等 8 家知名国际医药巨头 2019 年的数据，发现我国 8 家公司的平均销售费用率高达 34.2%，而 8 家国际医药巨头的平均销售费用率为 25.06%。实际上，我国制药公司的销售费用主要是市场、学术推广及咨询费，而这个部分很大程度上存在被诟病的"带金销售"。国家积极采取相关措施打击带金销售，例如，2021 年 5 月下旬，全国多省市密集发布紧急通知，要求相关医药企业在 6 月 1 日前完成信用承诺提交工作，不递交信用承诺的医药企业，将被判出局。我们相信这类措施将改善不断上涨的销售费用率。鉴于此，我们建议采用 30% ~ 40% 的销售及市场营销费用率作为估值模型的基础销售费用比率。

（4）预测上市投放成本

上市投放成本和新产品的商业化有关，可分为直接支出和间接支出。上市投放成本涉及包装、药品说明书、点击付费广告以及与销售团队协同管理产品投放所需的任何额外劳动力。上市投放成本还应考虑的其他开支包括使消费者和支付方了解新产品的产品广告和营销费用。在产品发布后，如果投放费用还在继续发生，则应包含在销售及市场营销费用中。

成功的上市投放计划是药物商业成功的关键驱动。美国 Health Advances 公司的分析表明，在上市后销售超过预期的药物中，有 57% 在随后几年中仍表现出色。然而，差劲的投放计划有可能会造成无法弥补的损失。药物投放的支出很高，因为需要在不同运营区域执行许多成本密集的活动，以支持药物投放前、投放中以及投放后的市场开发。因此，准确的成本估算使制药公司能够更好地权衡取舍，并为投资者、员工以及客户设定期望。

Health Advances 公司的报告显示，单一产品制药公司在产品投放前三年平均花费 1.25 亿美元，大部分都用于上市投放，这说明产品投放是资源密集型的。first-in-class 产品的花费则更多，三年累计成本约为 1.6 亿美元，这主要是由于 first-in-class 产品需要建立市场，因此需要更大的投资。投放计划需要适当的财务和资本预算以确保产品上市后在商业上的成功。

报告重点分析了 first-in-class 产品和派生产品（生物类似药）的投放成本，这是因为报告假设进入市场的顺序对投放策略和需求是有显著影响的。2012～2017 年，在单一产品公司投放的 15 种药物中，报告选择了两种 first-in-class 产品（药物 1 和药物 2）以及两种派生产品（药物 3 和药物 4）。两种 first-in-class 产品在市场开发前期投入都比较多，占总投放的 45%，而派生产品仅占 30%。first-in-class 产品在上市后的支出占其总投放的 55%，而派生产品会花费 70% 用于投放后的促销活动。

向市场投放药物是高风险和高成本的工作。尽管投资如此之大，但公司会不可避免地发现，它们必须在投资地点和投资方式上做出艰难的选择。first-in-class 产品在投放前就进行了市场建设活动，将 45% 的投放成本用于疾病宣传、继续医学教育等。相比之下，拥有派生产品的公司在药物上市后的促销活动上花费更多。

（5）预测研发费用

根据 Investopedia，制药公司平均将 17% 的营业收入用于研发，所以研发费用是该领域最大的支出之一。除了半导体行业之外，没有其他行业在研发上的花费能和制药行业相比。制药行业的命脉是研发。大型制药公司的成功几乎完全取决于新药的发现和开发，尽管研发费用平均占收入的 17%，但有些公司的研发费用要高得多。截至 2019 年，许多世界上的大型制药公司在研发上花费了近 20% 的销售额。在全球研发支出最高的前 20 家公司中，制药公司占了近一半。2019 年度，阿斯利康将收入的 25.63% 用于研发；礼来将其收入的 22.38% 用于研发；罗氏控股紧随其后，其研发支出为收入的 21.29%；跨国生物制药公司百健和默克分别花费了收入的 15.41% 和 19.70% 用于研发；辉瑞和葛兰素史克的研发占比接近 15%；研发支出垫底的是雅培，约占收入的 7%。许多较小的制药公司的总收入较低，它们通常在研发上花费的预算占比要高得多，在某些公司可以高达 50%。

再看国内，根据药智新闻的报道，2020 年度，国内有 13 家制药公司的研发支出超过 10 亿元（见表 6-7），有 40 余家公司的研发支出占营收比重超过 10%。

表 6-7　国内 13 家制药企业的研发支出以及占营收比重

企业名称	2020 年研发支出（亿元）	增长率（%）	营业收入（亿元）	占营收比重（%）
百济神州	83.00	39.11	20.11	412.73
恒瑞医药	49.89	28.04	277.35	17.99
复星医药	40.03	15.59	303.07	13.21

（续）

企业名称	2020 年研发支出（亿元）	增长率（%）	营业收入（亿元）	占营收比重（%）
石药集团	28.90	44.45	249.42	14.20
中国生物制药	28.53	18.93	236.47	12.10
上海医药	19.72	30.70	1 919.09	1.03
信达生物	18.52	43.01	38.44	48.17
君实生物	17.98	87.93	15.95	112.72
再鼎医药	14.47	56.60	3.18	454.90
基石药业	14.05	8.50	10.39	135.22
健康元	12.61	18.25	135.22	9.32
华润医药	12.55	4.33	269.60	4.66
翰森制药	12.52	11.70	86.90	14.40

资料来源：药智新闻。

百济神州 2020 年研发费用总计 83.00 亿元，占其营业收入的 412.73%，远高于研发支出排名第二和第三的恒瑞医药和复星医药。信达生物的研发支出为营业收入的 48.17%，君实生物为 112.72%，再鼎医药为 454.90%，基石药业为 135.22%。这些大手笔投入的目的是储备丰富的产品管线和快速推进研发进度。不过，也可以看出我国制药企业和世界大型制药企业在规模上和成熟度上的差距。这也印证了以上的数据。一般来说，规模较小的制药企业在研发上花费的预算占比，要比规模大及成熟度高的企业高得多。

药物研发所需时间

在大多数生物制药估值模型中，临床试验前的药物发现一般分为两个阶段：

1）发现阶段：包括筛选、先导化合物的选择以及先导化合物的优化；

2）临床前阶段：包括临床前毒理学研究以及其他支持临床试验新药申请的活动。

保罗的研究[⊖]显示，发现阶段所需时间的中位数为 4.5 年，其中靶点到苗头化合物所需时间为 1 年，苗头化合物到先导化合物所需时间为 1.5 年，先导化合物的优化所需时间为 2 年；所需研发支出中位数分别为 100 万美元、250 万美元以及 1000 万美元。而临床前所需时间中位数为 1 年，开发成本中位数为 500 万美元。

Pharmagellan 公司对药物开发阶段所需时间的估计为：

1）I 期临床：1.5 年；

2）II 期临床：2.5 年；

3）III 期临床：2.5 年。

我们建议估值分析师将这些估计数据作为估值模型的基础数据，因为这些数据是根据多年的分析所得。I 期临床所需时间也不必根据治疗领域的变化而变化，这

⊖ PAUL S M, MYTELKA D S, DUNWIDDIE C T, et al. How to improve R&D productivity: the pharmaceutical industry's grand challenge [J]. Nature Reviews Drug Discovery, 2010, 9（3）: 203-214.

是因为研究发现，不论在什么治疗领域，Ⅰ期临床所需时间都会在 1.5 年的前后 3 个月左右浮动。我们认为这么微小的变化，不会对估值造成很大影响。Ⅱ期临床和Ⅲ期临床所需时间则需要根据不同的治疗领域有所调整，因为不同的治疗领域的开发时间跨度较大，如果不进行调整，对估值的影响就会较大。

亚当斯和布兰特纳根据不同治疗领域药物开发所需时间的研究结果[一]如表 6-8 所示。

表 6-8　不同治疗领域药物开发所需时间　　　　　（单位：年）

治疗领域	Ⅰ期临床	Ⅱ期临床	Ⅲ期临床
血液	1.5	2.7	2.8
心血管	1.2	2.9	2.5
皮肤	1.1	2.4	2.0
泌尿生殖系统	1.8	2.3	2.1
HIV/AIDS	1.6	1.9	1.6
癌症	1.8	2.5	2.4
肌肉骨骼系统	1.6	3.3	2.5
神经系统	1.7	3.3	2.7
抗寄生虫药	1.5	2.8	1.1
呼吸系统	1.5	2.5	3.0
感觉器官	0.9	3.7	2.5

兴业证券的研究显示我国新药研发和上市时间较国际平均水平滞后，其中新药临床试验申请审批时间为 10 ～ 18 个月，比国际平均时间要长。我国新药研发各阶段时间为：

1）IND 审批排队 1 ～ 1.5 年；

2）Ⅰ期临床 3 年；

3）Ⅱ期临床 3 年；

4）Ⅲ期临床 3 ～ 5 年。

国外药物研发成本

药物研发成本高昂是不争的事实，迪马西估计，将一种新药推向市场需要花费 8.02 亿美元。[二] 2007 年这个数字更新到 12.41 亿美元。这一数字包括所有成本，如研发失败的成本。迪马西 2014 年的研究[三]通过对 10 家制药企业的调查，获得了随机

———————
[一] ADAMS C P, BRANTNER V V. Estimating the cost of new drug development: is it really $802 million? [J]. Health Affairs, 2006, 25（2）: 420-428.

[二] DIMASI J A, HANSEN R W, GRABOWSKI H G. The price of innovation: new estimates of drug development costs [J]. Journal of Health Economics, 2003, 22（2）: 151-185.

[三] DIMASI J A, TABARROK A, MILNE C-P. An FDA report card: wide variance in performance found among agency's Drug Review [R/OL]. （2014-04-23）[2021-10-09]. https://www.manhattan-institute.org/html/fda-report-card-wide-variance-performance-found-among-agencys-drug-review-6015.html.

抽取的 106 种新药的研发成本，这些数据被用来估计新药和生物药开发的平均税前成本。每个经批准的新药的预计平均自付成本为 13.95 亿美元。以 10.5% 的实际折现率将自付成本资本化到上市，得出批准前总成本估计为 25.58 亿美元，时间成本（资本化成本与自付成本之间的差异）占总成本的 45%，自付成本和资本化成本的年增长率分别为 9.3% 和 8.5%。

迪马西还调查了药物被批准上市后的研发成本。批准后的研发包括在上市批准后开发新适应症和新剂型等。监管机构要求在药物批准后继续进行研发，作为批准的条件之一。批准后研发也称为Ⅳ期临床。迪马西估计每个药物批准后研发的自付成本为 4.66 亿美元。由于这些成本发生在批准之后，并且我们将所有成本资本化到上市批准，因此其资本化成本则较低，为 3.12 亿美元。批准后研发的自付成本占研发总成本（批准前和批准后）的 25.0%，而批准后研发的资本化成本占研发总成本的 10.9%。

我们不能假设一家中小型生物制药公司会花费数亿美元将一种药物推向市场。波格丹和维利热根据实际数据更详细地讨论了药物开发的成本：⊖

1）先导化合物的优化——成本会根据公司规模而变动，小公司大约在 50 万～ 600 万美元之间，而大公司可能在 300 万～ 600 万美元之间。

2）临床前——小公司大约在 100 万～ 900 万之间，平均为 300 万美元；而大公司则在 500 万～ 1100 万美元之间，平均为 700 万美元。

3）Ⅰ期临床——在涵盖所有成本的情况下，成本在 400 万～ 500 万美元之间。

4）Ⅱ期临床——成本大约为 700 万～ 800 万美元，如果涵盖非试验成本，则达到 1000 万～ 1100 万美元。

5）Ⅲ期临床——成本是整个开发阶段最高的，试验成本大约在 1000 万～ 5000 万美元之间，如果包括非试验成本，则会在 3000 万～ 6000 万美元之间。

6）审批——成本在 300 万美元上下。

值得注意的是，公司可以以较低的成本进行所有这些步骤。通常来说，大型制药公司的成本会较高。迪马西的研究可作为大型制药公司药物开发成本的根据，但是，对于初创或并不成熟的年轻公司来说，他的数据并没有代表性。在这里，我们可以给出一个经验法则，那就是中小型生物制药公司的药物开发成本在同一阶段通常比大型制药公司低 20% 左右。

塞尔特卡亚等分析了美国软件技术公司 Medidata 提供的临床试验成本信息。⊜

⊖ BOGDAN B，VILLIGER R. Valuation in life sciences [M]. Berlin：Springer，2010.
⊜ SERTKAYA A，BIRKENBACH A，BERLIND A，et al. Examination of clinical trial costs and barriers for drug development [R/OL]．（2014-07-24）［2021-10-09］. https://aspe.hhs.gov/reports/examination-clinical-trial-costs-barriers-drug-development-0.

Medidata 是一家为生命科学临床研究提供基于云计算的解决方案的全球供应商。该研究的局限是成本信息只针对美国。为了获得每个试验阶段每个单独试验的总成本，他们将成本构成分为单位临床试验成本、单位患者成本以及单位站点成本。为了获得适合估值模型的临床试验总成本的最佳数据，他们还添加了两项额外成本：站点日常开销和所有其他成本。他们将站点日常开销计算为单位临床试验成本总和的百分比（大约为 20% ~ 27%）。单位临床试验成本再加上 25% 的站点日常开销，仅占总试验成本的 70% 左右，在这个总数中仍然缺少没有记录的其他成本，因此他们又估计了一个额外的成本类别——所有其他成本，占单位临床试验成本的 30%。

单位临床试验成本包括：

1）（每项研究的）数据收集、管理和分析成本；

2）单位机构审查委员会（IRB）批准的成本 ×（每项研究的）批准的数量；

3）单位 IRB 修正成本 ×（每项研究的）IRB 修正的数量；

4）源数据认证（SDV）成本（每个数据字段的）×（每个研究的）SDV 字段数量；

5）单位站点的总成本 ×（每项研究的）站点数量。

单位患者成本包括：

1）（每位患者的）患者招募成本；

2）（每位患者的）患者管理成本；

3）（每位患者的）临床试验助理费用；

4）（每位患者的）医生费用；

5）（每位患者的）临床过程费用；

6）（每位患者的）中心实验室费用。

单位站点成本包括：

1）所有单位患者的总成本 ×（每个站点的）计划的患者人数；

2）（每个站点的）站点招聘成本；

3）（每月的）站点管理成本 × 站点管理月数；

4）（每月的）行政人事费 × 项目管理月数；

5）（每天的）站点监测费用 × 现场监测天数。

表 6-9 按临床试验阶段列出了每个治疗领域的总成本（假设每个阶段进行一次试验，不包括试验失败）。从表中可以看出，免疫调节临床 I 期的总成本最高，眼科和呼吸系统分别排名第二和第三。在临床 II 期，血液学总成本排名第一，之后是疼痛和麻醉以及免疫调节。临床 III 期总成本最高的是疼痛和麻醉，眼科和心血管疾病分别排名第二和第三。在临床 IV 期，呼吸系统总成本位居第一，之后是肿瘤科及疼痛

和麻醉。总体而言，整个临床试验阶段负担最高的治疗领域是呼吸系统，之后是疼痛和麻醉及肿瘤科；中枢神经系统、皮肤病科和泌尿生殖系统的试验总体上往往花费较少。

表 6-9 不同临床试验阶段每个治疗领域的总成本 （单位：万美元）

领域	临床 I 期	临床 II 期	临床 III 期	NDA/BLA 审批阶段	临床IV期	总和
抗感染药	420	1 420	2 280	200	1 100	5 420
心血管疾病	220	700	2 520	200	2 780	6 410
中枢神经系统	390	1 390	1 920	200	1 410	5 310
皮肤病科	180	890	1 150	200	2 520	4 930
内分泌	140	1 210	1 700	200	2 670	5 910
胃肠道	240	1 580	1 450	200	2 180	5 640
泌尿生殖系统	310	1 460	1 750	200	680	4 400
血液学	170	1 960	1 500	200	2 700	6 520
免疫调节	660	1 600	1 190	200	1 980	5 620
肿瘤科	450	1 120	2 210	200	3 890	7 860
眼科	530	1 380	3 070	200	1 760	6 940
疼痛和麻醉	140	1 700	5 290	200	3 210	10 540
呼吸系统	520	1 220	2 310	200	7 290	11 540

资料来源：https://aspe.hhs.gov/report/examination-clinical-trial-costs-and-barriers-drug-development。

塞尔特卡亚等比较了所有治疗领域的分阶段平均成本，然后计算出一个加权平均成本（见图 6-8）。请注意：误差棒代表低于和高于平均值的一个标准差。我们可以看到，临床IV期的平均成本与临床III期几乎相同，但是，不同治疗领域的临床IV期成本存在很大差异。

（百万美元）

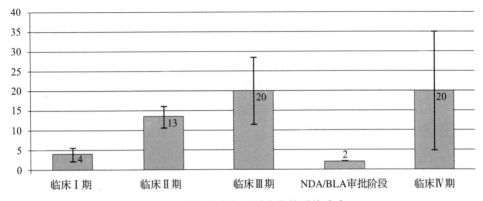

图 6-8 所有治疗领域在不同阶段的平均成本

资料来源：https://aspe.hhs.gov/report/examination-clinical-trial-costs-and-barriers-drug-development。

表 6-10 按照成本的构成，根据临床试验阶段列出了各治疗领域的临床试验成本。我们发现临床 I 期的临床过程费用是最高的，之后是 SDV 成本以及中心实验室费用。在临床 II 期，贡献最大的支出主要有临床过程费用、行政人事费、站点管理成本、站点监测费用、中心实验室费用以及临床试验助理费用。与临床 II 期相似，临床过程费用、行政人事费、站点管理成本、站点监测费用、中心实验室费用和临床试验助理费用对临床 III 期的成本贡献最大。在临床 IV 期，行政人事费位居最高，之后是站点管理成本、临床过程费用。在不同的临床试验阶段，患者招募成本仅占临床试验成本（不含站点日常开销和所有其他费用）的 1.7% ～ 2.7%。

Pharmagellan 公司根据美国的信息得出按临床试验阶段以及按治疗领域分类的临床试验平均所需患者人数（见表 6-11）。

结合塞尔特卡亚等的研究以及 Pharmagellan 公司关于临床试验成本以及患者人数的数据，我们就可以推演出按临床试验阶段以及治疗领域的单位患者临床试验成本（见表 6-12）。

国内药物研发成本

之前所述都是国外制药企业开发新药的成本，和国内的实际情况有很大的差别。国内制药企业成功研发新药的数量极少，就算有，企业也极少披露其药物研发成本，这使得在国内几乎很难找到药物研发的相关数据。2018 年智银资本列举了一些数据：海正的海泽麦布片的研发费用为 2.25 亿元；恒瑞的吡咯替尼的研发费用为 5.2 亿元，报产 PD-1 的研发费用为 1.55 亿元，阿利沙坦酯的研发费用为不到 3 亿元，埃克替尼的累计研发费用在 1.5 亿元左右——从而得出国内制药企业开发一个新药的成本为 2 亿～ 3 亿元。这个费用只是项目的累计投入费用，不包含其他项目研发失败的投入。至于和国外新药开发成本差异巨大的原因，分析认为国内制药企业做的大多是 me-too 药，存在较低的失败风险，而且不需要前期的靶点验证工作。加上国内临床试验资源成本偏低，研发人员工资偏低，导致国内的新药研发成本大幅度低于国外。

关于临床试验患者招募规模，《药品注册管理办法》（2020 年 1 月 22 日国家市场监督管理总局令第 27 号）并没有对临床试验样本的数量提出具体要求，这使整个药物技术标准体系有了更大的灵活性。旧办法对临床试验的样本要求可作为参考：

1）药物临床试验的受试例数应当根据临床研究的目的，符合统计学的要求和办法规定的最低临床研究病例数要求。

表 6-10 临床试验成本的构成

成本构成	临床 I 期		临床 II 期		临床 III 期		临床 IV 期	
	成本（美元）	占小计比重（%）	成本（美元）	占小计比重（%）	成本（美元）	占小计比重（%）	成本（美元）	占小计比重（%）
数据收集、管理和分析成本	50 331	2.36	59 934	0.79	39 047	0.34	49 702	0.44
单位 IRB 批准的成本	11 962	0.56	60 188	0.79	114 118	1.00	137 813	1.21
单位 IRB 修正成本	1 094	0.05	1 698	0.02	1 919	0.02	1 636	0.01
SDV 成本	326 437	15.32	406 038	5.34	400 173	3.52	353 602	3.10
患者招募成本	37 050	1.74	161 140	2.12	308 672	2.71	298 923	2.62
患者管理成本	6 145	0.29	15 439	0.20	24 727	0.22	30 568	0.27
临床试验助理费用	178 237	8.36	441 053	5.80	939 540	8.25	820 775	7.20
医生费用	109 681	5.15	381 968	5.03	805 508	7.08	669 464	5.88
临床试验过程费用	475 667	22.32	1 476 368	19.43	2 252 208	19.79	1 733 576	15.22
中心实验室费用	252 163	11.83	804 821	10.59	849 180	7.46	419 758	3.68
站点招聘成本	51 904	2.44	233 729	3.08	395 182	3.47	168 343	1.48
站点管理成本	193 615	9.09	1 127 005	14.83	1 305 361	11.47	1 835 341	16.11
行政人事费	237 869	11.16	1 347 390	17.73	2 321 628	20.40	3 323 081	29.17
站点监测费用	198 896	9.33	1 083 186	14.25	1 624 874	14.28	1 549 761	13.60
小计（百万美元）	2.13	100.00	7.60	100.00	11.38	100.00	11.39	100.00
站点日常开销	528 685	—	1 741 811	—	2 541 313	—	2 575 007	—
所有其他费用	1 139 887	—	4 003 615	—	5 967 193	—	5 986 008	—
总计（百万美元）	3.80	—	13.35	—	19.89	—	19.95	—

资料来源：https://aspe.hhs.gov/report/examination-clinical-trial-costs-and-barriers-drug-development。

表 6-11　按临床试验阶段以及按治疗领域分类的临床试验平均所需患者人数　（单位：人）

治疗领域	临床 I 期	临床 II 期	临床 III 期
抗感染药	40	126	404
心血管疾病	35	68	410
中枢神经系统	30	60	295
皮肤病科	30	83	355
内分泌	42	102	368
胃肠道	36	60	325
泌尿生殖系统	39	100	388
血液学	47	51	217
免疫调节	37	72	295
肿瘤科	27	46	383
眼科	37	100	345
疼痛和麻醉	32	100	256
精神病学	33	60	265
肾脏疾病	25	65	321
呼吸系统	36	74	429
其他	31	73	314
加权平均	35	72	347

表 6-12　按临床试验阶段以及治疗领域的单位患者临床试验成本　（单位：万美元）

治疗领域	临床 I 期	临床 II 期	临床 III 期
抗感染药	10.50	11.27	5.64
心血管疾病	6.29	10.29	6.15
中枢神经系统	13.00	23.17	6.51
皮肤病科	6.00	10.72	3.24
内分泌	3.33	11.86	4.62
胃肠道	6.67	26.33	4.46
泌尿生殖系统	7.95	14.60	4.51
血液学	3.62	38.43	6.91
免疫调节	17.84	22.22	4.03
肿瘤科	16.67	24.35	5.77
眼科	14.32	13.80	8.90
疼痛和麻醉	4.38	17.00	20.66
呼吸系统	14.44	16.49	5.38
加权平均	11.40	18.10	5.80

2）临床试验的最低病例数要求——临床 I 期 20～30 例，生物利用度试验为 19～25 例；临床 II 期按规定需进行盲法随机对照试验 100 对，即试验药与对照药各 100 例，共 200 例；临床 III 期至少 300 例，可试验药与对照药各 100 例（100 对），另 200 例试验药进行开放试验；临床 IV 期 2000 例。

药物研发支出资本化和费用化问题

在会计上，研发支出主要是企业在研究与开发无形资产过程中发生的各项支出。其中研究过程称为"研究阶段"，开发过程称为"开发阶段"。研究阶段发生的支出，计入"费用化支出";开发阶段发生的支出,符合资本化条件的部分计入"资本化支出",不符合资本化条件的部分计入"费用化支出"。

我国《企业会计准则第 6 号——无形资产》规定:研究开发活动应划分为研究阶段和开发阶段进行分别核算。研究阶段的支出,是为了获取知识和技术而进行的基础性研究,应于发生当期费用化;开发阶段的支出,是在前期成果的基础上,为了解决针对性的问题而进行的研究,应予以资本化;只有当开发阶段的支出满足我国研究与开发会计处理提及的五个条件时,才能确认为无形资产。

由于制药公司研发过程漫长且成功与否不确定,会计准则并未对新药研究资本化的时点做出明确规定。李曼基于证监会行业分类,从医药制造业中随机挑选了 A 股市场的 50 家公司,[一]分别统计了每家公司 2016 年费用化研发支出、研发投入总额、资本化比例、研发支出占当年营业收入的比例以及年报中关于研究开发费用资本化政策的具体规定,并从中归纳出医药制造业上市公司 2016 年年报中披露的开发支出项目的两大特点:

1)研发会计政策模糊化,行业内无统一标准;

2)研究开发支出资本化程度不一。

在 50 家样本公司中,有一半 2016 年研发支出的资本化比例为 0%,这说明大多数制药公司对研发支出资本化持谨慎态度。资本化比例超过 50% 的公司只有两家,而这两家在 2016 年年报的内部研究开发会计政策中只披露了会计准则的一般规定,也就是说并未披露公司实际选择的具体资本化时点。

众华会计师事务所抽取了研发支出资本化政策披露较为详细的 13 家上市公司 2019 年的年报,它们不仅披露了开发阶段的支出确认为无形资产的情况,还披露了研究阶段与开发阶段的划分标准。这 13 家上市公司以各自研发项目特征为基础,大部分以临床试验批件或中试来划分研发阶段与开发阶段。比如,沃森生物将取得临床试验批件前发生的投资于当期费用化(计入研发费用),将取得临床试验批件后至研发项目达到预定用途前发生的投资于当期资本化(计入开发支出),所研发项目在达到预定用途时转入无形资产。丽珠集团的研发项目资本化条件为研发项目取得相关批文(如根据《药品注册管理办法》的规定所获得的临床试验批件、药品注册批件或者国际药物管理机构的批准等)或达到中试条件。自取得相关批文或开始中试之后发生的支出,经公司评估满足开发阶段的条件的,可以作为资本化研发支出,其余研发支出则作为费用化研发支出。

值得注意的是,在医药研发费用资本化方面,大多数公司仅披露资本化时点为获取临床试验批件,但在进行临床试验时,往往又分为Ⅰ期、Ⅱ期、Ⅲ期以及Ⅳ期

─ 李曼. 医药行业研发费用资本化时点选择问题研究 [D]. 上海:上海国家会计学院,2018 [2021-10-09]. https://xueshu.baidu.com/usercenter/paper/show?paperid=1m0r0p60md1q02p0ht3x08k0j1269166&site=xueshu_se.

临床试验。通常情况下，将进入Ⅲ期临床试验作为资本化时点可能是谨慎和恰当的。在上市公司的披露中，康弘药业将进入Ⅲ期临床试验作为资本化时点。2020年CPA研习社列出了部分科创板医药公司及A股公司研发支出资本化的会计政策：

1）特宝生物将药物研发进入Ⅲ期临床试验阶段前的所有开支予以费用化，将药物研发进入Ⅲ期临床试验的时点作为资本化开始的时点，开发阶段的支出在资产负债表上列示为开发支出，自项目达到预定可使用状态之日起转为无形资产；

2）卫光生物将取得临床试验批件、药品注册批件或者获得国际药物管理机构的批准等作为资本化时点；

3）康辰药业将新药研发项目进入Ⅲ期临床试验之前所发生的研发支出均予以费用化处理；

4）南新制药1类新药取得Ⅲ期临床试验批件前为研究阶段，费用计入当期损益，取得Ⅲ期临床试验批件并开始进行临床试验至取得新药证书或生产批件前为开发阶段，费用资本化；

5）海特生物1类新药的开发阶段支出指药物取得新药证书至取得生产批件期间的可直接归属的开支，其他药物的开发阶段支出指药物研发进入Ⅲ期临床试验阶段后的可直接归属的开支；

6）舒泰神创新生物制品取得临床试验ⅡA总结之后发生的研发支出，为资本化的研发支出；

7）赛伦生物的新药研发项目，需要经过Ⅰ期、Ⅱ期、Ⅲ期临床试验的，取得临床试验批件到进入Ⅲ期临床试验前为研究阶段，药物研发进入Ⅲ期临床试验后为开发阶段；

8）贝达药业的1类、2类新药，自开始至开展实质性Ⅲ期临床试验前为研究阶段，自开始开展实质性Ⅲ期临床试验至取得生产批件为开发阶段；3类仿制药，自开始至取得临床试验批件为研究阶段，自取得临床试验批件后至取得生产批件为开发阶段；4类仿制药，整个研发阶段为研究阶段，所发生的支出均予以费用化；生物类仿制药（单抗药物），自开始至取得临床试验批件为研究阶段，自取得临床试验批件至取得生产批件为开发阶段。

由此，我们可以得出结论：研发投入资本化的时间点通常不早于进入Ⅲ期临床试验；最晚的为取得新药证书（如海特生物）。当然，在A股上市的制药公司中，信立泰是一个特例，对研发支出的处理相当激进，能资本化的支出全部资本化。另外一个比较极端的是恒瑞医药，无论研发投入有多大，研发支出全部费用化。虽然将所有研发支出费用化符合大众对一家好公司的期盼，但是从投资的角度来看，研发支出立即费用化是保守会计的典型代表，这些研发支出其实是寄望于未来产生经济收益的，所以，我们认为资产被低估了。因为资产被低估了，这种会计操作会导致股权的低估。我们可以通过调整来消除这些财务报表造成的失真。

（6）预测监管费用

监管费用取决于药物将要销售的市场，通常要遵守特定的国家法规。提交临床试验申请、生物制品许可申请和新药申请的成本也在监管费用范围内，包括提交费用和编写文件所需的费用。支持监管审核的成本也可以包含在监管费用中。

在美国，监管机构批准所需时间，即从提交申请到批准的时间，最可靠的数据约为 1 年（不包括优先审查的药物）。2020 年，中国国家市场监督管理总局公布了修订后的《药品注册管理办法》和《药品生产监督管理办法》。本次修订涉及审评审批流程，进一步缩短了审评时间。药物临床试验申请改为自受理之日起 60 日内决定是否同意开展，药品上市许可申请审评时限为 200 日，单独申报仿制境内已上市化学原料药的审评时限为 200 日，药品再注册审查审批时限为 120 日。

鉴于此，我们建议在估值模型中将监管审批所需时间设定为 1～1.5 年，基本上和美国 FDA 持平。尽管一些数据表明某些治疗领域的审批时间比其他领域短一些，但差异并不大，在大多数估值模型中基本可以忽略不计。

在美国，完整的新药上市许可申请费用大约为 260 万美元，这还基于假定了一个生产场地以及一种剂型。我国的药物注册费用则便宜得多，和昂贵的药物研发支出相比，基本上可以忽略不计。表 6-13 是国家药品监督管理局和省级药品监督管理部门对药物临床试验申请、药物上市许可申请、补充申请和再注册申请的具体收费标准。

表 6-13　药物注册收费标准　　　　　　　　　（单位：万元）

项目分类		境内生产	境外生产
新药注册费	临床试验	19.2	37.6
	上市许可	43.2	59.39
仿制药注册费	无须临床试验的上市许可	18.36	36.76
	需临床试验的上市许可	31.8	50.2
补充申请注册费	无须技术审评的	0.96	0.96
	需技术审评的	9.96	28.36
药品再注册费（五年一次）		由省级财政部门制定	22.72

6.2.2　确定折现率

折现率需要考虑货币的时间价值以及风险。通常，货币的时间价值用无风险利率表示。折现率由当前无风险利率以及在此基础上的风险溢价组成。一般来说，风险代表了项目现金流的各种不确定性，包括技术上的不确定性，即项目在研发的某个阶段必须停止的危险以及获得销售收入的风险等。为了规避这些不确定性，投资者愿意支付风险溢价。折现率也反映了资本的机会成本，换言之，即投资者对类似风险投资所要求的回报。在这种情况下，风险指资本市场风险，是投资者希望通过投资具有类似风险的股票获得的至少与预期相同的回报。从公司的角度来看，折现率是指为运营提供资金的资本成本。资本资产定价模型通常用于计算适当的权益回报率，尽管它不能完美地反映投资者的行为。

资本资产定价模型假设投资者为接受风险要求市场风险溢价（平均资本市场回报率和无风险利率之间的差额），以投资价值高度波动的资产。风险溢价的适当权重为贝塔系数。贝塔系数是公司特有的，它描述了公司权益与市场的协方差。例如，如果一家公司的贝塔系数大于1，其股票的波动性就会大于市场的波动性，从而使股票的风险更大。在这种情况下，资本资产定价模型会赋予风险溢价更多的权重，这将导致更高的折现率。

如果一家公司不仅采用股权融资，还进行了债务融资，则应调整资本资产定价模型，以反映通常债权人所要求的较低的债务回报率，或者用加权平均资本成本，它反映了债务融资产生的税盾。

在风险调整后净现值分析中，我们要估计未来风险调整后的现金流，并根据其发生的时间对其进行折现。在使用风险调整后净现值分析估值时，用现金流乘以它们发生的概率（成功概率），然后进行折现。在净现值分析估值中，研发风险包含在折现率中，而在风险调整后净现值分析估值中，研发风险则通过现金流的风险调整来解决。因此，两种估值方法的折现率不同。

给生物药估值最常见的两个目的：帮助决定是内部开发还是外部并购，从潜在买家的角度来看项目的价值。无论从哪一个目的来看，折现率都像资产所有者的最低预期回报率。理论上，最低预期回报率至少应该等于加权平均资本成本。加权平均资本成本是股权投资人和债权投资人共同需要的回报率。此外，计算折现率的传统方法，比如资本资产定价模型，并不能在生物制药行业中产生真正可用的数据。与生物制药公司相关的风险通常是公司本身独有的，这使得比较公司之间的风险和波动性变得困难。生物制药公司股价的波动，尤其是未盈利公司股价的波动，可能会很疯狂，这时贝塔系数通常毫无用处。

此外，对于早期生物制药资产的估值，加权平均资本成本实际上被高估了。这是因为股权和债务的回报率既受财务风险的影响，也受研发成功概率的影响。在生物制药领域，我们通常的做法是将各个阶段的现金流进行风险调整，分别核算研发风险，因此使用加权平均资本成本可能会导致重复计算风险。也就是说，在使用风险调整后净现值分析时，所有的现金流会根据其发生概率（成功概率）进行调整，很大一部分风险已经包含在风险调整中。因此，我们预计的折现率较低。

那么，如何确认生物制药项目的折现率呢？这个问题还没有公认的标准。在实务中，投资者通常会对规模较大的公司应用较低的折现率。然而，当一家大公司收购一家小公司时，弄清楚正确的折现率可能很难办，是使用小公司的折现率，还是大公司的折现率呢？

一项在生物医药行业专业人士中开展的调查整理在风险调整后净现值分析中使用的折现率，结果是：

1）早期阶段的生物制药公司，12% ～ 28%；

2）中期阶段的生物制药公司，10% ～ 22%；

3）后期阶段的生物制药公司，9% ～ 20%。

调查的总体情况表明，使用的折现率还是非常合理的。早期阶段的生物制药公司通常会有更高的折现率，因为它们有更多的风险。此外，虽然风险调整后净现值分析是生物制药行业使用的标准估值方法，但我们需要指出的是，估值对折现率非常敏感，1% 的误差会使估值产生巨大的差异。

巴拉斯对 12 家大型生物制药公司（市值大于 100 亿美元）的业务发展和财务专业人士的调查[⊖]显示，他们通常使用 10% 作为项目内部评估的折现率，同时，他们也使用相同的折现率来评估外部机会。

在实务中，我们根据生物制药公司的规模分别采用不同的折现率：

1）大型制药公司一般采用大约 10% 的折现率来评估内部和外部机会；

2）早期生物制药公司采用和大型制药公司一致的折现率来评估其被并购的机会；

3）小型生物制药公司采用的折现率为 15% ～ 20%，用来评估资产内部和外部的机会。

对美国生物制药公司使用的折现率的调查发现，美国公司选择的折现率通常高于资本资产定价模型计算出的加权平均资本成本。一项对美国六家生物制药公司的研究显示，名义折现率从 13.5% 到 20% 以上。如果将 3% 作为长期预期通胀率，那么 12% 的实际折现率就对应 15% 的名义折现率，该折现率更接近生物制药公司使用的折现率范围的下限。

在估值中，还有一个问题是：我们应该用不同的折现率对每个项目进行折现，还是对整个公司使用一种折现率？在授权引进的情况下，这个问题变得特别有趣，此时通常是资本成本高的公司与资本成本较低的公司进行谈判。

布里厄利认为公司的价值等于其项目价值的总和[⊖]，每个项目都可以被看成一家

⊖ BARAS A I，BARAS A S，SCHULMAN K A. Drug development risk and the cost of capital [J]. Nature Reviews Drug Discovery, 2012, 11（5）: 347-348.

⊖ BREALEY R A，MYERS S C，ALLEN F. Brealey, Myers, and Allen on valuation, capital structure, and agency issues [J]. Journal of Applied Corporate Finance，2008，20（4）: 49-57.

小型公司，都可以被估值。如果一家公司拥有两个项目，那么公司的价值可以描述为：V（项目1+项目2）=V（项目1）+V（项目2）。

布里厄利认为公司的资本成本应该被定义为公司所有证券组合的预期收益，是公司平均风险项目的适当折扣率。如果一个项目的风险大于或小于公司现有业务，就必须以不同的折现率对其进行折现。他给出了一个合理的理由：以相对安全的项目的折现率来折现一个风险较高的项目是不公平的。

但是，你也可以辩称资金通常是由公司筹集的，不能只投资于项目。资金留在公司内部，而不是项目之中。所以，应该对整个公司使用一种折现率。此外，布里厄利似乎明显忽视了多元化效应，更多的项目通常意味着多元化。公司越多元化，现金流越稳定，这是因为如果一个项目表现不佳，可能会有另一个项目进行补偿。拥有更稳定现金流的公司比那些现金流变化很大的公司风险更低。因此，多元化公司的资本成本更低。我们自然期望：V（项目1+项目2）>V（项目1）+V（项目2）。这意味着资产组合的价值高于其各部分的价值之和。

是对整个公司使用一种折现率还是用不同的折现率对不同的项目进行折现取决于估值的目的。授权引进的产品通常不采用内部开发产品使用的折现率，考虑到信息的不对称，而会采用更高的折现率。制药公司的产品组合经理更愿意以相同的折现率对所有项目进行折现，以获得统一的估值。

6.2.3 确定终值

教科书中的折现现金流估值一般假设公司经营跨过两个时期：

1）第一个时期，估计现金流直到某一时间点；

2）第二个时期，在该时间点之后，假设现金流稳定或持续增长。

我们可以用以下公式很容易地表示第二个时期的终值：

$$v_T = \frac{CF_T}{r-g}$$

式中，v_T 为终值，T 为终值年，CF_T 为终值年时的现金流，r 为折现率，g 为增长率。

那么，公司或项目的价值（净现值）计算如下：

$$NPV = \sum_{i=o}^{T-1} \frac{CF_i}{(1+r)^i} + \frac{v_T}{(1+r)^T}$$

我们认为绝大多数药物的终值为零。当关键专利到期时，仿制药充斥市场，收入基本上在一夜之间下降90%以上。对于这类产品，非要给一个终值是不正确的。相反，我们应该对每年的销售额进行预测，直到关键专利到期为止，然后假设该药物下架。对于小分子药物，我们就应该假设一旦专利到期，该药物就一文不值，这是因为仿制药会迅速充斥市场。

　　然而，对于大分子生物药，快速取代没有那么快。由于这种药的分子性质更加复杂，很难证明一个生物药与另一个生物药具有生物相似性。因此，预测生物药在专利到期后的收入大幅下降并不见得总是准确的。估值分析师需要查看所预测的特定药物的详细信息。如果一家公司拥有一定的科研能力，有能力发现以及开发大量新药，估值分析师就可以给一个终值，以展现公司尚未开发或收购但可能在未来开发或收购的产品价值。

　　终值对一家公司的价值来说是极其重要的。拉帕波特指出，[⊖]终值占公司总价值的 50% ～ 80%。科普兰甚至将高科技公司的终值对公司价值的贡献量化为 125%，[⊜]这意味着在选定的时间范围结束时，公司甚至还没有赚回在此之前所花费的现金。因此，使有可能证明该公司真正值得投资的现金流，即超出估值时间范围的现金流，被粗略地总结在终值里。也就是说，公司价值的绝大部分是由尚未估算的现金流构成的，这是因为我们假设公司在时间范围结束时已达到稳定状态。终值就是基于这样一个假设，即公司能够以某种方式保持收益，甚至在有一点增长率的情况下增加收益。至于稳定的现金流是如何年复一年地保持的，以及维持它们需要什么条件，就不得而知了。

　　说到稳定状态，我们认为，要一家致力于生物药开发的公司在 12 年甚至 20 年后达到一个稳定状态是完全不现实的。凭什么 12 年后的公司会比今天更稳定呢？如果我们假设一家生物制药公司在其后期开发中只有一款药物，那么它的未来在很大程度上就取决于该项目的成功。如果项目失败，公司甚至可能无法为其他项目提供资金；如果项目取得成功，公司可以通过收购、授权或增加研发活动来增长和扩大公司的产品管线。此外，终值仅假设未来现金流是稳定的，但它不能验证这种稳定的条件。试想一下，如果一家生物制药公司在市场上只有一个项目，管线里空空如也，一旦产品失去专利，不更换产品就不可能有稳定的收入。所以，使用终值的人会面对一种危险，那就是盲目地认为公司能够在将来以某种方式（其实他们不知道是什么方式）替换当前的产品，他们应该验证公司的研发费用以及管线里的项目是否符合这一要求。

6.2.4　税

　　很多生物制药公司以及估值分析师并不十分关心所得税的问题，这是因为企业

⊖ JOHNSON W B, NATARAJAN A, RAPPAPORT A. Shareholder returns and Corporate Excellence [J]. Journal of Business Strategy，1985，6（2）：52-62.
⊜ COPELAND T, KOLLER T, MURRIN J. Valuation: measuring and managing the value of companies [M]. Chichester：John Wiley & Sons，1994.

还远远还没有达到收支平衡，离交所得税还远得很。此外，即使企业开始盈利，企业所得税也可以抵减研发期间发生的累计亏损，也就是说，企业在一个纳税年度产生的利润总额可以先抵减以前年度的亏损，然后根据税法计算企业是否要缴纳企业所得税。根据我国税法有关规定，企业每一纳税年度的利润总额都可以弥补前五个纳税年度的亏损额。此外，生物制药公司通常都有较高的税收折扣，所以很多企业和估值分析师都认为税收的影响几乎可以忽略不计。

但这完全是错误的。从价值的概念而言，如果一家公司要实现价值，那么在其整个生命周期内，收入必须至少超过支出从而获得利润。利润最终将构成价值的组成部分。届时，之前累积的亏损将会被利润抵减，超出部分的利润将全部纳税。因此，如果公司的价值为正值，就至少应减去税金。税金所带来的减值效应可能比我们想象的要大。

通常，生物制药公司的估值都是在风险调整的基础上进行的，也就是说，所有的现金流都需要乘以一个成功概率。假设一个药物只有25%的概率上市，我们就应按其名义价值的25%计算风险调整后的销售收入。通常来说，所得税的计算也要基于风险调整。表6-14显示了一个研发项目的估值模型，我们假设税率为25%，折现率为15%。

表 6-14　常用的研发项目估值模型　（金额单位：百万元）

项目	第一年	第二年	第三年	第四年	第五年	第六年	第七年	第八年
阶段	临床III期	临床III期	审批	审批	上市	上市	上市	上市
销售峰值	750	750	750	750	750	750	750	750
市场渗透率（%）					30	50	80	100
销售收入					225	375	600	750
经营成本和费用					-68	-113	-180	-225
R&D费用	-20	-20	-5	-10	-10	-10		
现金流	-20	-20	-5	-10	148	253	420	525
成功概率（%）	65	65	26	26	20	20	20	20
风险调整后现金流	-13	-13	-1	-3	30	51	84	105
累计亏损	-13	-26	-27	-30	0	0	0	0
风险调整后所得税	0	0	0	0	0	-13	-21	-26
折现因子（%）	100	87	76	66	57	50	43	38
风险调整后现金流的现值	-13	-11	-1	-2	17	19	27	30
风险调整后净现值	66							

在这个例子中，我们根据成功概率调整了现金流。在此基础上，我们计算了年末的累计亏损。根据计算，公司仅需在第五年部分时间、第六年、第七年以及第八年缴纳所得税。风险调整后净现值约为6600万元。

为了让研发项目能够上市，我们注意到该生物制药公司需要在研发上花费 5500 万元。这些费用都可以结转，在第五年药物上市时结转完成，并在当年开始纳税。

在这个例子中，我们假设累计亏损是风险调整后的（我们使用风险调整后现金流来计算）。但是，使用这种方法，在产品研发的不同阶段发生抵减的概率不同（Ⅲ期临床阶段需要使用 65% 的概率，审批阶段使用 26% 的概率，在上市阶段我们只用 20% 的概率）。这样，我们其实高估了累计亏损的减税效果。

在真实世界里，累积亏损在发生时是由现金流来抵减的，而不是由风险调整后的现金流来抵减的（见表 6-15）。

表 6-15 正确的研发项目估值模型 （金额单位：百万元）

项目	第一年	第二年	第三年	第四年	第五年	第六年	第七年	第八年
阶段	临床Ⅲ期	临床Ⅲ期	审批	审批	上市	上市	上市	上市
销售峰值	750	750	750	750	750	750	750	750
市场渗透率（%）					30	50	80	100
销售收入					225	375	600	750
经营成本和费用					−68	−113	−180	−225
R&D 费用	−20	−20	−5	−10	−10	−10		
现金流	−20	−20	−5	−10	148	253	420	525
成功概率（%）	65	65	26	26	20	20	20	20
风险调整后现金流	−13	−13	−1	−3	30	51	84	105
累计亏损	−13	−33	−38	−48	0	0	0	0
所得税	0	0	0	0	−25	−63	−105	−131
风险调整后所得税	0	0	0	0	−5	−13	−21	−26
折现因子（%）	100	87	76	66	57	50	43	38
风险调整后现金流的现值	−13	−11	−1	−2	14	19	27	30
风险调整后净现值	63							

在这个例子中，我们正确地使用现金流来抵减累计亏损，而不是用风险调整后的现金流来抵减，就会得出风险调整后净现值约为 6300 万元。

6.2.5 敏感性分析

预测未来很困难，因此估值分析师对关键变量进行敏感性分析是非常重要的一步。风险调整后净现值分析有大量的假设条件，每个假设条件都有可能对估值产生较大的影响。有时候，即使这些假设条件变化很小，估值范围也会产生很大的差异。所以，在进行风险调整后净现值分析时，我们的估值往往并不局限于一个单一数值，而是通过改变关键的输入或假设得出一个估值的范围，这个步骤就是敏感性分析，它对药物的估值非常重要。我们要知道一个事实，那就是大多数药物的实际销售收入总比管理层的预期要低。生物制药公司的管理层非常重视其科学家创造价值的能力，而很少考虑公司获取所创造价值的能力。这样的结果就是高估了公司的市场地位，而低估了潜在的市场竞争水平。因此，在输入市场占有率、定价以及患者治疗率等可以影响销售收入的参数时应该非常谨慎。

如果说折现现金流是科学，那么敏感性分析和折现现金流分析的结合就是估值的科学性和艺术性的结合。众所周知，生物制药行业是一个风险极高的行业。在不同的假设下估值将会如何呢？我们可以在敏感性分析中使用各种假设来看看它们将如何改变估值。

敏感性分析是金融建模中使用的一种工具，用于分析一组自变量的不同值在某些特定条件下如何影响特定因变量。可供我们进行敏感性分析最常用的工具就是微软公司的 Excel。在 Excel 中，我们可以使用模拟运算表中的单变量求解或者模拟运算表来进行敏感性分析。

6.2.6　案例：给世界上最昂贵的药估值

2020 年 8 月 6 日，每日经济新闻引用了一家自媒体发布的"求药"消息引起多方关注。2020 年 7 月 31 日，一家自媒体发布了一篇标题为《湖南一男婴 ICU 中急需特效药救命，一剂 5 毫升要价 70 万元，父亲瞬间绝望》的文章，文章里的男婴出生不久便患上了脊髓性肌萎缩症（SMA）。SMA 是两岁以下婴幼儿群体的头号遗传病杀手，在新生儿中的患病率为 1/10 000 ～ 1/6000，中国大约有患儿 3 万～ 5 万人。要想活下去，在国内只有特效药诺西那生钠能救命，可一支就要 70 万元，男孩一家绝望了。诺西那生钠注射液由渤健公司（Biogen Idec Ltd）研发，2016 年 12 月 23 日首次在美国获批，是全球首个 SMA 精准靶向治疗药物。但是该药有个缺点，那就是必须终生使用，第一年 6 剂，随后每年 3 剂。按照每剂 70 万元计算，对患者来说费用负担极大，而且这还不包括和治疗相关的其他费用。

其实，在 2019 年 5 月，美国 FDA 已经批准了诺华旗下 AveXis 公司研发的基因疗法药物 Zolgensma，该药的特点是只要注射一次即可完成对 SMA 的治愈。但 Zolgensma 的定价也被视为"天价"，高达每剂 212.5 万美元（约合人民币 1500 万元），因此该药被誉为世界上最昂贵的药。Zolgensma 预计每年最多治疗数百至 1000 名患者。

AveXis 是一家基因治疗公司，致力于开发 SMA 的治疗方法。SMA 是由 SMN1 基因缺失引起的，这种基因的缺失会导致运动神经元萎缩，从而导致肌肉萎缩和肌肉功能丧失，严重时会导致死亡。SMA 分四个类型，其中 1 型 SMA 是最严重的，罹患 1 型 SMA 的婴儿将永远无法在没有支撑的情况下坐着，其他症状包括呼吸或吞咽困难、无法爬行并且永远无法行走。超过九成罹患 1 型 SMA 的婴儿将在两岁前死亡。

AveXis 的主导产品 AVXS-101（Zolgensma 在开发阶段的称呼）是一种基因疗法药物，可将 SMN1 的功能副本传递给运动神经元，从而实现根本性的治愈。初步临床证据表明，AVXS-101 是一种创新疗法药物。I 期临床试验表明，15 名接受治疗的患者无须持续通气，全部可活到 13.6 个月。在未用药之前，预计只有 25% 的患者能活那么久。以 20 个月时间来看，有 9 名患者在没有持续通气的情况下存活，其他 6 名患者由于尚未满 20 个月大，因此未包括在该分析中。在未用药之前，预计只有 8% 的婴儿能撑过 20 个月。在接受最高剂量的 12 名患者中有 10 名在无人帮助的情况下可以坐起来，其中 2 名可以爬行。该药物也展现出高度的安全性。

诺华向 FDA 提交了 15 名患者在 I 期临床试验的完整数据、III 期临床试验中所有 22 名患者的中期数据以及其他研究的一部分患者的中期数据。FDA 对开发治疗严重罕见疾病的药物的审批比较快。这是可以理解的，因为对于一年只有几百名到 1000 名患者的疾病，要满足 FDA 的一般药物审批要求是非常困难的。如果没有快速审批途径，投资者就不会对这些罕见疾病的研究提供资金。

1. 预测销售收入

如大多数生物制药初创公司一样，AveXis 从未产生过盈利。这些公司的命运要么是失败，要么是通过 IPO，要么是在监管批准之前被大型制药公司收购。在其他行业，起码还可以使用历史收入增长率简单地预测未来的营业收入，但这对于生物制药初创公司来说是不可能的。2019 年，Bay Bridge Bio 公司的创始人理查德·墨菲在 Zolgensma 尚未上市之前，通过使用以下步骤对 AveXis 的销售收入进行预测（仅针对美国市场）。

第一步，计算 1 型 SMA 的新病例。

1）美国人口数量：预计 2019 年美国人口数量为 329 200 300 人；

2）美国人口年增长率：预计美国人口年增长率为 0.6%；

3）活产婴儿⊖数量：预计 2019 年美国活产婴儿数量为 3 879 456 人；

4）活产婴儿年增长率：假设为 0.6%，与美国人口增长率一致；

5）SMA 发病率：SMA 发病率为 1/10 000 ～ 1/6000，我们取 1/6000，即 SMA

⊖ 世界卫生组织对活产婴儿的定义是：不论妊娠期长短而自母体完全排出或取出的受孕产物，与母体分离后，不论脐带是否切断或胎盘是否附着，只要能够呼吸或显示任何其他生命证据，如心脏跳动、脐带搏动或随意肌的明确运动，均被视为活产婴儿。

发病率为 0.0167%；

6）SMA 的新病例：美国活产婴儿数量乘以 SMA 发病率；

7）1 型 SMA 占新病例的比例：估计为 60%；

8）2 型 SMA 占新病例的比例：估计为 27%；

9）1 型 SMA 的新病例：SMA 的新病例乘以 1 型 SMA 占新病例的比例；

10）1 型 SMA 患者 Zolgensma 药物治疗率：墨菲估计分别为 13.7%（2019 年）、58.1%（2020 年）、74%（2021 年）以及 90%（2022 年及之后）；

11）接受 Zolgensma 药物治疗的 1 型 SMA 患者数量：1 型 SMA 的新病例乘以 1 型 SMA 患者 Zolgensma 药物治疗率。

第二步，计算 2 型 SMA 的病例。

1）年初 2 型 SMA 的患病人数：估算美国年初现有 2 型 SMA 的患病人数；

2）2 型 SMA 的新病例：SMA 的新病例乘以 2 型 SMA 占新病例的比例；

3）2 型 SMA 患者年均死亡率：假设 2 型 SMA 患者年均死亡率为 5%；

4）2 型 SMA 患者年死亡人数：年初 2 型 SMA 的患病人数乘以 2 型 SMA 患者年均死亡率；

5）年末 2 型 SMA 的患者人数：年初 2 型 SMA 的患病人数加上 2 型 SMA 的新病例，再减去 2 型 SMA 患者年死亡人数；

6）2 型 SMA 患者 Zolgensma 药物治疗率：墨菲估计分别为 0%（2019 年）、2.7%（2020 年）、8.2%（2021 年）、13.6%（2022 年）以及 30%（2023 年及之后）；

7）接受 Zolgensma 药物治疗的 2 型 SMA 患者数量：2 型 SMA 尚未获得治疗的患者数量乘以 2 型 SMA 患者 Zolgensma 药物治疗率；

8）年末尚未获得 Zolgensma 治疗的 2 型 SMA 患者数量：年末 2 型 SMA 的患者人数减去所有之前接受 Zolgensma 药物治疗的 2 型 SMA 患者数量。

第三步，计算接受 Zolgensma 药物治疗的患者总数：接受 Zolgensma 药物治疗的 1 型 SMA 患者数量加上接受 Zolgensma 药物治疗的 2 型 SMA 患者数量。

第四步，定价。

1）年单位患者价格：估算药物上市后的价格为 210 万美元一剂；

2）价格年增长率：预计价格年增长率为 2%；

3）BLA 审批成功概率：估计产品 BLA 审批成功概率为 90%。

第五步，计算风险调整后的销售收入：接受 Zolgensma 药物治疗的患者总数乘以年单位患者价格，再乘以 BLA 审批成功概率。

表 6-16 显示了如何在 Excel 里建立预测 Zolgensma 销售收入的模型。

表 6-16　Zolgensma 销售收入的模型

指标	2019	2020	2021	2022	2023	2024	2025	2026
a) 美国人口数量 (人)	329 200 300	331 245 798	333 304 005	335 375 001	337 458 866	339 555 678	341 665 519	343 788 470
b) 美国人口年增长率 (%)	0.6	0.6	0.6	0.6	0.6	0.6	0.6	0.6
c) 活产婴儿数量 (人)	3 879 456	3 903 561	3 927 816	3 952 222	3 976 779	4 001 489	4 026 352	4 051 370
d) 活产婴儿年增长率 (%)	0.6	0.6	0.6	0.6	0.6	0.6	0.6	0.6
e) SMA 发病率 (%)	0.016 7	0.016 7	0.016 7	0.016 7	0.016 7	0.016 7	0.016 7	0.016 7
f) SMA 的新病例 (人)	647	651	655	659	663	667	671	675
g) 1 型 SMA 占新病例的比例 (%)	60.0	60.0	60.0	60.0	60.0	60.0	60.0	60.0
h) 2 型 SMA 占新病例的比例 (%)	27.0	27.0	27.0	27.0	27.0	27.0	27.0	27.0
i) 1 型 SMA 的新病例 (人)	388	390	393	395	398	400	403	405
j) 1 型 SMA 患者 Zolgensma 药物治疗率 (%)	13.7	58.1	74.0	90.0	90.0	90.0	90.0	90.0
k) 接受 Zolgensma 药物治疗的 1 型 SMA 患者数量 (人)	53	226	291	356	358	360	362	365
l) 年初 2 型 SMA 的患病人数 (人)	4 742	4 679	4 621	4 567	4 516	4 469	4 426	4 386
m) 2 型 SMA 的新病例 (人)	175	176	177	178	179	180	181	182
n) 2 型 SMA 患者年均死亡率 (%)	5.0	5.0	5.0	5.0	5.0	5.0	5.0	5.0
o) 2 型 SMA 患者年死亡人数 (人)	237	234	231	228	226	223	221	219
p) 年末 2 型 SMA 的患者人数 (人)	4 679	4 621	4 567	4 516	4 469	4 426	4 386	4 349
q) 2 型 SMA 患者 Zolgensma 药物治疗率 (%)	0.0	2.7	8.2	13.6	30.0	30.0	30.0	30.0
r) 接受 Zolgensma 药物治疗的 2 型 SMA 患者数量 (人)	0	128	368	555	1 040	714	487	329
s) 年末尚未获得 Zolgensma 治疗的 2 型 SMA 患者数量 (人)	4 679	4 493	4 071	3 466	2 379	1 622	1 095	730
t) 接受 Zolgensma 药物治疗的患者总数 (人)	53	354	658	911	1 398	1 074	849	693
u) 年单位患者价格 (百万美元)	2.100	2.142	2.185	2.229	2.273	2.319	2.365	2.412
v) 价格年增长率 (%)	2.0	2.0	2.0	2.0	2.0	2.0	2.0	2.0
w) BLA 审批成功概率 (%)	90.0	90.0	90.0	90.0	90.0	90.0	90.0	90.0
x) 风险调整后的销售收入 (百万美元)	100.2	682.1	1 294.2	1 826.9	2 859.2	2 240.9	1 807.0	1 505.0

（续）

指标	2027	2028	2029	2030	2031	2032	2033
a) 美国人口数量（人）	345 924 611	348 074 026	350 236 796	352 413 005	354 602 735	356 806 072	359 023 099
b) 美国人口年增长率（%）	0.6	0.6	0.6	0.6	0.6	0.6	0.6
c) 活产婴儿数量（人）	4 076 544	4 101 873	4 127 361	4 153 006	4 178 811	4 204 776	4 230 903
d) 活产婴儿年增长率（%）	0.6	0.6	0.6	0.6	0.6	0.6	0.6
e) SMA 发病率（%）	0.016 7	0.016 7	0.016 7	0.016 7	0.016 7	0.016 7	0.016 7
f) SMA 的新病例（人）	679	684	688	692	696	701	705
g) 1 型 SMA 占新病例的比例（%）	60.0	60.0	60.0	60.0	60.0	60.0	60.0
h) 2 型 SMA 占新病例的比例（%）	27.0	27.0	27.0	27.0	27.0	27.0	27.0
i) 1 型 SMA 的新病例（人）	408	410	413	415	418	420	423
j) 1 型 SMA 患者 Zolgensma 药物治疗率（%）	90.0	90.0	90.0	90.0	90.0	90.0	90.0
k) 接受 Zolgensma 药物治疗的 1 型 SMA 患者数量（人）	367	369	371	374	376	378	381
l) 年初 2 型 SMA 的患病人数（人）	4 349	4 315	4 284	4 255	4 229	4 206	4 185
m) 2 型 SMA 的新病例（人）	183	185	186	187	188	189	190
n) 2 型 SMA 患者年均死亡率（%）	5.0	5.0	5.0	5.0	5.0	5.0	5.0
o) 2 型 SMA 患者年末死亡人数（人）	217	216	214	213	211	210	209
p) 年末 2 型 SMA 的患者人数（人）	4 315	4 284	4 255	4 229	4 206	4 185	4 166
q) 2 型 SMA 患者 Zolgensma 药物治疗率（%）	30.0	30.0	30.0	30.0	30.0	30.0	30.0
r) 接受 Zolgensma 药物治疗的 2 型 SMA 患者数量（人）	219	143	91	55	31	14	4
s) 年末尚未获得 Zolgensma 治疗的 2 型 SMA 患者数量（人）	477	303	183	102	48	13	10
t) 接受 Zolgensma 药物治疗的患者总数（人）	586	512	462	429	407	393	385
u) 年单位患者价格（百万美元）	2.460	2.510	2.560	2.611	2.663	2.717	2.771
v) 价格年增长率（%）	2.0	2.0	2.0	2.0	2.0	2.0	2.0
w) BLA 审批成功概率（%）	90.0	90.0	90.0	90.0	90.0	90.0	90.0
x) 风险调整后的销售收入（百万美元）	1 297.2	1 156.9	1 065.0	1 007.6	975.2	960.7	959.1

注：为了简单起见，此模型只估算产品在美国的销售收入。

以上只是一个十分简单的例子，所有的假设只是来自其粗略的研究。我们希望估值分析师能对这些假设做更加细致的研究，这也是生物制药行业投资十分重要的一环。但是，在这里我们更需要关注的是如何学会预测药物销售收入的逻辑和方法。产品的营收模式各不相同，但是其逻辑都是一致的。我们可以在模型中添加诸如症状率、患者的医疗可及率、单位患者使用剂量以及药物的依从性和持续性等变量，但是不要忘记，Zolgensma 最大的特点是只要注射一次即可完成对 SMA 的治愈。

估值分析师需要很多数据来支撑自己的假设，比如流行病学的数据，我们可以从诸多文献中查找。关于剂量的数据，可以从药物临床试验报告中查找。对于产品采用曲线以及定价的假设，则要难得多。

（1）产品采用曲线

对于产品采用曲线，墨菲假设 Zolgensma 于 2019 年 5 月获得 FDA 的批准。在产品推出的头两年，假设产品采用曲线与渤健的诺西那生钠的产品采用曲线相似。诺西那生钠于 2016 年底在美国（2017 年在其他国家）推出，2017 年（即上市的第一个全年）该药物的销售额为 8.83 亿美元，2018 年的销售额为 17.24 亿美元。刚上市时，这种药物每次注射的费用为 12.5 万美元。在治疗的第一年，每位患者的总费用为 78 万美元，此后每年为 35 万美元。我们将该药物的营业收入除以单位患者价格就可以计算出接受诺西那生钠治疗的患者数量。然后，我们可以用每年接受治疗的患者数量除以潜在患者总数来估计产品采用曲线（见表 6-17）。

表 6-17　诺西那生钠的产品采用曲线

指标	2016	2017	2018
诺西那生钠的营业收入（百万美元）	4.6	883.7	1 724.2
诺西那生钠第一年的定价（百万美元）	0.75	0.8	0.8
诺西那生钠此后每年的定价（百万美元）	0.38	0.4	0.4
接受诺西那生钠治疗的患者数量（百万人次）	6.1	1 181.3	2 889.6
市场渗透率（1 型 + 2 型)(%)	0.1	23.5	58.1

在 Zolgensma 即将获得 FDA 审批时，诺西那生钠仅仅发布了两年。墨菲用诺西那生钠的市场渗透率来模拟 Zolgensma 发布后两年的产品采用曲线，然后假设 Zolgensma 在发布第四年的市场渗透率会达到峰值 90.0%，并在整个预测期内保持这个比率。第三年的渗透率为第二年和第四年的平均值 74.0%。

虽然以上假设是可行的，但在实务中，估值分析师需要做更扎实的研究。我们鼓励估值分析师在分析标的企业时采取专家访谈以及定量市场调研等方法来估算产品采用曲线。如果病患人群数量不大，可以调查较多的相关人士以获得较为满意的结果。

（2）定价

除了估算产品采用曲线之外，定价是另一个难点。试想一下，我们如何在产品获批之前就预测出产品的售价呢？无论如何也很难预测到该产品的价格会高达每剂210万美元。在分析中，我们使用了210万美元的标价，但这是我们已经知道产品真实的标价之后输入进去的。价格是由产品生产商和支付方协商确定的。在 Zolgensma 获批之前，美国临床和经济评论研究所（ICER）的分析表明，治疗 1 型 SMA 的 Zolgensma 每剂的价格为 31 万～ 90 万美元才能具有成本效益。但是，诺华预计收取的价格肯定要高于 ICER 给出的最高金额（90 万美元）。诺华认为 Zolgensma 的价格在 400 万～ 500 万美元之间才具有成本效益。

为一次性治愈药物定价是一个令人头痛的问题。对大多数药物来说，我们是按剂量支付费用的，药物的总生命周期成本被分摊到许多较小的每剂分期付款中。如果药物失效了或者患者选择了另外一种药物，就不再需要为该药物付费。但是，如果一种药物是一次性治愈药物，就必须先支付药物费用，才能知道它是否对患者有效，有效期能持续多久。药物的总成本全部集中在一块，而不是分散在几个月或几年。支付方显然不喜欢这种支付方式，钱都付了，万一无效呢？后来，诺华使用了新的付款策略来保证 Zolgensma 的可支付性。简单来说，诺华在这款药上采取了分期付款策略，患者可以分五年付清药费。另外，付费基于治疗结果，如没有效果可减免费用。

2. 预测成本和费用

开发一种药物需要多少钱？表 6-18 显示了 AveXis 的历史损益表。AveXis 2013 ～ 2018 年一共花费了约 7.09 亿美元。截至 2018 年 11 月，AveXis 仅对 86 名患者进行了临床试验。大多数药物在获批之前都需要对数百或数千名患者进行临床试验，但由于 FDA 鼓励开发针对严重罕见疾病的创新药物，AveXis 只需要进行一个很小规模的临床试验即可得到 FDA 的认同。因此，AveXis 药物的临床开发成本比通常看到的要低。发表在 *Orphanet Journal of Rare Diseases* 上的一项评论称，孤儿药的临床试验费用是非孤儿药的一半。

尽管临床研究费用并不高昂，但是 AveXis 在基因疗法上开辟新的技术领域、建立大规模生产基因治疗药物的基础设施需要大量成本、大量试错以及大量供应商。这就是 Zolgensma 如此昂贵的主要原因。

表 6-18 AveXis 研发阶段的成本和费用 （金额单位：百万美元）

指标	2013	2014	2015	2016	2017	2018
销售收入	0.0	0.0	0.0	0.0	0.0	0.0
增长率（%）	—	—	—	—	—	—
销货成本（不含特许权使用费）	0.0	0.0	0.0	0.0	0.0	0.0
占销售收入的比例（%）	—	—	—	—	—	—
特许权使用费率（%）	—	—	—	—	—	—
特许权使用费	0.0	0.0	0.0	0.0	0.0	0.0
销货成本（包含特许权使用费）	0.0	0.0	0.0	0.0	0.0	0.0
毛利润	0.0	0.0	0.0	0.0	0.0	0.0
毛利率（%）	—	—	—	—	—	—
管理费用	1.8	1.9	11.1	24.5	70.0	91.0
占销售收入的比例（%）	—	—	—	—	—	—
营销和销售费用	0.0	0.0	0.0	0.0	0.0	0.0
占销售收入的比例（%）	—	—	—	—	—	—
研发费用	0.4	13.6	27.5	58.9	150.4	258.0
占销售收入的比例（%）	—	—	—	—	—	—
经营费用总额	2.2	15.4	38.6	83.4	220.4	349.0
经营利润	-2.2	-15.4	-38.6	-83.4	-220.4	-349.0
经营利润率（%）	—	—	—	—	—	—

表 6-19 是 AveXis 损益表的预测。

（1）销货成本

在产品没有推出之前，AveXis 是没有任何销售收入的。没有销售，就没有销货成本。对于小分子药，甚至对生物药来说，直到专利期到期，销货成本通常只占销售收入的很小比例。与药物的价格相比，生产成本是非常低的，药物是"高毛利"产品。基因治疗药物的单位销货成本比传统的小分子药或生物药要高得多，主要原因是大规模生产基因治疗药物的过程尚未优化。像 Zolgensma 的高价位的基因治疗药物，其单位成本比小分子药高出几个数量级，但销货成本占销售收入的比例仍然很低。

（2）特许权使用费

特许权使用费经常被包含在销货成本之中。AveXis 从一家名为 Regenxbio 的公司获得了一项核心技术——病毒载体的特许权，需要交付特许权使用费。

（3）管理费用

管理费用以销售收入的百分比来计算，主要是管理人员的工资、福利、办公室租金以及法律费用等。为简单起见，我们使用研究数据来估计头几年的管理费用，然后从 2022 年开始将其预测为销售收入的百分比。

表 6-19　AveXis 损益表的预测

（金额单位：百万美元）

指标	2019	2020	2021	2022	2023	2024	2025	2026	2027	2028	2029	2030	2031	2032	2033
风险调整后的销售收入	100.2	682.1	1 294.2	1 826.9	2 859.2	2 240.9	1 807.0	1 505.0	1 297.2	1 156.9	1 065.0	1 007.6	975.2	960.7	959.1
增长率（%）	—	580.4	89.7	41.2	56.5	-21.6	-19.4	-16.7	-13.8	-10.8	-8.0	-5.4	-3.2	-1.5	-0.2
销货成本（不含特许权使用费）	12.0	75.0	129.4	164.4	228.7	134.5	90.3	75.2	64.9	57.8	53.2	50.4	48.8	48.0	48.0
占销售收入的比例（%）	12.0	11.0	10.0	9.0	8.0	6.0	5.0	5.0	5.0	5.0	5.0	5.0	5.0	5.0	5.0
特许权使用费率（%）	9.0	9.0	9.0	9.0	9.0	9.0	9.0	9.0	9.0	9.0	9.0	9.0	9.0	9.0	9.0
特许权使用费	9.0	61.4	116.5	164.4	257.3	201.7	162.6	135.4	116.8	104.1	95.8	90.7	87.8	86.5	86.3
销货成本（包含特许权使用费）	21.1	136.4	245.9	328.9	486.1	336.1	253.0	210.7	181.6	162.0	149.1	141.1	136.5	134.5	134.3
毛利润	79.2	545.7	1 048.3	1 498.1	2 373.2	1 904.7	1 554.0	1 294.3	1 115.6	995.0	915.9	866.6	838.7	826.2	824.9
毛利率（%）	79.0	80.0	81.0	82.0	83.0	85.0	86.0	86.0	86.0	86.0	86.0	86.0	86.0	86.0	86.0
管理费用	100.0	105.0	110.0	120.0	187.8	147.2	118.7	98.9	85.2	76.0	70.0	66.2	64.1	63.1	63.0
占销售收入的比例（%）	99.8	15.4	8.5	6.6	6.6	6.6	6.6	6.6	6.6	6.6	6.6	6.6	6.6	6.6	6.6
营销和销售费用	10.0	68.2	129.4	182.7	285.9	224.1	180.7	150.5	129.7	115.7	106.5	100.8	97.5	96.1	95.9
占销售收入的比例（%）	10.0	10.0	10.0	10.0	10.0	10.0	10.0	10.0	10.0	10.0	10.0	10.0	10.0	10.0	10.0
研发费用	100.0	100.0	80.0	40.0	62.0	49.1	39.6	33.0	28.4	25.3	23.3	22.1	21.4	21.0	21.0
占销售收入的比例（%）	99.8	14.7	6.2	2.2	2.2	2.2	2.2	2.2	2.2	2.2	2.2	2.2	2.2	2.2	2.2
经营费用总额	231.1	409.6	565.3	671.5	1 022.4	756.5	591.9	493.0	424.9	379.0	348.9	330.1	319.4	314.7	314.2
经营利润	-130.8	272.5	728.9	1 155.4	1 836.8	1 484.4	1 215.1	1 012.0	872.3	778.0	716.1	677.6	655.7	646.0	644.9
经营利润率（%）	-130.5	39.9	56.3	63.2	64.2	66.2	67.2	67.2	67.2	67.2	67.2	67.2	67.2	67.2	67.2

（4）营销和销售费用

可以将其他类似孤儿药的营销和销售费用率作为 AveXis 营销和销售费用率的基准。

（5）研发费用

查看 AveXis 的历史财务数据，我们可以看到其研发费用（5 亿美元）占公司总支出的 70% 左右。2014 ～ 2017 年，AveXis 只进行了一项临床试验，该试验仅招募了 15 名患者，花了约 5 亿美元用于 15 名患者的临床试验似乎有点贵。2017 年的研发费用比 2016 年增加了近 1 亿美元，其中大部分流向了 CMO 以及 CSO 等机构——小型生物制药公司通常会将大量制造和临床试验业务外包。此外，基因治疗是一种新的疗法，很多公司还没有人弄清楚应该如何做。可能是因为很难找到符合条件的基因疗法 CMO 以及 CSO，这些机构收费昂贵。

公司 2018 年第一季度报显示，研发费用在 2017 年第一季度跃升，主要是支付了 1.35 亿美元的特许权使用费。这笔费用显然是非经常性的，估值分析师应该从预测中去除非经常性费用。公司还花了很多钱在自己的生产设施上。与 2017 年第一季度相比，2018 年第一季度在设施上的支出增加了 1380 万美元，在工资上的支出增加了 1280 万美元，而临床试验相关费用仅增加了 400 万美元。

那么应该如何预测研发费用呢？为简单起见，这里使用研究数据来预测头几年的研发费用，然后从 2022 年开始将其预测为销售收入的恒定百分比。在实务中，估值分析师应该了解公司需要在发展其生产能力方面持续投资多少，他们还需要进行哪些额外的研究，以及成本是多少。

3. 估值

在生物制药行业，我们通常用折现现金流分析来给项目估值。至于如何使用折现现金流分析，可以查看本书第 5 章或者《医疗行业估值》一书，里面非常详细地描述了折现现金流分析的基本概念以及使用。总体来说，折现现金流分析的中心思想就是，价值是资产所产生的所有现金的总和，未来的现金流要折现回到今天。表 6-20 展示了对 AveXis 的一个简单的折现现金流分析。

使用模型中的假设，我们得出 AveXis 的企业价值约为 30 亿美元。请注意，该模型只涵盖了美国市场，由于该药早已在加拿大、西欧、日本、澳大利亚以及其他国家和地区进行销售，如果计算美国以外的业务的话，估值肯定会有显著的增加。

（金额单位：百万美元）

表 6-20 对 AveXis 的折现现金流分析

指标	2019	2020	2021	2022	2023	2024	2025	2026	2027	2028	2029	2030	2031	2032	2033
EBIT	-145.9	170.2	534.8	881.4	1 408.0	1 148.3	944.0	786.2	677.7	604.4	556.4	526.4	509.5	501.9	501.1
EBIT × 税率	0.0	35.7	112.3	185.1	295.7	241.1	198.2	165.1	142.3	126.9	116.8	110.5	107.0	105.4	105.2
税率（%）	0.0	21.0	21.0	21.0	21.0	21.0	21.0	21.0	21.0	21.0	21.0	21.0	21.0	21.0	21.0
税后 EBIT	-145.9	134.4	422.5	696.3	1 112.3	907.1	745.8	621.1	535.4	477.5	439.5	415.9	402.5	396.5	395.8
加：折旧与摊销	7.0	10.0	10.2	10.4	10.6	10.8	11.0	11.3	11.5	11.7	12.0	12.2	12.4	12.7	12.9
减：资本支出	-35.0	-35.0	-35.0	-35.0	-35.0	-35.0	-35.0	-35.0	-35.0	-35.0	-35.0	-35.0	-35.0	-35.0	-35.0
减：营运资本的变化	-5.0	-34.1	-64.7	-91.3	-143.0	-112.0	-90.3	-75.2	-64.9	-57.8	-53.2	-50.4	-48.8	-48.0	-48.0
自由现金流	-178.9	75.3	333.0	580.3	944.9	770.9	631.5	522.1	447.0	396.4	363.2	342.7	331.1	326.1	325.8
折现因子	0.89	0.79	0.70	0.62	0.55	0.49	0.44	0.39	0.35	0.31	0.27	0.24	0.22	0.19	0.17
折现现金流	-159.0	59.5	233.8	362.3	524.4	380.3	276.9	203.5	154.9	122.1	99.4	83.4	71.6	62.7	55.7
现金流的净现值								2 531.4							
永续增长率（%）								2.0							
终值								3 165.2							
终值的现值								540.9							
AveXis 在美国市场的价值								3 072.3							

注：折现率为 12.5%。

4. 敏感性分析

（1）如果患者比预计要少，会发生什么？

估值分析师通常会基于文献中的数据来假设 SMA 发病率和 1 型 SMA 占新病例的比例。如果患者比预计的要少，估值会发生什么变化？表 6-21 显示 AveXis 的估值范围为 15 亿～ 75 亿美元。这里假设 SMA 发病率的范围是 0.0111%（相当于每 9000 个活产婴儿中有一例）～ 0.0333%（相当于每 3000 个活产婴儿中有一例）之间，1 型 SMA 占新病例的比例的变化范围是 40%～ 75%。

表 6-21　不同 SMA 发病率及 1 型 SMA 占新病例的比例下 AveXis 的估值

1 型 SMA 占新病例的比例（%）	估值（百万美元）						
	0.011 1%	0.012 5%	0.014 3%	0.016 7%	0.020 0%	0.025 0%	0.033 3%
40	1 509	1 706	1 960	2 301	2 781	3 504	4 716
45	1 635	1 848	2 124	2 493	3 012	3 794	5 103
50	1 762	1 992	2 288	2 686	3 244	4 085	5 491
55	1 890	2 136	2 453	2 879	3 476	4 376	5 878
60	2 017	2 280	2 619	3 072	3 709	4 667	6 266
65	2 145	2 424	2 785	3 266	3 942	4 959	6 654
70	2 274	2 569	2 951	3 460	4 176	5 251	7 042
75	2 402	2 714	3 117	3 655	4 409	5 543	7 430

（2）如果竞品获得的市场份额超过预期，或者迫使你进行价格战怎么办？

Zolgensma 充其量是市场第二，还有好几个早期项目最终可能比 Zolgensma 拥有更好的前景。假如市场的竞争者（包括渤健的诺西那生钠）获得的市场份额超过预期，或者迫使你进行价格战怎么办？表 6-22 显示 AveXis 的估值范围为 6 亿～ 50 亿美元。这里假设产品采用曲线（渗透率）的变化范围是 50%～ 100%，产品价格的变化范围是 135 万美元 / 剂～ 285 万美元 / 剂。

表 6-22　不同渗透率及价格下 AveXis 的估值

价格（百万美元 / 剂）	估值（百万美元）					
	50.0%	60.0%	70.0%	80.0%	90.0%	100.0%
1.350	626	885	1 119	1 336	1 542	1 740
1.600	995	1 292	1 562	1 813	2 052	2 283
1.850	1 364	1 699	2 004	2 290	2 562	2 826
2.100	1 732	2 106	2 447	2 766	3 072	3 369
2.350	2 101	2 513	2 890	3 243	3 582	3 912
2.600	2 470	2 920	3 332	3 720	4 093	4 455
2.850	2 839	3 327	3 775	4 197	4 603	4 998

（3）如果 Zolgensma 在后期研究中效果不佳怎么办？如果它没有获得批准，或者 FDA 要求额外的试验怎么办？

随着药物在越来越多的患者群体中进行试验，发现不良反应的概率就会越来越大，这时你可能会发现药物并不像最初看起来那么有效以及那么具有商业竞争力。诺华在收购 AveXis 时承担了一些风险，从中也可以看出 FDA 的激励措施对于推动罕见病的研究有多么重要。如果 FDA 对研发罕见病的生物制药公司的要求如对其他制药公司那样严苛的话，估计没有多少投资人会愿意对这些疾病的研究提供资金。

AveXis 被允许根据 Zolgensma I 期临床试验的数据提交 FDA 审批。一般来说，处于 I 期临床试验的药物，其总成功概率仅为 12% 左右，生物制药公司通常必须在提交批准之前进行 II 期和 III 期临床试验。已提交批准的药物获得 FDA 批准的成功概率大于 80%。因此，FDA 的激励措施不仅降低了研发成本，还大大降低了审批的风险。表 6-23 显示 AveXis 的估值范围为 4.2 亿～ 30 亿美元。这里假设产品审批成功概率的变化范围是 40%～ 90%，2019 年额外的临床试验成本在 1 亿～ 4 亿美元之间。

表 6-23　不同额外的临床试验成本与成功概率下 AveXis 的估值

2019 年额外的临床试验成本（百万美元）	估值（百万美元）					
	40.0%	50.0%	60.0%	70.0%	80.0%	90.0%
100.0	685	1 168	1 644	2 120	2 596	3 072
150.0	641	1 123	1 599	2 076	2 552	3 028
200.0	596	1 079	1 555	2 031	2 507	2 983
250.0	552	1 034	1 511	1 987	2 463	2 939
300.0	508	990	1 466	1 942	2 418	2 894
350.0	463	946	1 422	1 898	2 374	2 850
400.0	419	901	1 377	1 853	2 329	2 806

（4）如果在 Zolgensma 专利到期后，市场上充斥着生物类似药，使终值为零怎么办？如果折现率较高对估值的影响是多少？

Zolgensma 是大分子生物药，分子性质较小分子生物药更加复杂，且监管机构对生物类似药的审批比仿制药更严格，所以生物类似药要快速取代也没有那么容易。因此，预测生物药在专利到期后的收入大幅下降并不见得总是准确的。但是一切都有可能，我们在模型中也需要模拟极端情况。万一在药物专利到期后，收入断崖式下跌，这时非要给一个终值是没有道理的。此外，估值对折现率的敏感性极高，往往只需很小的改变，估值的范围就会产生很大的变化。表 6-24 显示 AveXis 的估值范围为 21 亿～ 39 亿美元。这里假设折现率的变化范围是 9.50%～ 15.50%，终值在 0～ 31.6 亿美元之间。

表 6-24　不同终值与折现率下 AveXis 的估值

终值 （百万美元）	估值（百万美元）						
	9.50%	10.50%	11.50%	12.50%	13.50%	14.50%	15.50%
3 165	3 886	3 586	3 316	3 072	2 852	2 652	2 471
2 500	3 716	3 437	3 186	2 959	2 752	2 565	2 394
2 000	3 587	3 325	3 088	2 873	2 678	2 499	2 337
1 500	3 459	3 214	2 991	2 788	2 603	2 434	2 279
1 000	3 331	3 102	2 893	2 702	2 528	2 368	2 222
500	3 203	2 990	2 795	2 617	2 453	2 303	2 164
0	3 075	2 878	2 698	2 531	2 378	2 237	2 106

尽管存在风险，但诺华还是为这项业务支付了 87 亿美元。它为什么认为这项业务值这么多钱？墨菲认为 AveXis 是该战略领域最优的公司，其在开发神经系统疾病基因疗法方面具有世界领先地位，并且还可以利用其能力开发其他药物。

2017 年 6 月，AveXis 宣布扩大了与 Regenxbio 公司的授权引进，包括用于治疗其他两种疾病的病毒载体。如果这些药物被证明同样具有变革性，就肯定会为公司增加价值。这些研发还在早期阶段，成功概率较低，但由于 AveXis 的经验以及开发 Zolgensma 所建立起的基础设施，它们的开发成本可能会较低。再次强调，以上对 AveXis 的估值仅仅局限于美国市场，并没有将更大的美国之外的市场考虑进去。所以，如果计算美国以外的业务，估值将会有显著的增加。比如，如果我们将模型中活产婴儿的数量增加两倍，AveXis 的估值将会增加到约 95 亿美元。

如今，大多数大型制药公司都不缺钱，但它们的内部研发回报率极低。因此，当药物专利到期时，这些公司依靠对初创公司的高价收购来补充它们的产品线。为了从这些收购中获得回报，公司通常在定价上较为激进。还有一点就是，本次收购使诺华在生物制药最有前途的新领域之一中处于领先地位，所以 87 亿美元或许还是值得的。

5. 总结

通过对 AveXis 的估值，我们可以总结出几点和大家分享：

1）即使离创造收入还有数年时间，生物制药公司也可能具有难以置信的价值。

2）开发生物药真的非常贵，而且失败的风险极高。

3）只有很好地管理风险，创造具有巨大临床价值的药物，才能在这个行业有回报。

4）在其他行业，利润、收入或用户的增长会推动价值创造。在药物开发中，"去风险"才是价值创造的驱动力。生物制药公司通过研发来"去风险"，当来自研发的新数据发布时，公司的价值通常会发生巨大变化。

5）越到研发后期阶段，药物越有价值。这就是为什么大多数风险投资人更愿意给在药物开发后期的生物制药公司提供资金。

6）药物研发需要很长时间，而且大部分价值是经过多年积累而创造的，因此药物的价值对折现率高度敏感。

7）Zolgensma是一个特殊的例子，对于那些需要在更大、更昂贵、风险更高的临床试验中研究的药物，挑战会更大。当然，它们可能会有更多的患者群体，但它们的定价会较低，而成本会更高。

8）定价是一个非常强大的杠杆，生物制药公司对其拥有相对较好的控制权。生物制药公司可能无法做什么来提高药物成功概率或控制竞争，但是拥有像Zolgensma这样有效的药物的公司通常在价格上有很大的影响力。所以，诺华可能为AveXis支付了溢价，因为它认为可以收取比其他公司预期更高的价格。

9）除非药物可以挽救生命，否则很难收取足够高的价格来支付开发成本以及规避风险。这就是为什么多数制药公司都在集中研究癌症，而在抑郁症、高血压等常见疾病中没有太多研发活动。

10）为了鼓励罕见病研究，监管机构制订了多项计划，帮助降低开发严重罕见病药物的成本和减少时间。

6.2.7 案例：给一款治疗结直肠癌的单克隆抗体药物估值⊖

基准药业为中国领先的生物制药公司，其开发的西韦单抗主要用于治疗已经发生转移并带有表皮生长因子受体（EGFR）蛋白和野生型KRAS基因的结直肠癌患者，是一种对EGFR具有高度选择性的嵌合单克隆抗体，而EGFR在25%～80%的结直肠癌肿瘤中过度表达。西韦单抗在表达EGFR的肿瘤中诱导广泛的细胞反应，增强对放疗和化疗药物的敏感性。该药预计在2022年上市销售。为了给该药物进行估值，估值分析师在模型中做出以下假设。

1. 项目估值假设

1）一般假设。

获批上市：2021年；

销售第一年：2022年；

⊖ 本案例中的公司、药物均为虚构。

专利到期年：2033 年；

研发支出：资本化。

2）成功概率。

产品获批上市的总成功概率：75%。

3）上市销售。

2022 年中国人口数量预计：14.17 亿人；

人口增长率：0.4%；

结直肠癌发病率：0.03%；

结直肠癌患病率：0.09%；

结直肠癌死亡率：0.02%；

发生转移的患者比率：50%；

带有 EGFR 蛋白和野生型 KRAS 基因的比率：50%；

医疗可及率：80%；

药物治疗率：80%。

4）市场渗透率。

第一年：21%；

第二年：58%；

第三年：83%；

第四年：100%。

5）专利期内销售。

市场占有率：12%；

售价：每名患者每年 20 000 元。

6）专利期到期后销售。

市场占有率：15%；

价格折扣（占原价比率）：45%。

7）授权成本。

特许权使用费率（占销售额比率）：5%。

8）销货成本。

专利期内：25%；

专利期到期后：45%。

9）费用。

市场和销售费用率（占销售额的比率）：20%；

产品上市推广费：30 000 000 元；

变动管理费用占销售额的比率：10%；

固定管理费用：5 000 000 元；

税率：25%。

10）研发。

资本化 / 费用化：资本化；

研发费用（待投入）：20 000 000 元；

研发费用（每年持续投入）：10 000 000 元。

11）固定资产。

资本支出（已投入）：10 000 000 元；

资本支出（待投入）：20 000 000 元；

资本支出（每年持续投入）：2 000 000 元。

12）折旧。

研发：10 年；

设备：8 年。

13）净营运资本。

应收账款：30 天；

存货：30 天；

应付账款：30 天。

14）权益成本。

无风险利率：3%；

贝塔系数（带杠杆）：1.4；

市场风险溢价：7%。

15）债务成本。

利率：6%；

税率：25%。

16）资本结构。

权益资本占比：100%；

债务资本占比：0%。

17）退出倍数。

EV/EBITDA：15 倍。

2. 预测项目销售收入

销售收入预测的逻辑和方法体现在表 6-25 里。为了预测使用西韦单抗的患者人数，我们通过一个转换漏斗来逐步缩小潜在患者人群的规模：

第一步，以中国人口数量以及人口的年增长率作为计算的基础。

第二步，计算全国年初结直肠癌患者人数，我们可以用中国人口数量乘以结直肠癌患病率得出。

第三步，计算当年全国结直肠癌新发病患者人数，用中国人口数量乘以结直肠癌发病率得出。

第四步，计算当年全国结直肠癌患者死亡人数，用年初结直肠癌的患者人数乘以结直肠癌患者死亡率得出。

第五步，计算全国年末结直肠癌患者人数，将年初结直肠癌的患者人数与当年全国结直肠癌新发病患者人数相加，然后减去当年全国结直肠癌患者死亡人数。记住，年末结直肠癌患者人数等于次年年初结直肠癌的患者人数。

第六步，计算目标潜在市场规模，将年末结直肠癌患者人数连续乘以发生转移的患者比率、带有 EGFR 蛋白和野生型 KRAS 基因的比率、医疗可及率以及药物治疗率。

第七步，计算采用西韦单抗治疗的患者人数，我们将潜在市场规模乘以市场占有率，再乘以渗透率。

第八步，计算销售收入，用西韦单抗所服务的患者人数乘以单位患者年度售价得出产品的销售收入。

3. 预测项目损益表

项目损益表列示了西韦单抗在特定财政年度内的收入和支出，显示了西韦单抗的销售收入转化为息税前利润的过程。预测项目损益表除了可以向管理人员或者投资者展示该项目在未来财政年度是否盈利之外，也是估值分析师预测项目未来现金流的一个重要步骤。

（1）计算风险调整后销售收入

损益表从销售收入开始，我们在前面预测销售收入时将西韦单抗所服务的患者人数乘以单位患者年度售价，计算出产品的销售收入。但是该销售收入基于假设药品获批上市的成功概率为 100%，我们需要将销售收入乘以成功概率（75%），从而得出风险调整后销售收入。

（2）计算销货成本

假设在专利期内，销货成本为销售收入的 25%，专利到期后，销货成本为销售收入的 45%。将风险调整后销售收入分别乘以这两个比率，就得出西韦单抗在不时期的销货成本。

表 6-25 预测西妥单抗的销售收入

项目	2021 A	2022 F	2023 F	2024 F	2025 F	2026 F	2027 F	2028 F	2029 F	2030 F	2031 F	2032 F	2033 F
中国人口数量（百万人）		1 417	1 423	1 428	1 434	1 440	1 446	1 451	1 457	1 463	1 469	1 475	1 481
结直肠癌发病率（%）		0.030	0.030	0.030	0.030	0.030	0.030	0.030	0.030	0.030	0.030	0.030	0.030
结直肠癌患病率（%）		0.090	0.090	0.090	0.090	0.090	0.090	0.090	0.090	0.090	0.090	0.090	0.090
结直肠癌死亡率（%）		0.020	0.020	0.020	0.020	0.020	0.020	0.020	0.020	0.020	0.020	0.020	0.020
发生转移的患者比率（%）		50.0	50.0	50.0	50.0	50.0	50.0	50.0	50.0	50.0	50.0	50.0	50.0
带有 EGFR 蛋白和野生型 KRAS 基因的比率（%）		50.0	50.0	50.0	50.0	50.0	50.0	50.0	50.0	50.0	50.0	50.0	50.0
医疗可及率（%）		80.0	80.0	80.0	80.0	80.0	80.0	80.0	80.0	80.0	80.0	80.0	80.0
药物治疗率（%）		80.0	80.0	80.0	80.0	80.0	80.0	80.0	80.0	80.0	80.0	80.0	80.0
年初结直肠癌患者人数（人）		1 275 300	1 445 340	1 583 072	1 694 966	1 786 194	1 860 898	1 922 388	1 973 316	2 015 799	2 051 535	2 081 878	2 107 916
结直肠癌新发病者人数（人）		425 100	426 800	428 508	430 222	431 943	433 670	435 405	437 147	438 895	440 651	442 413	444 183
结直肠癌死亡人数（人）		255 060	289 068	316 614	338 993	357 239	372 180	384 478	394 663	403 160	410 307	416 376	421 583
年末结直肠癌患者人数（人）		1 445 340	1 583 072	1 694 966	1 786 194	1 860 898	1 922 388	1 973 316	2 015 799	2 051 535	2 081 878	2 107 916	2 130 516
潜在市场规模（人）		231 254	253 292	271 194	285 791	297 744	307 582	315 731	322 528	328 246	333 101	337 267	340 883
市场占有率（%）		12.0	12.0	12.0	12.0	12.0	12.0	12.0	12.0	12.0	12.0	12.0	12.0
渗透率（%）		21.0	58.0	83.0	100.0	100.0	100.0	100.0	100.0	100.0	100.0	100.0	100.0
所服务的患者人数（人）		5 828	17 629	27 011	34 295	35 729	36 910	37 888	38 703	39 389	39 972	40 472	6 136
单位患者年度售价（元）		20 000	20 000	20 000	20 000	20 000	20 000	20 000	20 000	20 000	20 000	20 000	20 000
销售收入（元）	116 552 218	352 581 885	540 219 411	685 898 515	714 584 739	738 197 182	757 753 254	774 066 894	787 789 263	799 441 301	809 439 771	122 717 714	
授权收入（元）	0	0	0	0	0	0	0	0	0	0	0	0	0

项目	2034 F	2035 F	2036 F	2037 F	2038 F	2039 F	2040 F	2041 F	2042 F	2043 F	2044 F	2045 F	2046 F
中国人口数量（百万人）	1 487	1 492	1 498	1 504	1 510	1 517	1 523	1 529	1 535	1 541	1 547	1 553	1 559
结直肠癌发病率（%）	0.030	0.030	0.030	0.030	0.030	0.030	0.030	0.030	0.030	0.030	0.030	0.030	0.030
结直肠癌患病率（%）	0.090	0.090	0.090	0.090	0.090	0.090	0.090	0.090	0.090	0.090	0.090	0.090	0.090
结直肠癌死亡率（%）	0.020	0.020	0.020	0.020	0.020	0.020	0.020	0.020	0.020	0.020	0.020	0.020	0.020
发生转移的患者比率（%）	50.0	50.0	50.0	50.0	50.0	50.0	50.0	50.0	50.0	50.0	50.0	50.0	50.0
带有 EGFR 蛋白和野生型 KRAS 基因的比率（%）	50.0	50.0	50.0	50.0	50.0	50.0	50.0	50.0	50.0	50.0	50.0	50.0	50.0
医疗可及率（%）	80.0	80.0	80.0	80.0	80.0	80.0	80.0	80.0	80.0	80.0	80.0	80.0	80.0
药物治疗率（%）	80.0	80.0	80.0	80.0	80.0	80.0	80.0	80.0	80.0	80.0	80.0	80.0	80.0
年初结直肠癌患者人数（人）	2 130 516	2 150 372	2 168 042	2 183 968	2 198 507	2 211 944	2 224 505	2 236 375	2 247 697	2 258 590	2 269 145	2 279 439	2 289 530
结直肠癌新发病患者人数（人）	445 960	447 744	449 535	451 333	453 138	454 951	456 770	458 597	460 432	462 274	464 123	465 979	467 843
结直肠癌死亡人数（人）	426 103	430 074	433 608	436 794	439 701	442 389	444 901	447 275	449 539	451 718	453 829	455 888	457 906
年末结直肠癌患者人数（人）	2 150 372	2 168 042	2 183 968	2 198 507	2 211 944	2 224 505	2 236 375	2 247 697	2 258 590	2 269 145	2 279 439	2 289 530	2 299 467
潜在市场规模（人）	344 060	346 887	349 435	351 761	353 911	355 921	357 820	359 632	361 070	362 514	363 964	365 420	366 882
市场占有率（%）	15.0	15.0	15.0	15.0	15.0	15.0	15.0	15.0	15.0	15.0	15.0	15.0	15.0
渗透率（%）	100.0	100.0	100.0	100.0	100.0	100.0	100.0	100.0	100.0	100.0	100.0	100.0	100.0
所服务的患者人数（人）	7 741	7 805	7 862	7 915	7 963	8 008	8 051	8 092	8 124	8 157	8 189	8 222	8 255
单位患者年度售价（元）	9 000	9 000	9 000	9 000	9 000	9 000	9 000	9 000	9 000	9 000	9 000	9 000	9 000
销售收入（元）	69 672 067	70 244 546	70 760 556	71 231 624	71 666 972	72 073 976	72 458 541	72 825 391	73 116 692	73 409 159	73 702 796	73 997 607	74 293 597
授权收入（元）	0	0	0	0	0	0	0	0	0	0	0	0	0

注：无对外授权；特许权使用费率为 0‰。

（3）计算毛利润

计算毛利润非常简单，只需要用销售收入减去销货成本即可。请注意，我们在这里计算的销货成本不包含折旧与摊销。

（4）计算研发费用

西韦单抗的研发费用并不在预测的损益表里，这是因为我们假设将药物研发费用做资本化处理，研发费用在资产负债表上列示。

（5）计算销售与市场营销费用

假设销售与市场营销费用为销售收入的20%，这样用风险调整后的销售收入乘以这个比率就得出西韦单抗的销售与市场营销费用。此外，在产品上市时，发生了一笔上市投放费用，这笔费用需要进行风险调整，将上市投放费用乘以成功概率，得出风险调整后的上市投放费用。

（6）计算管理费用

管理费用分为变动管理费用和固定管理费用两个类别。我们假设变动管理费用为销售收入的10%，这样通过将风险调整后的销售收入乘以这个比率，就得出西韦单抗的变动管理费用。至于固定管理费用，则需要按照成功概率进行风险调整，将固定管理费用乘以成功概率，得出风险调整后的固定管理费用。

（7）计算授权引进成本

授权引进是需要成本的，我们假设西韦单抗的授权引进成本（特许权使用费）为销售收入的5%，通过将风险调整后的销售收入乘以这个比率就得出西韦单抗的授权引进成本。

（8）计算EBITDA

EBITDA的计算公式是：EBITDA = 销售收入 – 销货成本 – 营运费用。在这个例子里，营运费用包括研发费用、销售与市场营销费用、管理费用以及授权引进成本。如果成本和费用里包含利息支出以及折旧与摊销，则需要剔除。

（9）计算折旧与摊销

折旧与摊销会从销货成本以及营运费用里分离出来，单独放在EBITDA的后面。关于折旧与摊销的计算，我们稍后将进行详细的说明。

（10）计算EBIT

EBIT的计算公式是：EBIT = EBITDA – 折旧与摊销。

表6-26显示了如何在Excel里预测西韦单抗的损益表。

表 6-26 西韦单抗的损益表预测

项目	2021 A	2022 F	2023 F	2024 F	2025 F	2026 F	2027 F	2028 F	2029 F	2030 F	2031 F	2032 F	2033 F
成功概率为100%时的销售收入（元）		116 552 218	352 581 885	540 219 411	685 898 515	714 584 739	738 197 182	757 753 254	774 066 894	787 789 263	799 441 301	809 439 771	122 717 714
成功概率（%）		75	75	75	75	75	75	75	75	75	75	75	75
风险调整后销售收入（元）		87 414 163	264 436 414	405 164 558	514 423 886	535 938 554	553 647 887	568 314 941	580 550 170	590 841 947	599 580 975	607 079 828	92 038 286
对外授权收入（元）		0	0	0	0	0	0	0	0	0	0	0	0
风险调整后销售收入总计（元）		87 414 163	264 436 414	405 164 558	514 423 886	535 938 554	553 647 887	568 314 941	580 550 170	590 841 947	599 580 975	607 079 828	92 038 286
销售增长率（%）		—	202.5	53.2	27.0	4.2	3.3	2.6	2.2	1.8	1.5	1.3	-84.8
销货成本（元）		21 853 541	66 109 103	101 291 140	128 605 972	133 984 639	138 411 972	142 078 735	145 137 543	147 710 487	149 895 244	151 769 957	23 009 571
毛利润（元）		65 560 622	198 327 310	303 873 419	385 817 915	401 953 916	415 235 915	426 236 205	435 412 628	443 131 460	449 685 732	455 309 871	69 028 714
毛利率（%）		75.0	75.0	75.0	75.0	75.0	75.0	75.0	75.0	75.0	75.0	75.0	75.0
研发费用（元）		0	0	0	0	0	0	0	0	0	0	0	0
销售与市场营销费用（元）		17 482 833	52 887 283	81 032 912	102 884 777	107 187 711	110 729 577	113 662 988	116 110 034	118 168 389	119 916 195	121 415 966	18 407 657
上市投放费用（元）		22 500 000	0	0	0	0	0	0	0	0	0	0	0
变动管理费用（元）		8 741 416	26 443 641	40 516 456	51 442 389	53 593 855	55 364 789	56 831 494	58 055 017	59 084 195	59 958 098	60 707 983	9 203 829
固定管理费用（元）		3 750 000	3 750 000	3 750 000	3 750 000	3 750 000	3 750 000	3 750 000	3 750 000	3 750 000	3 750 000	3 750 000	3 750 000
管理费用（元）		12 491 416	30 193 641	44 266 456	55 192 389	57 343 855	59 114 789	60 581 494	61 805 017	62 834 195	63 708 098	64 457 983	12 953 829
授权引进成本（元）		4 370 708	13 221 821	20 258 228	25 721 194	26 796 928	27 682 394	28 415 747	29 027 509	29 542 097	29 979 049	30 353 991	4 601 914
EBITDA（元）		8 715 665	102 024 565	158 315 823	202 019 554	210 625 422	217 709 155	223 575 976	228 470 068	232 586 779	236 082 390	239 081 931	33 065 314
EBITDA率（%）		10.0	38.6	39.1	39.3	39.3	39.3	39.3	39.4	39.4	39.4	39.4	35.9
推销（元）		0	750 000	1 500 000	2 250 000	3 000 000	3 750 000	4 500 000	5 250 000	6 000 000	6 750 000	7 500 000	6 750 000
折旧（元）		0	2 062 500	2 250 000	2 437 500	2 625 000	2 812 500	3 000 000	3 187 500	3 375 000	1 500 000	1 500 000	1 500 000
EBIT（元）		8 715 665	99 212 065	154 565 823	197 332 054	205 000 422	211 146 655	216 075 976	220 032 568	223 211 779	227 832 390	230 081 931	24 815 314
EBIT率（%）		10.0	37.5	38.1	38.4	38.3	38.1	38.0	37.9	37.8	38.0	37.9	27.0

（续）

项目	2034 F	2035 F	2036 F	2037 F	2038 F	2039 F	2040 F	2041 F	2042 F	2043 F	2044 F	2045 F	2046 F
成功概率为100%时的销售收入（元）	69 672 067	70 244 546	70 760 556	71 231 624	71 666 972	72 073 976	72 458 541	72 825 391	73 116 692	73 409 159	73 702 796	73 997 607	74 293 597
成功概率（%）	75	75	75	75	75	75	75	75	75	75	75	75	75
风险调整后销售收入（元）	52 254 050	52 683 409	53 070 417	53 423 718	53 750 229	54 055 482	54 343 906	54 619 043	54 837 519	55 056 869	55 277 097	55 498 205	55 720 198
对外授权收入（元）	0	0	0	0	0	0	0	0	0	0	0	0	0
风险调整后销售收入总计（元）	52 254 050	52 683 409	53 070 417	53 423 718	53 750 229	54 055 482	54 343 906	54 619 043	54 837 519	55 056 869	55 277 097	55 498 205	55 720 198
销售增长率（%）	-43.2	0.8	0.7	0.7	0.6	0.6	0.5	0.5	0.4	0.4	0.4	0.4	0.4
销货成本（元）	23 514 323	23 707 534	23 881 688	24 040 673	24 187 603	24 324 967	24 454 758	24 578 569	24 676 884	24 775 591	24 874 694	24 974 192	25 074 089
毛利润（元）	28 739 728	28 975 875	29 188 729	29 383 045	29 562 626	29 730 515	29 889 148	30 040 474	30 160 636	30 281 278	30 402 403	30 524 013	30 646 109
毛利率（%）	55.0	55.0	55.0	55.0	55.0	55.0	55.0	55.0	55.0	55.0	55.0	55.0	55.0
研发费用（元）	0	0	0	0	0	0	0	0	0	0	0	0	0
销售与市场营销费用（元）	10 450 810	10 536 682	10 614 083	10 684 744	10 750 046	10 811 096	10 868 781	10 923 809	10 967 504	11 011 374	11 055 419	11 099 641	11 144 040
上市投放费用（元）	0	0	0	0	0	0	0	0	0	0	0	0	0
变动管理费用（元）	5 225 405	5 268 341	5 307 042	5 342 372	5 375 023	5 405 548	5 434 391	5 461 904	5 483 752	5 505 687	5 527 710	5 549 821	5 572 020
固定管理费用（元）	3 750 000	3 750 000	3 750 000	3 750 000	3 750 000	3 750 000	3 750 000	3 750 000	3 750 000	3 750 000	3 750 000	3 750 000	3 750 000
管理费用（元）	8 975 405	9 018 341	9 057 042	9 092 372	9 125 023	9 155 548	9 184 391	9 211 904	9 233 752	9 255 687	9 277 710	9 299 821	9 322 020
授权引进成本（元）	2 612 703	2 634 170	2 653 521	2 671 186	2 687 511	2 702 774	2 717 195	2 730 952	2 741 876	2 752 843	2 763 855	2 774 910	2 786 010
EBITDA（元）	6 700 810	6 786 682	6 864 083	6 934 744	7 000 046	7 061 096	7 118 781	7 173 809	7 217 504	7 261 374	7 305 419	7 349 641	7 394 040
EBITDA率（%）	12.8	12.9	12.9	13.0	13.0	13.1	13.1	13.1	13.2	13.2	13.2	13.2	13.3
摊销（元）	6 000 000	5 250 000	4 500 000	3 750 000	3 000 000	2 250 000	1 500 000	750 000	0	0	0	0	0
折旧（元）	1 500 000	1 500 000	1 500 000	1 500 000	1 500 000	1 500 000	1 500 000	1 500 000	1 500 000	1 500 000	1 500 000	1 500 000	1 500 000
EBIT（元）	-799 190	36 682	864 083	1 684 744	2 500 046	3 311 096	4 118 781	4 923 809	5 717 504	5 761 374	5 805 419	5 849 641	5 894 040
EBIT率（%）	-1.5	0.1	1.6	3.2	4.7	6.1	7.6	9.0	10.4	10.5	10.5	10.5	10.6

4. 预测项目经营性营运资本

（1）计算应收账款

假设应收账款账期为 30 天，这样就可以很容易地计算出特定财政年度应收账款的金额，计算公式为：

$$应收账款 = （应收账款账期 \div 365）\times 特定财政年度的销售收入$$

（2）计算存货

存货一般和销货成本相关。假设存货周转天数为 30 天，这样就可以很容易地计算出特定财政年度存货的金额，计算公式为：

$$存货 = （存货周转天数 \div 365）\times 特定财政年度的销货成本$$

（3）计算应付账款

应付账款和销货成本相关。假设应付账款周转天数为 30 天，使用该周转天数作为预测未来应付账款的基准，计算公式为：

$$应付账款 = （应付账款周转天数 \div 365）\times 特定财政年度的销货成本$$

（4）计算净经营性营运资本

净经营性营运资本是所有经营性流动资产和流动负债的总和。在这个例子里，净经营性营运资本可以用下面的公式表示：

$$净经营性营运资本 = 应收账款 + 存货 - 应付账款$$

表 6-27 显示了如何在 Excel 里预测西韦单抗的净经营性营运资本。

5. 预测项目资本化研发支出

假设在西韦单抗上市后，公司每年持续投入研发费用。将该研发费用乘以成功概率，得出风险调整后的研发费用。注意，该研发费用将会被持续进行资本化处理，研发费用将在资产负债表中以研发支出列示。

6. 预测项目资本化研发支出的摊销以及净研发支出

我们接下来编制摊销计划表来预测西韦单抗研发支出的摊销。在完成这个预测后，我们会将数据转入损益表。我们采用年限平均法，也就是常说的直线摊销法。在预测摊销时，既要考虑现有的净研发支出，还要考虑未来的研发支出，因此就要编制一个阶梯状的摊销计划表。每当有新的研发支出时，摊销就会增加。最后，我们计算出特定财政年度的研发支出净额，将其转入资产负债表。假设研发支出的摊销年限为 10 年，表 6-28 是我们编制的研发支出摊销计划表。

表6-27 预测西韦单抗的净经营性营运资本

（单位：元）

项目	2021 A	2022 F	2023 F	2024 F	2025 F	2026 F	2027 F	2028 F	2029 F	2030 F	2031 F	2032 F	2033 F
应收账款		7 184 726	21 734 500	33 301 197	42 281 415	44 049 744	45 505 306	46 710 817	47 716 452	48 562 352	49 280 628	49 896 972	7 564 791
存货		1 796 181	5 433 625	8 325 299	10 570 354	11 012 436	11 376 326	11 677 704	11 929 113	12 140 588	12 320 157	12 474 243	1 891 198
应付账款		1 796 181	5 433 625	8 325 299	10 570 354	11 012 436	11 376 326	11 677 704	11 929 113	12 140 588	12 320 157	12 474 243	1 891 198
净经营性营运资本		7 184 726	21 734 500	33 301 197	42 281 415	44 049 744	45 505 306	46 710 817	47 716 452	48 562 352	49 280 628	49 896 972	7 564 791

项目	2034 F	2035 F	2036 F	2037 F	2038 F	2039 F	2040 F	2041 F	2042 F	2043 F	2044 F	2045 F	2046 F
应收账款	4 294 853	4 330 143	4 361 952	4 390 991	4 417 827	4 442 916	4 466 622	4 489 236	4 507 193	4 525 222	4 543 323	4 561 496	4 579 742
存货	1 932 684	1 948 564	1 962 878	1 975 946	1 988 022	1 999 312	2 009 980	2 020 156	2 028 237	2 036 350	2 044 495	2 052 673	2 060 884
应付账款	1 932 684	1 948 564	1 962 878	1 975 946	1 988 022	1 999 312	2 009 980	2 020 156	2 028 237	2 036 350	2 044 495	2 052 673	2 060 884
净经营性营运资本	4 294 853	4 330 143	4 361 952	4 390 991	4 417 827	4 442 916	4 466 622	4 489 236	4 507 193	4 525 222	4 543 323	4 561 496	4 579 742

表 6-28　西韦单抗研发支出摊销计划表

（单位：万元）

项目	2021 A	2022 F	2023 F	2024 F	2025 F	2026 F	2027 F	2028 F	2029 F	2030 F	2031 F	2032 F	2033 F
研发支出		750	750	750	750	750	750	750	750	750	750	750	750
研发支出总额		750	1 500	2 250	3 000	3 750	4 500	5 250	6 000	6 750	7 500	8 250	9 000
研发投入摊销													
2022 年研发支出摊销情况			75	75	75	75	75	75	75	75	75	75	0
2023 年研发支出摊销情况				75	75	75	75	75	75	75	75	75	75
2024 年研发支出摊销情况					75	75	75	75	75	75	75	75	75
2025 年研发支出摊销情况						75	75	75	75	75	75	75	75
2026 年研发支出摊销情况							75	75	75	75	75	75	75
2027 年研发支出摊销情况								75	75	75	75	75	75
2028 年研发支出摊销情况									75	75	75	75	75
2029 年研发支出摊销情况										75	75	75	75
2030 年研发支出摊销情况											75	75	75
2031 年研发支出摊销情况												75	75
2032 年研发支出摊销情况													75
2033 年研发支出摊销情况													
2034 年研发支出摊销情况													
2035 年研发支出摊销情况													
2036 年研发支出摊销情况													
2037 年研发支出摊销情况													
2038 年研发支出摊销情况													
2039 年研发支出摊销情况													
2040 年研发支出摊销情况													
2041 年研发支出摊销情况													
2042 年研发支出摊销情况													
2043 年研发支出摊销情况													
2044 年研发支出摊销情况													
2045 年研发支出摊销情况													
2046 年研发支出摊销情况													
摊销	0	0	75	150	225	300	375	450	5 25	600	675	750	675
累计摊销	0	0	75	225	450	750	1 125	1 575	2 100	2 700	3 375	4 125	4 800
净研发支出	0	750	1 425	2 025	2 550	3 000	3 375	3 675	3 900	4 050	4 125	4 125	4 200

（续）

项目	2034 F	2035 F	2036 F	2037 F	2038 F	2039 F	2040 F	2041 F	2042 F	2043 F	2044 F	2045 F	2046 F
研发支出	750	750	750	750	750	750	750	750	750	750	750	750	750
研发支出总额	9 750	10 500	11 250	12 000	12 750	13 500	14 250	15 000	15 750	16 500	17 250	18 000	18 750
研发投入摊销													
2022 年研发支出摊销情况	0	0	0	0	0	0	0	0	0	0	0	0	0
2023 年研发支出摊销情况	0	0	0	0	0	0	0	0	0	0	0	0	0
2024 年研发支出摊销情况	75	0	0	0	0	0	0	0	0	0	0	0	0
2025 年研发支出摊销情况	75	75	0	0	0	0	0	0	0	0	0	0	0
2026 年研发支出摊销情况	75	75	75	0	0	0	0	0	0	0	0	0	0
2027 年研发支出摊销情况	75	75	75	75	0	0	0	0	0	0	0	0	0
2028 年研发支出摊销情况	75	75	75	75	75	0	0	0	0	0	0	0	0
2029 年研发支出摊销情况	75	75	75	75	75	75	0	0	0	0	0	0	0
2030 年研发支出摊销情况	75	75	75	75	75	75	75	0	0	0	0	0	0
2031 年研发支出摊销情况	75	75	75	75	75	75	75	75	0	0	0	0	0
2032 年研发支出摊销情况													
2033 年研发支出摊销情况													
2034 年研发支出摊销情况													
2035 年研发支出摊销情况													
2036 年研发支出摊销情况													
2037 年研发支出摊销情况													
2038 年研发支出摊销情况													
2039 年研发支出摊销情况													
2040 年研发支出摊销情况													
2041 年研发支出摊销情况													
2042 年研发支出摊销情况													
2043 年研发支出摊销情况													
2044 年研发支出摊销情况													
2045 年研发支出摊销情况													
2046 年研发支出摊销情况													
摊销	600	525	450	375	300	225	150	75	0	0	0	0	0
累计摊销	5 400	5 925	6 375	6 750	7 050	7 275	7 425	7 500	7 500	7 500	7 500	7 500	7 500
净研发支出	4 350	4 575	4 875	5 250	5 700	6 225	6 825	7 500	8 250	9 000	9 750	10 500	11 250

7. 预测项目的固定资产折旧以及固定资产净额

我们使用同样的方法来预测西韦单抗的固定资产折旧，在完成这个预测之后，我们会将数据转入损益表。假设固定资产的折旧年限为 8 年，2022 年待花费的资本支出为 500 万元，我们需要考虑一个成功概率（75%），从而得出风险调整后的待花费资本支出。2021 年底的固定资产净额为 1000 万元，这个数字也是 2022 年初的固定资产净额。此外，我们假设未来每年购置固定资产的资本支出为 150 万元。这样，我们就可以编制一个固定资产折旧计划表。最后，计算出特定财政年度的固定资产净额，并将其转入资产负债表。表 6-29 是我们编制的固定资产折旧计划表。

8. 预测项目资产负债表

我们将预测的净经营性营运资本、研发支出净额以及固定资产净额放进一个简化的资产负债表中（见表 6-30）。

9. 估值：风险调整后净现值分析

（1）计算无杠杆自由现金流

一款新的生物药所创造的价值应该是药物上市后能够获得的经过风险调整之后的无杠杆自由现金流。无杠杆自由现金流是药物产生的销售收入，在支付了所有现金销售成本、费用、税款、资本支出之后，在支付任何利息费用之前的现金流。我们通常用 EBIT 作为出发点来计算无杠杆自由现金流。

$$无杠杆自由现金流 = EBIT - EBIT \times 所得税率 + 折旧与摊销 - 经营性营运资本的增加 - 资本支出$$

（2）计算折现率

计算好无杠杆自由现金流之后，我们需要将这些现金流折现。我们采用加权平均资本成本作为该项目的折现率。

（3）计算终值

我们采用退出倍数法来计算项目的终值。退出倍数法的计算基于项目预测期最后一年（2046 年）的 EBITDA 的倍数。EBITDA 的倍数通常来自可比公司，一般来说，用倍数法计算的终值公式为：

$$终值 = EBITDA_N \times 退出倍数$$

式中，N 为项目预测期最后一年。

（单位：元）

表 6-29　西韦单抗固定资产折旧计划表

项目	2021 A	2022 F	2023 F	2024 F	2025 F	2026 F	2027 F	2028 F	2029 F	2030 F	2031 F	2032 F	2033 F
固定资产余额		3 750 000	0	0	0	0	0	0	0	0	0	0	0
持续的资本支出		1 500 000	1 500 000	1 500 000	1 500 000	1 500 000	1 500 000	1 500 000	1 500 000	1 500 000	1 500 000	1 500 000	1 500 000
资本支出		1 500 000	1 500 000	1 500 000	1 500 000	1 500 000	1 500 000	1 500 000	1 500 000	1 500 000	1 500 000	1 500 000	1 500 000
固定资产总额		5 250 000	6 750 000	8 250 000	9 750 000	11 250 000	12 750 000	14 250 000	15 750 000	17 250 000	18 750 000	20 250 000	21 750 000
折旧		0	0	0	0	0	0	0	0	0	0	0	0
2022 年资本支出折旧情况			656 250	656 250	656 250	656 250	656 250	656 250	656 250	656 250	0	0	0
2023 年资本支出折旧情况				187 500	187 500	187 500	187 500	187 500	187 500	187 500	187 500	0	0
2024 年资本支出折旧情况					187 500	187 500	187 500	187 500	187 500	187 500	187 500	187 500	0
2025 年资本支出折旧情况						187 500	187 500	187 500	187 500	187 500	187 500	187 500	187 500
2026 年资本支出折旧情况							187 500	187 500	187 500	187 500	187 500	187 500	187 500
2027 年资本支出折旧情况								187 500	187 500	187 500	187 500	187 500	187 500
2028 年资本支出折旧情况									187 500	187 500	187 500	187 500	187 500
2029 年资本支出折旧情况										187 500	187 500	187 500	187 500
2030 年资本支出折旧情况											187 500	187 500	187 500
2031 年资本支出折旧情况												187 500	187 500
2032 年资本支出折旧情况													187 500
2033 年资本支出折旧情况													
2034 年资本支出折旧情况													
2035 年资本支出折旧情况													
2036 年资本支出折旧情况													
2037 年资本支出折旧情况													
2038 年资本支出折旧情况													
2039 年资本支出折旧情况													
2040 年资本支出折旧情况													
2041 年资本支出折旧情况													
2042 年资本支出折旧情况													
2043 年资本支出折旧情况													
2044 年资本支出折旧情况													
2045 年资本支出折旧情况													
2046 年资本支出折旧情况													
折旧	0	0	656 250	843 750	1 031 250	1 218 750	1 406 250	1 593 750	1 781 250	1 968 750	1 500 000	1 500 000	1 500 000
累计折旧	0	0	656 250	1 500 000	2 531 250	3 750 000	5 156 250	6 750 000	8 531 250	10 500 000	12 000 000	13 500 000	15 000 000
固定资产净额	5 250 000	5 250 000	6 093 750	6 750 000	7 218 750	7 500 000	7 593 750	7 500 000	7 218 750	6 750 000	6 750 000	6 750 000	6 750 000

项目	2034 F	2035 F	2036 F	2037 F	2038 F	2039 F	2040 F	2041 F	2042 F	2043 F	2044 F	2045 F	2046 F
固定资产余额	0	0	0	0	0	0	0	0	0	0	0	0	0
持续的资本支出	1 500 000	1 500 000	1 500 000	1 500 000	1 500 000	1 500 000	1 500 000	1 500 000	1 500 000	1 500 000	1 500 000	1 500 000	1 500 000
资本支出	1 500 000	1 500 000	1 500 000	1 500 000	1 500 000	1 500 000	1 500 000	1 500 000	1 500 000	1 500 000	1 500 000	1 500 000	1 500 000
固定资产总额	23 250 000	24 750 000	26 250 000	27 750 000	29 250 000	30 750 000	32 250 000	33 750 000	35 250 000	36 750 000	38 250 000	39 750 000	41 250 000
折旧	0	0	0	0	0	0	0	0	0	0	0	0	0
2022 年资本支出折旧情况	0	0	0	0	0	0	0	0	0	0	0	0	0
2023 年资本支出折旧情况	0	0	0	0	0	0	0	0	0	0	0	0	0
2024 年资本支出折旧情况	0	0	0	0	0	0	0	0	0	0	0	0	0
2025 年资本支出折旧情况	0	0	0	0	0	0	0	0	0	0	0	0	0
2026 年资本支出折旧情况	0	0	0	0	0	0	0	0	0	0	0	0	0
2027 年资本支出折旧情况	187 500	0	0	0	0	0	0	0	0	0	0	0	0
2028 年资本支出折旧情况	187 500	187 500	0	0	0	0	0	0	0	0	0	0	0
2029 年资本支出折旧情况	187 500	187 500	187 500	0	0	0	0	0	0	0	0	0	0
2030 年资本支出折旧情况	187 500	187 500	187 500	187 500	0	0	0	0	0	0	0	0	0
2031 年资本支出折旧情况	187 500	187 500	187 500	187 500	187 500	0	0	0	0	0	0	0	0
2032 年资本支出折旧情况	187 500	187 500	187 500	187 500	187 500	187 500	0	0	0	0	0	0	0
2033 年资本支出折旧情况	187 500	187 500	187 500	187 500	187 500	187 500	187 500	0	0	0	0	0	0
2034 年资本支出折旧情况	187 500	187 500	187 500	187 500	187 500	187 500	187 500	187 500	0	0	0	0	0
2035 年资本支出折旧情况	0	187 500	187 500	187 500	187 500	187 500	187 500	187 500	187 500	0	0	0	0
2036 年资本支出折旧情况	0	0	187 500	187 500	187 500	187 500	187 500	187 500	187 500	187 500	0	0	0
2037 年资本支出折旧情况	0	0	0	187 500	187 500	187 500	187 500	187 500	187 500	187 500	187 500	0	0
2038 年资本支出折旧情况	0	0	0	0	187 500	187 500	187 500	187 500	187 500	187 500	187 500	187 500	0
2039 年资本支出折旧情况	0	0	0	0	0	187 500	187 500	187 500	187 500	187 500	187 500	187 500	187 500
2040 年资本支出折旧情况	0	0	0	0	0	0	187 500	187 500	187 500	187 500	187 500	187 500	187 500
2041 年资本支出折旧情况	0	0	0	0	0	0	0	187 500	187 500	187 500	187 500	187 500	187 500
2042 年资本支出折旧情况	0	0	0	0	0	0	0	0	187 500	187 500	187 500	187 500	187 500
2043 年资本支出折旧情况	0	0	0	0	0	0	0	0	0	187 500	187 500	187 500	187 500
2044 年资本支出折旧情况	0	0	0	0	0	0	0	0	0	0	187 500	187 500	187 500
2045 年资本支出折旧情况	0	0	0	0	0	0	0	0	0	0	0	187 500	187 500
2046 年资本支出折旧情况	0	0	0	0	0	0	0	0	0	0	0	0	187 500
折旧	1 500 000	1 500 000	1 500 000	1 500 000	1 500 000	1 500 000	1 500 000	1 500 000	1 500 000	1 500 000	1 500 000	1 500 000	1 500 000
累计折旧	16 500 000	18 000 000	19 500 000	21 000 000	22 500 000	24 000 000	25 500 000	27 000 000	28 500 000	30 000 000	31 500 000	33 000 000	34 500 000
固定资产净额	6 750 000	6 750 000	6 750 000	6 750 000	6 750 000	6 750 000	6 750 000	6 750 000	6 750 000	6 750 000	6 750 000	6 750 000	6 750 000

表 6-30 西韦单抗资产负债表的预测

（单位：元）

项目	2021 A	2022 F	2023 F	2024 F	2025 F	2026 F	2027 F	2028 F	2029 F	2030 F	2031 F	2032 F	2033 F
应收账款		7 184 726	21 734 500	33 301 197	42 281 415	44 049 744	45 505 306	46 710 817	47 716 452	48 562 352	49 280 628	49 896 972	7 564 791
存货		1 796 181	5 433 625	8 325 299	10 570 354	11 012 436	11 376 326	11 677 704	11 929 113	12 140 588	12 320 157	12 474 243	1 891 198
应付账款		1 796 181	5 433 625	8 325 299	10 570 354	11 012 436	11 376 326	11 677 704	11 929 113	12 140 588	12 320 157	12 474 243	1 891 198
净经营性营运资本		7 184 726	21 734 500	33 301 197	42 281 415	44 049 744	45 505 306	46 710 817	47 716 452	48 562 352	49 280 628	49 896 972	7 564 791
研发支出净额	0	7 500 000	14 250 000	20 250 000	25 500 000	30 000 000	33 750 000	36 750 000	39 000 000	40 500 000	41 250 000	41 250 000	42 000 000
固定资产净额	0	5 250 000	6 093 750	6 750 000	7 218 750	7 500 000	7 593 750	7 500 000	7 218 750	6 750 000	6 750 000	6 750 000	6 750 000
非流动资产	0	12 750 000	20 343 750	27 000 000	32 718 750	37 500 000	41 343 750	44 250 000	46 218 750	47 250 000	48 000 000	48 000 000	48 750 000

项目	2034 F	2035 F	2036 F	2037 F	2038 F	2039 F	2040 F	2041 F	2042 F	2043 F	2044 F	2045 F	2046 F
应收账款	4 294 853	4 330 143	4 361 952	4 390 991	4 417 827	4 442 916	4 466 622	4 489 236	4 507 193	4 525 222	4 543 323	4 561 496	4 579 742
存货	1 932 684	1 948 564	1 962 878	1 975 946	1 988 022	1 999 312	2 009 980	2 020 156	2 028 237	2 036 350	2 044 495	2 052 673	2 060 884
应付账款	1 932 684	1 948 564	1 962 878	1 975 946	1 988 022	1 999 312	2 009 980	2 020 156	2 028 237	2 036 350	2 044 495	2 052 673	2 060 884
净经营性营运资本	4 294 853	4 330 143	4 361 952	4 390 991	4 417 827	4 442 916	4 466 622	4 489 236	4 507 193	4 525 222	4 543 323	4 561 496	4 579 742
研发支出净额	43 500 000	45 750 000	48 750 000	52 500 000	57 000 000	62 250 000	68 250 000	75 000 000	82 500 000	90 000 000	97 500 000	105 000 000	112 500 000
固定资产净额	6 750 000	6 750 000	6 750 000	6 750 000	6 750 000	6 750 000	6 750 000	6 750 000	6 750 000	6 750 000	6 750 000	6 750 000	6 750 000
非流动资产	50 250 000	52 500 000	55 500 000	59 250 000	63 750 000	69 000 000	75 000 000	81 750 000	89 250 000	96 750 000	104 250 000	111 750 000	119 250 000

在这个例子里，我们假设退出倍数（EV/EBITDA）为 15 倍，这样我们就很容易地获得终值。在计算好终值之后，我们同样需要将终值折成现值。

（4）计算风险调整后净现值

将所有预测期折现后的现金流以及折现后的终值相加就得出西韦单抗风险调整后净现值。表 6-31 所示是我们在 Excel 里计算的风险调整后净现值，折现率为 12.8%。

10. 敏感性分析

（1）如果结直肠癌的发病率比预计要低，会发生什么？

表 6-32 显示，如果我们假设中国的结直肠癌发病率在 0.20%～0.40% 之间，结直肠癌发生转移的患者比例在 40%～60% 之间，西韦单抗的估值范围就是 3.4 亿～10.2 亿元。

（2）如果西韦单抗的市场占有率或者单位患者年售价不及预期，怎么办？

表 6-33 显示，如果我们假设西韦单抗的市场占有率在 10%～14% 之间，单位患者年售价在 14 000～22 000 元之间，西韦单抗的估值范围就是 3.4 亿～8.5 亿元。

（3）如果西韦单抗的总成功概率不及预期，产品的销售费用率大增，怎么办？

表 6-34 显示，如果我们假设西韦单抗的总成功概率在 35%～75% 之间，销售费用率在 15%～35% 之间，西韦单抗的估值范围就是 1.6 亿～7.4 亿元。

（4）如果终值为零，折现率改变，怎么办？

表 6-35 显示，如果我们假设退出倍数在 0～15 倍之间，折现率在 10.8%～14.8% 之间，西韦单抗的估值范围就是 5.7 亿～7.3 亿元。

6.2.8 决策树分析

使用风险调整后净现值分析给生物制药项目估值有一个问题，那就是没有考虑整个药物研发过程中管理层决策的高度灵活性。在风险调整后净现值分析中，我们只考虑成功或失败作为临床试验的可能结果。但在现实中，临床试验结果并不只考虑临床试验的成败。药物研发长达 10～12 年，包括多个研发阶段。在这么冗长的过程中，生物制药公司的管理层可以根据研发的结果或者市场竞争的态势等因素，在药物研发的任何阶段决定是继续还是终止药物研发。

表 6-31 计算西单韦抗的风险调整后净现值

项目	2021 A	2022 F	2023 F	2024 F	2025 F	2026 F	2027 F	2028 F	2029 F	2030 F	2031 F	2032 F	2033 F
EBIT (元)		7 465 665	99 368 315	154 722 073	197 488 304	205 156 672	211 302 905	216 232 226	220 188 818	224 618 029	227 832 390	230 081 931	24 815 314
调整税 (元)		1 866 416	24 842 079	38 680 518	49 372 076	51 289 168	52 825 726	54 058 057	55 047 205	56 154 507	56 958 098	57 520 483	6 203 829
加回: 摊销 (元)	—		750 000	1 500 000	2 250 000	3 000 000	3 750 000	4 500 000	5 250 000	6 000 000	6 750 000	7 500 000	6 750 000
加回: 折旧 (元)		1 250 000	1 906 250	2 093 750	2 281 250	2 468 750	2 656 250	2 843 750	3 031 250	1 968 750	1 500 000	1 500 000	1 500 000
净经营性营运资本的变化 (元)		-7 184 726	-14 549 774	-11 566 697	-8 980 219	-1 768 329	-1 455 562	-1 205 511	-1 005 635	-845 899	-718 276	-616 344	42 332 182
研发投入 (元)		7 500 000	7 500 000	7 500 000	7 500 000	7 500 000	7 500 000	7 500 000	7 500 000	7 500 000	7 500 000	7 500 000	7 500 000
资本支出 (元)		5 250 000	1 500 000	1 500 000	1 500 000	1 500 000	1 500 000	1 500 000	1 500 000	1 500 000	1 500 000	1 500 000	1 500 000
流向企业的自由现金流 (FCFF)(元)		-13 085 477	53 632 713	99 068 608	134 667 260	148 567 925	154 427 867	159 312 408	163 417 228	166 586 372	169 406 016	171 945 104	60 193 667
终值 (TV)(元)													
FCFF + TV (元)		-13 085 477	53 632 713	99 068 608	134 667 260	148 567 925	154 427 867	159 312 408	163 417 228	166 586 016	169 406 016	171 945 104	60 193 667
累计 FCFF (元)		-13 085 477	40 547 236	139 615 844	274 283 104	422 851 029	577 278 895	736 591 304	900 008 532	1 066 594 904	1 236 000 920	1 407 946 025	1 468 139 692
折现因子		0.887	0.786	0.697	0.618	0.548	0.485	0.430	0.382	0.338	0.300	0.266	0.236
预测自由现金流的现值 (元)		-11 600 600	42 151 357	69 025 373	83 181 285	81 354 121	74 967 163	68 562 383	62 348 361	56 345 284	50 796 973	45 707 737	14 185 401

项目	2034 F	2035 F	2036 F	2037 F	2038 F	2039 F	2040 F	2041 F	2042 F	2043 F	2044 F	2045 F	2046 F
EBIT (元)	-799 190	36 682	864 083	1 684 744	2 500 046	3 311 096	4 118 781	4 923 809	5 717 504	5 761 374	5 805 419	5 849 641	5 894 040
调整税 (元)	—	9 170	216 021	421 186	625 011	827 774	1 029 695	1 230 952	1 429 376	1 440 343	1 451 355	1 462 410	1 473 510
加回: 摊销 (元)	6 000 000	5 250 000	4 500 000	3 750 000	3 000 000	2 250 000	1 500 000	750 000	—	—	—	—	—
加回: 折旧 (元)	1 500 000	1 500 000	1 500 000	1 500 000	1 500 000	1 500 000	1 500 000	1 500 000	1 500 000	1 500 000	1 500 000	1 500 000	1 500 000
净经营性营运资本的变化 (元)	3 269 937	-35 290	-31 809	-29 038	-26 836	-25 089	-23 706	-22 614	-17 957	-18 029	-18 173	-18 101	-18 246
研发投入 (元)	7 500 000	7 500 000	7 500 000	7 500 000	7 500 000	7 500 000	7 500 000	7 500 000	7 500 000	7 500 000	7 500 000	7 500 000	7 500 000
资本支出 (元)	1 500 000	1 500 000	1 500 000	1 500 000	1 500 000	1 500 000	1 500 000	1 500 000	1 500 000	1 500 000	1 500 000	1 500 000	1 500 000
流向企业的自由现金流 (FCFF)(元)	970 747	-2 257 778	-2 383 746	-2 515 481	-2 651 802	-2 791 767	-2 934 620	-3 079 758	-3 229 829	-3 196 998	-3 164 036	-3 130 943	-3 097 716
终值 (TV)(元)													110 910 594
FCFF + TV (元)	970 747	-2 257 778	-2 383 746	-2 515 481	-2 651 802	-2 791 767	-2 934 620	-3 079 758	-3 229 829	-3 196 998	-3 164 036	-3 130 943	107 812 878
累计 FCFF (元)	1 466 610 439	1 464 352 661	1 461 968 915	1 459 453 434	1 456 801 632	1 454 009 865	1 451 075 245	1 447 995 487	1 444 765 658	1 441 568 660	1 438 404 623	1 435 273 681	1 543 086 559
折现因子	0.209	0.185	0.164	0.146	0.129	0.114	0.101	0.090	0.080	0.071	0.063	0.056	0.049
预测自由现金流的现值 (元)	202 809	-418 171	-391 402	-366 164	-342 205	-319 386	-297 632	-276 907	-257 447	-225 914	-198 213	-173 883	5 308 150

表 6-32　不同结直肠癌发病率、发生转移的患者比例下的估值　（单位：元）

发生转移的患者比例（%）	0.20%	0.25%	0.30%	0.35%	0.40%
40	337 343 053	414 371 273	491 223 565	567 794 621	644 266 692
45	392 831 035	479 102 706	565 272 832	651 322 528	737 254 946
50	447 799 133	543 603 418	639 268 474	734 771 659	830 233 102
55	502 748 695	608 067 885	713 196 083	818 203 671	923 211 258
60	557 677 858	672 490 036	787 081 951	901 635 683	1 016 189 415

表 6-33　不同市场占有率、单位患者年售价下的估值　（单位：元）

单位患者年售价（元）	10.0%	11.0%	12.0%	13.0%	14.0%
14 000	337 769 304	380 210 835	422 652 367	465 093 898	507 301 543
16 000	398 400 063	446 904 670	495 304 549	543 292 524	591 280 499
18 000	459 030 822	513 300 040	567 286 512	621 272 983	675 259 455
20 000	519 298 537	579 283 505	639 268 474	699 253 442	759 238 411
22 000	579 283 505	645 266 971	711 250 436	777 233 901	843 217 367

表 6-34　不同总成功概率、销售费用率下的估值　（单位：元）

销售费用率（%）	35.0%	45.0%	55.0%	65.0%	75.0%
15	344 816 546	442 904 147	540 991 749	639 079 351	737 166 952
20	299 130 589	384 165 060	469 199 531	554 234 003	639 268 474
25	253 290 449	325 227 737	397 165 026	469 102 314	541 039 602
30	207 037 845	265 839 258	324 640 670	383 442 083	442 243 496
35	160 472 913	205 970 059	251 467 206	296 964 352	342 461 498

表 6-35　不同退出倍数、折现率下的估值　（单位：元）

退出倍数	10.8%	11.8%	12.8%	13.8%	14.8%
15 ×	720 331 717	678 147 245	639 268 474	603 368 554	570 160 773
12 ×	718 623 634	676 782 794	638 176 341	602 492 670	569 456 962
9 ×	716 915 550	675 418 343	637 084 208	601 616 786	568 753 151
6 ×	715 207 467	674 053 892	635 992 075	600 740 902	568 049 341
3 ×	713 499 384	672 689 441	634 899 942	599 865 019	567 345 530
0 ×	711 791 301	671 324 990	633 807 809	598 989 135	566 641 720

　　我们将决策树纳入风险调整后净现值分析。决策树分析不是风险调整后净现值分析的替代品，反而为其增加了一层复杂性，它试图将价值赋予项目开发中的可选择性。决策树分析的特点是可以模拟一系列不断变化的决定和不确定性，这对于包含多个研发阶段以及在每个阶段都需要决策的生物制药项目或公司来说再典型不过了。决策树分析允许包含不同的决策路径，并使用概率来衡量每个路径的潜在结果。

我们必须说明，决策树分析中使用的概率是主观的，是构建决策树所需的关键输入。这也突出了估值的艺术性。

决策树分析可以描绘开发生物药所需的步骤，包括在药物开发过程中是否进入下一个开发阶段的不确定性。我们在生物制药决策树分析中使用两类节点：

1）决策节点——通常用正方形表示；

2）机会节点——通常用圆圈表示。

决策节点的分支显示的是可以执行的特定行动和决策，而机会节点的每个分支都表示一个潜在结果。风险调整后净现值分析是最简单的决策树分析，在每一个临床阶段结束时，我们都要决定项目是继续还是终止。图 6-9 所示是一个临床开发候选药的决策树分析示例。我们将成功概率的估计分配给每个潜在结果，但请记住，所有结果的百分比加起来必须为 100%。在药物开发的情况下，管理层通常会在继续或终止开发之间进行选择。

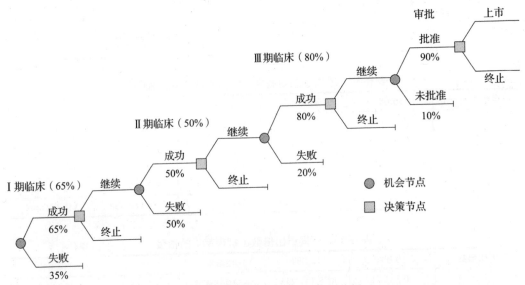

图 6-9   临床开发候选药的决策树分析

决策树分析是风险调整后净现值分析的延伸，它考虑药物开发过程中每一个步骤的风险调整后净现值。在构建决策树的时候，估值分析师在左侧从项目的第一步开始，然后按时间顺序向右侧移动，执行下一个步骤。估值分析师需要选择一个由决策节点产生的分支来进行估值分析。在风险调整后净现值分析中，我们不必操心是否需要做出终止项目的决策，因为临床试验一旦失败，项目就自然终止了。我们只需要看临床试验的成功，然后用成功概率来调整现金流。

我们举一个例子来阐述如何使用决策树分析计算风险调整后净现值。假设百乐吉生物正在开发一种治疗卵巢癌的创新药物阿普利单抗（ApreMab）。作为卵巢癌患者一线治疗产品，该药物目前正在临床前开发阶段。

图 6-10 所示决策树分析假设，如果成功完成所有开发阶段，项目将具有价值；如果百乐吉生物决定不完成项目开发，该项目可以被出售或对外授权给另一家生物制药公司继续开发。决策树分析中也显示了与开发阶段相关的成功概率。该决策树给出了六种开发情景，不同情景的概率通过不同阶段相关概率相乘来计算，每个阶段的相关概率则取决于前几个阶段的成败。

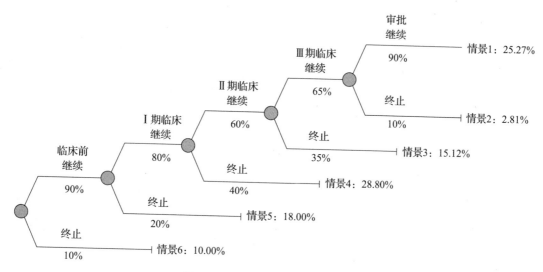

图 6-10　阿普利单抗的决策树分析

表 6-36 显示了阿普利单抗的现金流预测，我们假设：

1）市场增长率为 2%；

2）营销费用率为 15%；

3）管理费用率为 5%；

4）销售费用率为 6.2%；

5）折现率为 15%；

6）专利期到期时间为 2038 年底；

7）由于生物类似药的竞争，专利期到期后一年的净现金流减少 75%。

表 6-36　阿普利单抗的现金流预测　（金额单位：百万元）

项目	2020	2021	2022	2023	2024	2025	2026	2027	2028	2029
临床前成本	-4	-5	-5	-5						
Ⅰ期临床成本		-4	-4							
Ⅱ期临床成本			-13	-13						
Ⅲ期临床成本					-70	-70				
审批成本							-5	-5		
规划、建设、管理、维护成本	-1	-2	-2	-2	-2	-2	-2	-2		
产品开发	-23	-15	-15	-63	-12	-12	-3	-3		

（续）

项目	2020	2021	2022	2023	2024	2025	2026	2027	2028	2029
上市推广费、营销费用							−181	−362	−362	−362
管理费									−8	−33
销售成本									−10	−41
销售峰值									1 812	1 812
采用曲线（%）									9	37
销售收入									164	663
现金流	−28	−26	−38	−83	−83	−83	−191	−372	−217	226
市场增长指数	1	1.02	1.04	1.06	1.08	1.10	1.13	1.15	1.17	1.20
市场增长调节后的现金流	−28	−26	−40	−88	−90	−92	−215	−428	−254	270
折现率（%）	15									
折现因子	1.00	0.87	0.76	0.66	0.57	0.50	0.43	0.38	0.33	0.28
折现现金流	−28	−23	−30	−58	−52	−46	−93	−161	−83	77

项目	2030	2031	2032	2033	2034	2035	2036	2037	2038	
临床前成本										
I 期临床成本										
II 期临床成本										
III 期临床成本										
审批成本										
规划、建设、管理、维护成本										
产品开发										
上市推广费、营销费用	−272	−272	−256	−259	−262	−265	−268	−272	−270	
管理费	−54	−72	−85	−86	−87	−88	−89	−91	−90	
销售成本	−68	−89	−106	−107	−108	−110	−111	−112	−112	
销售峰值	1 812	1 812	1 812	1 812	1 812	1 812	1 812	1 812	1 812	
采用曲线（%）	60	79	94	95	96	98	99	100	99	
销售收入	1 087	1 436	1 707	1 726	1 746	1 767	1 789	1 812	1 800	
现金流	693	1 003	1 259	1 273	1 288	1 304	1 320	1 337	1 328	
市场增长指数	1.22	1.24	1.27	1.29	1.32	1.35	1.37	1.40	1.43	
市场增长调节后的现金流	845	1 247	1 597	1 647	1 700	1 755	1 812	1 872	1 897	
折现率（%）										
折现因子	0.25	0.21	0.19	0.16	0.14	0.12	0.11	0.09	0.08	
折现现金流	209	268	299	268	240	216	194	174	153	
现值之和	1 524									
终值	3 161									
终值的现值	255									
情景 1 的净现值	1 779									
情景 2 的净现值	−490									
情景 3 的净现值	−236									
情景 4 的净现值	−139									
情景 5 的净现值	−81									
情景 6 的净现值	−28									

折现现金流（包括终值）的总和显示，产品上市情景（情景 1）的净现值为 17.79 亿元。我们需要计算所有情景下的风险调整后净现值，可以通过两种方法计算。第一种方法是计算每种情景下的净现值，然后将这些净现值按各自的成功概率进行加权，最后将这些加权后的净现值加起来，就得出了阿普利单抗的总风险调整后净现值 3.43 亿元（见表 6-37）。

表 6-37 阿普利单抗的总风险调整后净现值

情景	成功概率（%）	净现值（百万元）	风险调整后的净现值（百万元）	注释
情景 1	25.27	1 779	450	项目上市
情景 2	2.81	−490	−14	项目审批被拒后终止
情景 3	15.12	−236	−36	项目Ⅲ期临床失败后终止
情景 4	28.80	−139	−40	项目Ⅱ期临床失败后终止
情景 5	18.00	−81	−15	项目Ⅰ期临床失败后终止
情景 6	10.00	−28	−3	项目临床前开发失败后终止
合计	—	—	343	—

第二种方法是反向计算价值：第一步是通过计算阿普利单抗在上市后的所有现金流，来计算其上市时的价值；第二步是计算项目提交审批时的价值，我们会考虑包括各自的成功概率在内的两种不同的结果（批准或拒绝）；第三步是计算Ⅲ期临床开始时的价值，并继续向后延伸到开发的所有阶段，直到获得项目的现值为止。

这两种方法会得到相同的结果。然而，对于在决策节点上有两个以上潜在结果的复杂决策树以及现金流复杂的情况下，第一种方法应该更加合适一些。

如果我们已经了解项目的潜在情景，决策树分析就是估算项目价值的好方法。决策树有多种形式，没有标准的构建方法。通常，每个项目都有其特殊性，提供特殊的情景。唯一的限制是每个决策节点的不同情景的成功概率加起来必须为 100%。由于可以涵盖所有可能的开发情景，并且能充分考虑整个开发计划，决策树分析在制药公司的内部估值中非常受欢迎。

6.2.9 产品管线估值

产品管线是一家生物制药公司在任何给定时间点集体研发的一组候选药物，由公司正在开发或正在测试的药物组成，通常包括全新的药物、现有药物的变体和现有药物的新应用。一家生物制药公司通常有许多药物在其管线中。新药需要大量的研发、临床前试验以及三个阶段的临床试验，之后必须在公司希望销售该药物的国家或地区获得批准，这意味着药物的研发和销售存在许多不确定性。随着药物在产品管线上向前移动，这种不确定性会逐步减少。

生物制药公司买卖处于不同开发阶段的药物、签订协议联合开发或销售药物的情况并不少见。在这些情况下，一家公司可能会从另一家公司获得款项（首付款以及里程碑付款），以完成特定的开发、临床试验和审批，以及药物上市后的特许权使用。比如，2017 年 7 月 5 日，百济神州与新基在免疫肿瘤领域达成全球合作，共同在实体肿瘤领域推进 PD-1 抑制剂项目。新基将获得百济神州用于治疗实体肿瘤的 PD-1 抑制剂 BGB-A317 在亚洲（除日本）之外的全球授权，百济神州可获得 2.63 亿美元的现金首付款、溢价 35% 的 1.5 亿美元股权投资、高达 9.8 亿美元的里程碑付款（包含研发、注册和销售）及 BGB-A317 销售特许权使用费，一共 13.93 亿美元，创下当时国内制药公司单品种收购的最高价格。

产品管线是衡量一家公司价值和未来前景的重要指标。通常，产品管线中的产品越多，越处于研发后期阶段，越有价值。给产品管线估值时考虑的因素包括每种药物的目标市场规模、该药物预计能够获得的市场份额以及不会被批准的风险。

如果该药物用于治疗特定疾病、公认的需要治疗的疾病，其目标市场规模则可能较容易判断。然而，如果诊断或治疗存在争议，或者现有治疗仍然有效但药物治疗费用太高以至于医保或个人可能无法负担，那么其目标市场规模就没有那么清晰了。与竞争对手相比，药物获得多少市场份额将取决于其成本、安全性和有效性，这不仅涉及已经上市的药物，还涉及其他正在开发的药物。能否获得监管机构审批是最难评估的，这需要有效性和安全性的证据。有效性通常会在研发较早的阶段得到证明。安全性的问题可能会出现在临床试验的任何时候，尽管在临床试验后期阶段风险会降低。主要依赖成熟产品的制药公司则比较容易评估，估值的不确定性较少。但是，制药行业最好的增长机会是拥有开发新药平台的小型制药公司。当然，它们的估值具有高度的不确定性。

产品管线中的每种药物都代表着潜在的市场机会。我们可以将产品管线中每种有市场前景的药物都视为一个投资组合中的小型公司。使用风险调整后净现值分析，我们可以判断该产品管线的价值。我们首先计算产品管线中每种药物的未来自由现金流的风险调整后净现值，然后将每种药物的风险调整后净现值相加，就可以计算出整个产品管线的风险调整后净现值。

大型制药公司的产品管线中总是有很多产品，一个目的是分散风险。一家制药公司的产品管线可以有几十种甚至数百种药物（见图 6-11）。但是，这并不意味着我们应该将它们全部包括在产品管线的估值中。在通常情况下，产品管线的大部分价值源于少数药物，甚至只源于一款重磅药。一般来说，我们应该只考虑那些已经处于三个临床试验阶段之一的药物。投资处于药物发现或临床前阶段的药物是一个非常冒险的决定。在每 5000 ～ 10 000 种化合物中，只有约 10 种会进入人体临床试验。处于临床前阶段的药物进入市场的可能性非常低，而且可用数据很少，因此很难衡量其商业潜力，通常被很多投资人赋予零价值。

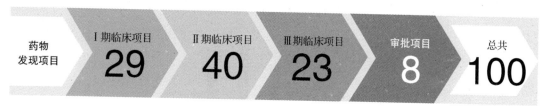

图 6-11　辉瑞药物产品管线一瞥（2021 年 7 月 28 日）
资料来源：https://www.pfizer.com/science/drug-product-pipeline。

决定一款药物是否具有商业潜力的一个因素是所采用的给药途径。在可能的情况下，最好在动物试验中使用与人类相同的给药途径。如果药物上市，给药途径可能是商业潜力的重要决定因素。一般而言，一天一次的口服药比一天服用多次的更受欢迎，口服疗法优于注射或输液。如果一家公司正在开发一种治疗高血压的药物，但事实证明将其制成口服药比较困难，那么该药物就不太可能会继续开发。因为在以口服药为主的市场中，注射剂的使用在商业上是不可行的，除非能证明其具有口服药无法比拟的优势。

随着开发过程的进行，资产的数量会不断减少。在产品管线里的项目称为药物资产，因为在没有正向现金流的情况下，生物制药公司当前和预期价值的大部分来自其产品管线。估值分析师要做的第一步就是剔除药物发现阶段和临床前的项目。这些项目的开发时间长，成功的可能性低，在现阶段对估值来说并不重要。大多数估值分析师不会评估药物发现和临床前阶段的项目，无论公司对这些项目的重视程度如何。

给产品管线估值固然重要，但我们在给产品管线估值时，不能忽视产品管线的风险，以及现金流的分布情况。生物药具有一个独特性，那就是需要面对漫长的药物研发、试验以及审批过程。药物开发需要走完整个过程，在任何一个阶段，该药物都可能会以失败告终，而这个过程是不可逆转的。对于估值来说，现金流永远都需要乘以其可能发生的概率。我们回到之前讲过的抛硬币游戏。抛一次硬币，如果正面朝上，你可以赢 100 元，如果背面朝上，你就什么也得不到。也就是说，你只有 50% 的概率会赢得 100 元，那么你愿意出多少钱来玩这个游戏？记住，你只有一次机会，要么赢 100 元，要么输精光。这也是很多投资只有一条产品管线的生物制药公司所面对的问题——这是一个伯努利分布。

故事还没有完，如果游戏规则改为你可以抛 10 次硬币呢？每抛一次，如果正面朝上，你可以赢 10 元，如果背面朝上，你就什么也得不到。那么，你愿意出多少钱来玩这个游戏呢？这是一个二项分布的概率计算。计算过于复杂，还好 Excel 是个好工具，瞬间就帮我们计算出概率（见图 6-12）。

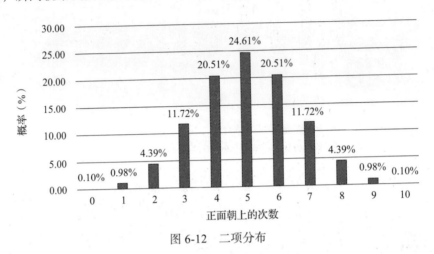

图 6-12　二项分布

你会发现，你赢 40 ~ 60 元的概率为 65.63%。在两个游戏中，风险调整后的收入都是 50 元，然而可以看出，第一个游戏的风险更高一些。如果让你在两个游戏中做出一个选择，大多数人会选择第二个游戏，因为其产生风险调整后回报的概率会更高一些。此时，你应该可以明白，给生物制药公司估值类似于抛硬币游戏，抛 1 次硬币就相当于生物制药公司只有一种候选药在产品管线里，而抛 10 次硬币则相当于生物制药公司的管线里有 10 款候选药，或者从投资人的角度来看，相当于投资一共有 10 条管线的数家生物制药公司，其中每家公司可能只有一条管线。如果每种候选药最终获得审批的概率只有 20%，那么只有一条产品管线的生物制药公司，其结果要么成功，要么失败，成功概率就只有 20%；而对于有 10 款候选药的生物制药公司来说，全部失败的概率是相当低的，为 10.7%（=（1 - 20%）^{10}）。只有一款候选药的公司的失败概率为 80%，这样一来，有 10 款候选药的公司完全失败的概率就被降低了近 70%。此外，我们会发现 1 ~ 3 款候选药成功的概率高达近 77%，所以增加管线中产品的数量不仅可以大幅降低药品研发完全失败的风险，还可以提升成功概率。我们可以从图 6-13 中看出，在 10 款候选药中可以产生 1 ~ 3 款成功上市的候选药的概率超过 77%。这说明产品的多元化不仅降低了完全失败的风险，还使得结果更加容易预测。可以预测，在 10 款候选药中，应该有 1 ~ 3 款会成功上市，还可以预测多于 5 款候选药成功上市的可能性几乎为零。

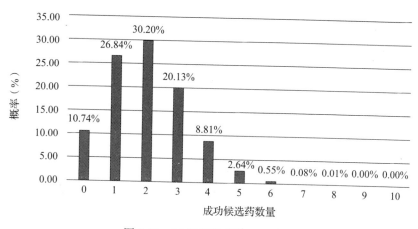

图 6-13　10 款候选药的二项分布

这就解释了为什么很多生物制药公司都愿意投资增加生产管线中的产品。例如，图 6-14 为信达生物制药的产品管线图（截至 2021 年 8 月）。

有些大型制药公司的产品管线里甚至有 100 款候选药，比如辉瑞。如果每款候选药最终获得审批的概率只有 20%，理论上完全失败的概率几乎为 0（=（1 − 20%）^{100}），15 ～ 25 款候选药成功的概率为 83.21%，超过 35 款候选药上市的可能性几乎为 0（见图 6-15）。

所以，投资人更愿意投资拥有多款候选药的生物制药公司，他们知道总有一两款产品会上市，投资风险是相对较低的，因为风险被充分地分散了。如果投资人只投资只有一款候选药的生物制药公司，由于没有替代产品，风险要大得多。一个项目的预期回报风险越大，价值就越低。如果投资人非要投资只有一款候选药的生物制药公司，他们通常会要求更高的折现率以反映其所承受的高风险。

这是否意味着每个生物制药公司都应该尝试在其产品管线里多放几种候选药呢？这是一个复杂的问题，取决于公司的研发、管理和资金能力等因素。如果一家生物制药公司想要降低风险，除了增加管线容量之外，当然还有其他方式，比如和大型制药公司合作，牺牲一些销售收入的份额以换取一些资金进行研发。在这样的合作关系中，一家生物制药公司的药物可能有助于降低另一家公司的整体产品管线风险。

6.2.10　如何将管线价值转换成权益价值

生物制药公司的成功取决于其项目或者管线的成功，所以其价值主要来自其产品管线的价值。生物制药公司以项目为主导，因此其权益价值 = 产品管线的价值 + 现金和现金等价物 + 无形资产的价值 + 其他固定资产的价值 − 未分配成本 − 债务。

产品	疾病领域
达伯舒®	复发/难治性经典型霍奇金淋巴瘤/非鳞状非小细胞肺癌/鳞状非小细胞肺癌/晚期肝癌
达攸同®	晚期非小细胞肺癌/转移性结直肠癌/成人复发性胶质母细胞瘤/晚期肝癌
苏立信®	类风湿关节炎/强直性脊柱炎/银屑病/多关节型幼年特发性关节炎/儿童斑块状银屑病/成人非感染葡萄膜炎
达伯华®	弥漫性大B细胞淋巴瘤/滤泡性淋巴瘤/慢性淋巴细胞性白血病
达伯坦®	成人接受过全身性药物治疗、肿瘤具有FGFR2融合或重排、不可手术切除的局部晚期或转移性胆管癌/尿路上皮癌
Olverembatinib	肿瘤
信迪利单抗	二线肺鳞癌
信迪利单抗联合化疗	一线非鳞状非小细胞肺癌
信迪利单抗联合贝伐珠单抗	EGFR + TKI 耐药非小细胞肺癌
信迪利单抗联合化疗	一线胃癌
信迪利单抗联合化疗	一线胃癌（CPS > 10）
信迪利单抗联合化疗	一线食道癌
信迪利单抗联合化疗	二线霍奇金淋巴瘤
信迪利单抗联合利妥昔单抗	黑色素瘤
信迪利单抗	二线食管鳞癌
IBI376	肿瘤
IBI326	肿瘤
IBI306	新陈代谢
IBI310	肿瘤
IBI344	肿瘤
IBI362	新陈代谢
IBI188	肿瘤
IBI318	肿瘤
IBI302	眼底病
IBI110	肿瘤
IBI101	肿瘤
IBI315	肿瘤
IBI939	肿瘤
IBI322	肿瘤
IBI112	自身免疫
IBI323	肿瘤
IBI102	肿瘤
IBI319	肿瘤
IBI321	肿瘤

图 6-14　信达生物

资料来源：http://cn.innoventbio.com。

制药的产品管线图

临床前	IND 申请	临床Ⅰ期	临床Ⅱ期	临床Ⅲ期	上市申请	上市	合作伙伴

图例：生物药物 ｜ 在美国的临床进展 ｜ 小分子药物 ｜ 在美国的临床进展

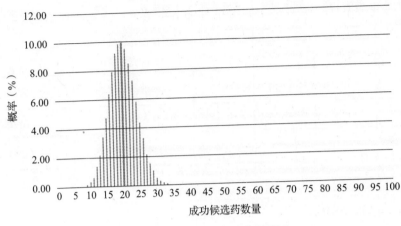

图 6-15   100 款候选药的二项分布

产品管线由项目构成。由于项目的特征和决策因项目而异，每个项目的价值也不相同，因此单独给每个项目估值是有意义的。我们将所有项目的价值加起来就获得了产品管线的价值。所有项目的市场价值不会显示在资产负债表中，所以，我们会用风险调整后的净资产分析来计算其市场价值。当然，我们还必须考虑公司的现金和现金等价物，这些都不需要估计，可以直接从资产负债表中获取。无形资产主要指公司的技术和知识产权的价值。其他固定资产包括厂房、物业等，它们都是资产负债表的一部分。未分配成本是公司无法分配给特定项目的成本，比如公司管理团队的工资或办公楼的租金等。未分配成本会降低权益的价值，所以对其进行适当的估值是绝对有必要的。分配给项目的成本越多，未分配成本降低价值的效果就越小。所有的债务都会降低权益的价值。我们必须考虑用于偿还债务的所有现金流，即支付的利息和到期时偿还的本金。

假设一家生物制药公司在其管线里有四个处于不同临床试验阶段的项目，它们的估值分别为 2.5 亿元、1.1 亿元、0.5 亿元、0.2 亿元。产品管线价值为所有项目价值之和，为 4.3 亿元。

在公司资产负债表中，现金和现金等价物为 3 亿元，无形资产的价值为 2 亿元，其他固定资产的价值为 1 亿元，债务为 1 亿元，未分配成本的估值为 0.5 亿元。该生物制药公司的权益价值 = 4.3 亿元 + 3 亿元 + 2 亿元 + 1 亿元 − 1 亿元 − 0.5 亿元 = 8.8 亿元。

6.3 生物类似药的挑战和机会

生物药在制药行业中越来越重要，这一趋势还会持续下去。生物药的日益成功不可避免地伴随着医疗保健系统日益增加的成本负担。生物药是高效的、改变生命的药物，但成本极高，而且通常用于需要持续治疗的慢性病。治疗 HER2 阳性乳腺癌的赫赛汀曾经的市场价格高达每支 2.45 万元，一个疗程下来花费 20 多万都不算什么新闻。2017 年，赫赛汀通过谈判降价被纳入国家医保目录乙类范围，价格降至 7600 元，但仍然面临地区医保覆盖水平差异的问题，很多患者仍然难以承担治疗费用。

这就是为什么人们对开发生物类似药有着浓厚的兴趣。在全球范围内，生物类似药较原研生物药有更低的价格，其获批使能够接受生物药治疗的患者数量显著增加。生物类似药不仅比原研生物药价格低廉，还为市场带来了竞争，迫使昂贵的药物降低价格。

生物类似药的定义因监管机构的不同而有所不同。欧洲药品管理局将生物类似药定义为一种与另一种已获批准的生物药（参考药物）高度相似的生物药。生物类似药是根据相同质量、安全性以及有效性标准获得批准的。欧洲药品管理局不认为生物类似药为生物药的仿制药，主要是因为生物药的自然变异性以及更为复杂的生产方式使得对分子异质性精确复制的可能性不大。美国食品药品监督管理局则常常使用"派生生物药"来代表生物类似药。派生生物药是原研创新生物药的副本，但又不可能完全复制它们的结构，导致功效和安全性可能存在差异。派生生物药由与参考药物高度相似的药物以及预期产生与参考药物相同临床结果的药物组成。

在本书中，派生生物药和生物类似药其实是一回事，我们会交换使用。值得一提的是生物类似药并不是仿制药。生物类似药的制造商无法获得原研生物药分子的复制品以及原始细胞库，因此无法生产完全相同的生物药，只能在商业化创新产品的基础上生产高度相似的产品。生物类似药不能被视为仿制药，它们在临床上不一定可互换，因为生物药的临床表现高度依赖于其生产和纯化的方法。生物类似药与仿制药的区别意味着化学药的监管体系并不适用于生物药市场。

许多专家都认为，生物类似药对医疗行业的未来至关重要，因为它们会带来市场上更大的竞争和创新，令价格下降，并使患者有更多的选择。在竞争激烈的生物类似药市场中，制药公司能够利用从原研生物药中获得的经验，创造出具有治疗优势的产品——改良型生物药（biobetter）。美国国立卫生院对 biobetter 提供了更详细的定义：biobetter 是通过改善生物药的特性，利用现有的基于肽或蛋白质的疗法设计的新药。生物类似药和 biobetter 都是生物药的变体，前者是原研生物药的近似复制品，而后者在疗效、安全性、耐药性或给药方案方面进行了改进。还有一种 me-too 生物药，也称为非创新生物药，是用相同的靶向抗原开发的生物产品，但在药物代谢动力学、药效动力学、功效、安全性以及免疫原性方面与参考产品没有可比性。

自 2019 年初复宏汉霖旗下第一个生物类似药利妥昔单抗（汉利康）上市之后，国内已有多个生物类似药上市，包括百奥泰的阿达木单抗（格乐立）、海正博锐的阿达木单抗（安健宁）、齐鲁制药的贝伐珠单抗（安可达），以及信达生物的贝伐珠单抗（达攸同）、阿达木单抗（苏立信）、利妥昔单抗（达伯华）。复宏汉霖之后还有曲妥珠单抗（汉曲优）和阿达木单抗（汉达远）获批。从各国的研发管线数量来看，中国在研的生物类似药位居全球第一。随着一大批原研药专利即将到期，市场对生物药的需求以及新药开发成本日益增高，生物类似药俨然成为必争之地，引得众多制药企业纷纷布局。

6.3.1 生物类似药的商业模式

与小分子仿制药相比，生物类似药的市场准入壁垒要高得多。进入生物类似药市场所需的成本、风险、开发时间以及临床开发专业知识都比小分子仿制药要高。此外，生物类似药的营销和推广也需要不同的战略。由于大多数生物类似药，比如所有的单克隆抗体药，都不被视为与原研药相同，所以需要额外有效的细节设计以及患者的支持，才能最大限度地扩大市场渗透率。基于生物类似药的这些特征，拥有财力和品牌产品营销经验的公司在此类产品的开发和商业化方面具有更大的竞争优势。

我国开发生物类似药的时间并不长，品种也不多，经验非常有限，也很难找到什么具体的特征参数。国外的研究似乎普遍认为总体开发时间大约为 7 ～ 9 年，总开发成本至少应达到 5000 万美元，有些更复杂的产品可能会达到 2.5 亿美元。此外，与小分子仿制药相比，生物类似药开发失败的风险更高。以复宏汉霖自主开发的 HLX01（利妥昔单抗注射液）为例，2014 年 3 月，复宏汉霖 HLX01 高质量的研究工作得到 CDE 认可，获得非霍奇金淋巴瘤适应症的临床大批件（临床 I A、I B 和 III 期试验同时获批）。2015 年 3 月，该新药启动治疗非霍奇金淋巴瘤适应症 III 期临床试验。2017 年 9 月，该新药收到上海市食品药品监督管理局颁发的《药品生产许可证》。2017 年 10 月，复宏汉霖就该新药向当时的国家食品药品监督管理总局递交新药上市申请并获受理，这也是我国自主研发的第一个真正意义上以生物类似药路径申报上市的单抗生物药。2018 年 1 月，该新药被纳入优先审评程序药品注册申请名单。2019 年 2 月，该药获得批准上市。从获批临床到获批上市，该药仅花费了 4 年左右的时间。复宏汉霖的 HLX01 以生物类似药路径申报上市，缩短了临床试验的时间，这对之后生物类似药的审批上市有重要的借鉴意义。该药

免去了 Ⅱ 期临床试验，选择的参照药为在中国市场上销售的罗氏制药的利妥昔单抗。

市场上关于生物类似药销货成本和药物开发成功概率的信息少之又少。我们只能假设原研药的销货成本率为 15% ～ 30%。如果生物类似药的售价比原研药低 10% ～ 30%，那么其销货成本率就应该为 17% ～ 43%。在原研药的治疗剂量达数百毫克的单克隆抗体类别中，我们会假设更高的销货成本。基于更复杂的结构和更具挑战性的治疗领域的临床研究，更复杂的单克隆抗体类别成功的可能性肯定较低。

6.3.2 生物类似药的估值

我们在前面详细描述了风险调整后净现值分析以及决策树分析，揭示了药物开发每个阶段的成功概率和管理决定（终止、继续）对生物药价值的影响。这些方法同样适用于生物类似药的估值。简单地说，就是通过估算未来现金流，基于成功概率对其进行风险调整并将其贴现到当前，对单个药物开发项目甚至完整的产品管线进行估值。这个过程可以标准化，好处就是提高估值过程的可比性和透明度。

1. 估值参数的调整

估值模型的参数必须针对特定生物类似药的特征进行调整，比如，不同的成功概率、较少的开发成本、较短的开发时间、不同的市场情况、价格侵蚀以及竞争对手数量等。为了使估值具有可比性，我们应使用标准参数。估值模型中输入的参数也应透明，输入的参数可分为：

1）一般性参数，包括贝塔系数、加权平均资本成本以及永续增长率；

2）上市前的参数，临床试验的时间长度、成功概率以及临床试验每个阶段的开发成本；

3）上市后的参数，与原研药相比的定价折扣、目标市场的规模、销售峰值、市场上竞争对手的数量、生产成本以及是自动替代现有的生物药还是需要进行单独的营销与推广。

2. 估计生物类似药的成功概率

生物类似药的成功概率很难估计，因为可用的信息太少。每种药物的成功概率都会有所不同，具体取决于靶点、产品类别、分子的复杂性、适应症、诱发免疫原性的潜力、管理经验和选择的临床终点。比如，仅由一条多肽链组成的小蛋白质生物类似药肯定比复杂的单克隆抗体更容易开发。

（1）技术风险

生物类似药相对于其参照药具有成本优势，但这个成本优势可能是来自使用最新的设备和优化的细胞株，从而得到更高的产量，这可能是有代价的：通常原研药的生产使用的是旧设备、老方法，这在产品开发时是合适的选择。即使具有相同的基因序列，对先进细胞株、优化的细胞培养基以及最先进的设备的使用可能会导致其产品不再被视为足够相似。对于激素药物而言，使用新技术以提高生产力的风险不太重要，但对于治疗剂量较大的生物类似药而言，这一点尤为重要。

生产细胞株是决定抗体蛋白表达量的重要因素，复宏汉霖在创办时便引进高表达生产细胞株技术，并逐渐建立起了完整的平台，包括高滴度细胞株开发平台、独特的染色体开放元件、高效率的转染与自动化操作及高通量细胞筛选平台等，提高了抗体蛋白表达技术水平，使成本得到有效控制。每升细胞培养液中的抗体蛋白产量是影响生物药生产成本的重要因素之一。在培养基的开发上，公司应用自主研发的细胞培养基，不仅能持续提高单位产量、降低成本，还可通过成分优化同步实现自由调整糖型比例，提高开发效率。在随后的细胞培养环节，公司细胞截留设备 TFF/ATF 灌流培养工艺的应用也有助于维持反应器中细胞高密度增长，显著提高蛋白表达量，大幅降低单位生产成本，减少液体、固体废物污染，精简生产流程，提高生产效率。此外，公司还进行了一次性耗材的供应本土化以进一步降低研发耗材成本。可提取物和浸出物（E&L）自主研究平台的建立，使公司进一步大幅度降低时间和经济成本。在先进生产技术的应用上，复宏汉霖持续探索连续流生产技术（而非传统分批纯化操作），高度的工艺集成将提升工艺稳健性，缩短生产时长。

（2）监管风险

虽然我国生物类似药发展起步晚于西方，但我国对于生物类似药的发展给予了高度的支持。我国已经逐步明确了生物类似药的定义，提出了生物类似药研发和评价的基本原则，对生物类似药的药学、非临床和临床研究与评价等内容提出了具体的要求，鼓励开发高水平、高质量的生物类似药以提高生物药的患者可及性，促进我国生物制药产业健康发展。

2015 年，国家食品药品监督管理总局发布《生物类似药研发与评价技术指导原则（试行）》，规范生物类似药的研发与评价。2020 年 3 月 17 日，国家药品监督管理局药品审评中心发布《关于公开征求〈利妥昔单抗注射液生物类似药临床试验指导原则（征求意见稿）〉意见的通知》。之后在不到四周内，接连下发四份生物类似药临床试验指导原则的征求意见稿。2020 年 8 月前后，药品审评中心先后正式发布了利妥昔单抗、曲妥珠单抗、贝伐珠单抗、阿达木单抗生物类似药临床试验指导原则，并于 8 月 14 日发布了《生物类似药相似性评价和适应症外推技术指导原则（征求意见稿）》，向社会各界公开征求意见。

根据该指导原则征求意见稿，"生物类似药与参照药的整体相似性是适应症外推的基础，适应症外推应对完整的相似性证据链进行整体评估，药学、非临床及临床的相似性证据之间应相互验证、相互支持。适应症外推应建立在候选药和参照药理化性质及生物学特性相似的基础上，在药物作用机制一致的适应症之间进行"。由此可见，对于生物类似药的相似性评价和适应症外推，监管路径日渐清晰、明朗、积极；对于通过适应症外推获批的适应症，均为具有完整相似性证据链、经过监管机构整体严谨科学评估后的审评审批结果。

以复宏汉霖的生物类似药汉利康（利妥昔单抗）为例，该药展现出了与原研药高度相似的质量、临床疗效与安全性，因此得到国家监管机构的批准，并获批了原研药在中国的全部适应症。国际多中心 III 期临床研究显示，该药与原研药无临床差异，安全性和疗效也是一致的。汉利康的研发过程是遵照生物类似药指导原则进行的，研发数据经过了国家监管机构的严格审评，才能最终获批。由此可见，生物类似药获批上市意味着通过了一系列比对试验，证明其与原研药无临床差异，临床医生在临床治疗时可放心使用。

（3）生产合规

2019 年 3 月，刚刚上市的汉利康正式获得上海市药品监督管理局颁发的《药品 GMP[○]证书》，标志着复宏汉霖已具备了符合 GMP 法规要求的生产质量体系，有能力保证在规定的质量条件下实现汉利康的持续生产和上市销售。生产生物药所造成的产品污染或批次间高度变异的风险远高于传统化学药物，一种解决方案是与成熟的生物药生产商合作。虽然生产成本可能较高，但管理层或估值分析师必须考虑由 GMP 合规问题造成的产品延迟上市的风险。

综上所述，生物类似药的成功概率高于 me-too 产品，因为其安全性和耐受性以及临床概念验证已经由原研药证明。临床试验的设置、持续时间、给药方案、综合终点和最佳患者特征是公开的，可用于设计生物类似药的临床试验。生物类似药不获批准的主要风险在于临床开发的失败以及上市批准程序的失败。由于公开的信息有限，我们假设生物类似药的上市批准总成功概率为 50%。

○ GMP 指《药品生产质量管理规范》。

3.临床试验所需时间

与生物药相比，生物类似药的临床前以及临床试验所需时间较短。欧洲药品管理局只需要比较Ⅰ期临床和Ⅲ期临床试验就足够，因此所需的患者样本数量减少了。与生物药长达12年的开发时间相比，生物类似药只要7～8年的开发时间。复宏汉霖的利妥昔单抗注射液从获批临床试验到获批上市，仅花费了4年左右的时间，并免去了Ⅱ期临床试验。

4.生物类似药研发所需成本

生物类似药的临床开发成本用所需的患者数量乘以每位患者的标准化成本估算，或根据适应症和临床试验阶段进行个性化估算。国外的研究一般认为生物类似药的开发成本估计在5000万美元至2.5亿美元之间。在药物开发方面，无论是开发所需时间还是开发成本，生物类似药都比化学仿制药更接近原研药。

5.市场规模

计算生物类似药的目标市场规模和计算原研药的目标市场规模的起点不一样。计算生物类似药的市场规模的起点是原研药当前的销量。

6.降价

由于需要较长的开发时间、高成本和复杂的专有技术，生产生物类似药的竞争对手的数量应该不会太多。根据欧洲的数据，生物类似药上市造成的降价幅度大约为30%～50%，远低于化学仿制药的90%。欧洲的数据略高于美国的数据，美国市场预计生物类似药的降价幅度为10%～30%。

2019年2月22日，国家药品监督管理局正式批准复宏汉霖的生物类似药汉利康生产上市。在价格方面，该药已经以进集采的方式公布了定价——1648元/10ml：0.1g[⊖]。相较同品规的罗氏原研药美罗华，这个价格低了约30%，罗氏10ml：0.1g的利妥昔单抗价格为2418元。此外，齐鲁制药的生物类似药贝伐珠单抗定价为1266元/瓶，较原研药低了约37%；复宏汉霖的阿达木单抗定价为1398元/支，较原研药低了约42%。鉴于此，我们可以估计中国市场的生物类似药的降价幅度为30%～50%。

7.生物类似药的市场渗透率低于化学仿制药

由于我们估计价格将下降30%～50%，我们可以预计生物类似药的市场占有率并不会太高。实际的市场占有率也取决于产品。如果允许自动替代，市场渗透率将会大幅增加。自动替代在化学仿制药中比较常见，但是生物类似药由于其特殊性，

⊖ 10ml：0.1g表示10毫升的注射液中有0.1g有效成分。

其用药指导原则没有认可自动替代。2019 年，美国食品药品监督管理局发布《生物类似药原研替代指南》，要求对生物类似药的可互换性提供相关数据，重点是临床试验的设计和数据解析：生物类似药与原研生物药之间的两次或更多次的替换是否影响治疗过程的安全性或疗效，临床试验如何设计，真实世界数据的研究是否可以作为佐证，一切都还在摸索中。生物类似药上市所需的Ⅲ期临床研究成本很高，如果还需要做可互换性试验来论证可行性，无疑为生物类似药的使用又加了一道门槛。如果不能自动替代，公司就不得不给它们的生物类似药打上品牌，并在销售和营销推广上进行投入。我国国家食品药品监督管理总局发布的《生物类似药研发与评价技术指导原则（试行）》作为我国第一个技术指南，没有生物类似药可替代性的表述。

6.3.3 案例：给一款正在开发中的生物类似药阿达昔单抗估值⊖

华宏生物制药是一家创新生物制药公司，开发了一款生物类似药阿达昔单抗（Adaximab）。

1. 项目估值假设

生物类似药药物开发阶段假设如表 6-38 所示。

表 6-38　阿达昔单抗开发阶段假设

阶段	研发成本（万元）	成功概率（%）	研发所需时间（年）	累计研发时间（年）	累计成功概率（%）
Ⅰ期临床	3 000	90	1	1	90
Ⅱ期临床	—	—	—	—	—
Ⅲ期临床	9 000	75	3	4	68
新药申请	1 000	90	1	5	61

生物类似药商业化阶段的假设如表 6-39 所示。

表 6-39　阿达昔单抗商业化阶段的假设

项目	假设
折现率（%）	13
患者数量峰值占原研患者的比例（%）	50
价格折扣（相比原研药)(%)	30
专利期年限（年）	14
销货成本率（%）	30
销售费用和管理费用率（%）	20
税率（%）	25
永续增长率（%）	2
销售曲线（%）	

⊖ 本案例中的公司、药物均为虚构。

（续）

项目	假设
第 1 年	20
第 2 年	40
第 3 年	60
第 4 年	80
第 5 年（峰值年）	100
第 6 年	100
第 7 年	95
第 8 年	90
第 9 年	85
第 10 年	80
第 11 年	75
第 12 年	70
第 13 年	65
第 14 年	60

原研药市场假设如表 6-40 所示。

表 6-40　原研药市场假设

项目	假设
采用阿达昔单抗的患者数量（人）	100 000
阿达昔单抗的市场价格（元 / 年）	30 000

2. 估值

案例中的假设代表了基础情景，我们可以看到，主要的开发风险是 Ⅲ 期临床开发失败，这多数可能是由不寻常的副作用导致的。我们将上市批准率设定为 90%，这是根据欧洲提交的生物类似药产品的批准率（92%）假定的。我们将药物开发成本为 2.1 亿元作为基本情况，这包括了三个阶段的临床试验以及新药申请审批的成本。然而，由于技术和临床开发的复杂性，以及临床试验所需的患者数量，成本可能会更高。为了确保竞争力，生物类似药必须涵盖和原研药相同的适应症范围，这可能会导致产品之间开发成本的巨大差异。

关于产品质量问题导致的产品召回，生产不过关的潜在风险不在我们的考虑范围之内。该风险调整后净现金流分析模型涵盖从 Ⅰ 期临床开发到产品上市后 14 年所有项目的相关现金流，上市第 14 年之后的现金流计入终值。假设永续增长率为 2%。税率为 25%。销售峰值出现在产品上市的第 5 年，并保持 2 年。考虑到整个产品生命周期很长，包括原研药的专利期、新的治疗方案的出现以及其他新的生物类似药的诞生，我们假设该药的销售额从第 7 年开始每年下降 10%。

使用以上的假设，我们就能估算出生物类似药阿达昔单抗的价值（见表 6-41）。

表 6-41 估算阿达普单抗的风险调整后净现值

项目	1	2	3	4	5	6	7	8	9	10
研发阶段	I期临床	III期临床	III期临床	III期临床	新药申请	上市	上市	上市	上市	上市
生物类似药价格（元）	21 000	21 000	21 000	21 000	21 000	21 000	21 000	21 000	21 000	21 000
患者峰值数量（人）	50 000	50 000	50 000	50 000	50 000	50 000	50 000	50 000	50 000	50 000
销售峰值（万元）	105 000	105 000	105 000	105 000	105 000	105 000	105 000	105 000	105 000	105 000
销售曲线（%）	0	0	0	0	0	20	40	60	80	100
销售额（万元）	0	0	0	0	0	21 000	42 000	63 000	84 000	105 000
销货成本（万元）	0	0	0	0	0	-6 300	-12 600	-18 900	-25 200	-31 500
销售费用和管理费用（万元）	0	0	0	0	0	-4 200	-8 400	-12 600	-16 800	-21 000
研发成本（万元）	-5 000	-5 000	-5 000	-5 000	-1 000	0	0	0	0	0
现金流（万元）	-5 000	-5 000	-5 000	-5 000	-1 000	10 500	21 000	31 500	42 000	52 500
成功概率（%）	90	75	75	75	90	100	100	100	100	100
累计成功概率（%）	90	68	68	68	61	61	61	61	61	61
风险调整后的现金流（万元）	-4 500	-3 375	-3 375	-3 375	-608	6 379	12 758	19 136	25 515	31 894
累计亏损（万元）	-5 000	-10 000	-15 000	-20 000	-21 000	-10 500	0	0	0	0
税（万元）	0	0	0	0	0	0	-2 625	-7 875	-10 500	-13 125
税后风险调整后的现金流（万元）	-4 500	-3 375	-3 375	-3 375	-608	6 379	10 133	11 261	15 015	18 769
折现因子	0.9	0.8	0.7	0.6	0.5	0.5	0.4	0.4	0.3	0.3
风险调整后现金流的现值（万元）	-3 982	-2 643	-2 339	-2 070	-330	3 064	4 307	4 236	4 998	5 529

（续）

项目	11	12	13	14	15	16	17	18	19
研发阶段	上市	上市	上市	上市	上市	上市	上市	上市	上市
生物类似药价格（元）	21 000	21 000	21 000	21 000	21 000	21 000	21 000	21 000	21 000
患者峰值数量（人）	50 000	50 000	50 000	50 000	50 000	50 000	50 000	50 000	50 000
销售峰值（万元）	105 000	105 000	105 000	105 000	105 000	105 000	105 000	105 000	105 000
销售曲线（%）	100	90	80	70	60	50	40	30	20
销售额（万元）	105 000	94 500	84 000	73 500	63 000	52 500	42 000	31 500	21 000
销货成本（万元）	-31 500	-28 350	-25 200	-22 050	-18 900	-15 750	-12 600	-9 450	-6 300
销售费用和管理费用（万元）	-21 000	-18 900	-16 800	-14 700	-12 600	-10 500	-8 400	-6 300	-4 200
研发成本（万元）	0	0	0	0	0	0	0	0	0
现金流（万元）	52 500	47 250	42 000	36 750	31 500	26 250	21 000	15 750	10 500
成功概率（%）	100	100	100	100	100	100	100	100	100
累计成功概率（%）	61	61	61	61	61	61	61	61	61
风险调整后的现金流（万元）	31 894	28 704	25 515	22 326	19 136	15 947	12 758	9 568	6 379
累计亏损（万元）	0	0	0	0	0	0	0	0	0
税（万元）	-13 125	-11 813	-10 500	-9 188	-7 875	-6 563	-5 250	-3 938	-2 625
税后风险调整后的现金流（万元）	18 769	16 892	15 015	13 138	11 261	9 384	7 508	5 631	3 754
折现因子	0.3	0.2	0.2	0.2	0.2	0.1	0.1	0.1	0.1
风险调整后现金流的现值（万元）	4 893	3 897	3 066	2 374	1 801	1 328	940	624	368
永续增长率（%）					2				
终值（万元）					34 808				
预测期现金流的现值（万元）					30 060				
终值的现值（万元）					3 413				
风险调整后的净现值（万元）					33 473				

3. 敏感性分析

生物制药行业的风险极高，不同的假设会产生不同的估值。我们现在可以在估值模型中使用各种假设来看看它们将如何让估值产生变化（见表 6-42）。

表 6-42 敏感性分析（阿达昔单抗）

情景	Ⅲ期临床开发成本（万元）	成功概率（%）	销售峰值（万元）	第 7 年之后，年销售额递减比率（%）	折现率（%）	销货成本率（%）	销售费用和管理费用率（%）	风险调整后净现值（万元）
基础情景	15 000	60.80	105 000	10	13	30	20	33 473
情景 2	15 000	60.80	105 000	10	15	30	20	25 554
情景 3	15 000	60.80	105 000	10	20	30	20	12 990
情景 4	15 000	60.80	28 638	10	13	30	20	0
情景 5	15 000	60.80	105 000	10	13	15	20	50 548
情景 6	15 000	60.80	105 000	10	13	40	20	24 952
情景 7	15 000	60.80	131 000	10	13	40	20	33 473
情景 8	21 000	60.80	105 000	10	13	30	20	30 599
情景 9	30 000	60.80	120 000	10	13	30	20	33 473
情景 10	15 000	68.90	105 000	10	13	30	20	43 056
情景 11	15 000	60.80	105 000	10	13	30	30	24 899
情景 12	15 000	60.80	132 600	10	13	30	20	33 473
情景 13	15 000	60.80	98 500	5	13	30	20	33 473
情景 14	15 000	60.80	70 345	0	13	30	20	33 473
情景 15	15 000	60.80	134 500	20	13	30	20	33 473

情景 2 将基础情景的折现率从 13% 微调到 15%，我们发现风险调整后净现值为 25 554 万元，较基础情景下降近 24%。

情景 3 将折现率继续增加到 20%，这个折现率在早期生物制药公司中很普遍。我们发现风险调整后净现值为 12 990 万元，较基础情景下降了 61%。

情景 4 表明，如果销售峰值低于 28 638 万元，基于 13% 的折现率，风险调整后净现值将为负值。

销货成本对项目的价值影响很大。在情景 5 中，我们将销货成本率从基础情景中的 30% 降为 15%，项目估值得到了极大提升。

在情景 6 中，销货成本率较基础情景上升了 10%，结果大幅降低了项目的价值。

在情景 7 中，我们假设销货成本率为 40%，销售峰值必须达到 131 000 万元，风险调整后净现值才能达到基础情景的水平，这对价格和销量产生了巨大压力。

在情景 8 中，我们将Ⅲ期临床开发成本提高了 40%，结果项目估值仅下降不到 9%。

在情景 9 中，如果 Ⅲ 期临床开发成本翻倍至 30 000 万元，销售峰值需要达到 120 000 万元，才能达到基础情景下的项目估值水平。

在情景 10 中，我们将项目开发的成功概率提高到 68.90%，成功概率的增加导致项目价值增加了近 10 000 万元。

在情景 11 中，我们将销售费用和管理费用率从基础情景中的 20% 提升到 30%，这导致项目价值下降了 8574 万元。

在情景 12 中，我们假设销售费用和管理费用率为 30%，为了保持基础情景的价值水平，销售峰值需要从 105 000 万元调整到 132 600 万元。

在情景 13 中，我们模拟了竞争对生物类似药的影响。我们假设从第 7 年起，销售额不是逐年下降 10%，而是 5%，那么项目只需产生 98 500 万元的销售峰值就可以达到基础情景中项目的价值。

在情景 14 中，我们假设第 7 年之后销售额一直保持不变，达到基础情景中的项目价值只需产生 70 000 多万元的销售峰值即可。

如果竞争比预期更加激烈，从第 7 年开始，销售额急剧下降 20%（情景 15），那么销售峰值只有达到 134 500 万元，才能弥补价值的损失。

4. 总结

从以上分析中我们可以得出，在原研药专利过期，新的治疗方案可能已经进入市场后，为了维持生物类似药长达 10 余年的产品生命周期，以及获得高达约 10 亿元的销售峰值，需要考虑以下几点：

1）原研药的市场规模；

2）生物类似药可以获得多少原研药的市场规模；

3）有多少生物类似药以及它们进入市场的顺序。

鉴于生物类似药缺乏可互换性，与化学仿制药相比，生物类似药的市场占有率将显著较低。由于缺乏可互换性，生物类似药生产还需要花大量资金进行营销和销售，向医生和医院推销，并向患者宣传，这反过来将降低其价格折扣。此外，原研药也可能会提供很大的价格折扣以保持其市场占有率。再加上医生和患者对潜在副作用的担忧，与可互换的化学仿制药相比，生物类似药的市场份额会较低。缺乏可互换性极有可能导致生物类似药和原研药之间的品牌竞争。市场研究也表明，如果产品性能、价格和营销实力具有可比性，市场进入顺序将决定相对市场份额。

现今的潮流是，不只是仿制药公司，大型制药公司也开始涉足生物类似药业务。竞争者的数量清楚地表明，在原研药专利到期时，会有许多公司追逐相同的高价值产品。以利妥昔单抗注射液为例，除了 2019 年获批上市的复宏汉霖的 HLX01，信达生物的利妥昔单抗注射液也于 2020 年 9 月提交了新药上市申请。

6.4 特许权许可交易的价值

根据医药魔方的报道，2021 年 8 月 8 日，荣昌生物与国际知名生物制药公司西雅图基因（Seagen）达成一项全球独家许可协议，开发和商业化其 ADC 新药维迪西妥单抗。根据协议条款，荣昌生物从此次交易中获得的潜在收入总额将高达 26 亿美元，包括 2 亿美元首付款和最高可达 24 亿美元的里程碑付款，同时，荣昌生物将获得维迪西妥单抗在西雅图基因区域净销售额从高个位数到百分之十几的梯度销售提成。西雅图基因获得在荣昌生物区域以外的全球开发和商业化权益，荣昌生物将保留在亚洲（除日本、新加坡外）进行临床开发和商业化的权利。这一交易数额刷新了中国制药公司单品种海外授权交易的最高纪录。

更早之前，百济神州与诺华达成一项合作与许可协议，在多个国家开发、生产和商业化抗 PD-1 抗体百泽安（替雷利珠单抗）。根据协议，百济神州将获得 6.5 亿美元的首付款、最多 13 亿美元的上市批准里程碑付款、2.5 亿美元的销售里程碑付款，以及替雷利珠单抗在授权地区未来销售的特许权使用费。

药物研发是一项昂贵、耗时且高风险的活动，很少有公司有能力全程开发产品。即使那些确实有能力的大型制药公司可能也没有足够多的管线产品来实现药品的顺畅流动。开发中产品的低成功概率以及这些项目的庞大规模意味着公司经常在其管线组合中遇到空缺。这些空缺必须由精通药物研发，但缺乏将新药推向市场能力的生物制药公司的产品来填补。此外，过去，大型制药公司的大部分收入通常由少数重磅药产生，研发多数由公司内部完成。然而，现在画风逐渐改变，制药行业越来越重视合作，特别是大型制药公司和生物制药公司的合作已成为药物开发的一种手段。在过去几年中，大型制药公司和生物制药公司建立了越来越多、规模越来越大、时间越来越长的框架合作伙伴关系。随着大型制药公司的战略重心继续从内部研发向外转移，以及成功上市的药物的关键专利到期，大型制药公司越来越多地寻求和生物制药公司合作，以将新的候选药整合到它们的药物开发管线中。自从礼来和基因泰克在 1978 年达成第一个真正意义上的战略许可协议以来，特许权许可交易一直是大型制药公司和生物制药公司战略的基本组成部分。制药行业仍然是世界上风险最大的行业之一，特许权许可交易为管理或至少分担与制药研发相关的一些固有风险提供了很好的保障。

6.4.1 什么是特许权许可交易

在生物制药行业，我们经常听到类似于"战略联盟""合资企业""特许权许可协议""联合营销协议""联合促销协议""联合开发协议"以及许多其他类型的合作伙伴关系。所有这些联盟以及伙伴关系通常是在两个或多个不同但互补的组织之间形成的，都为特定目标而建立。为了吸引合作伙伴，生物制药公司必须拥有大型制药公司想要的有价值的东西。那么，一家相对较小的处于发展阶段的生物制药公司会拥有什么是大型制药公司想要而它们自己却无法生产的呢？其中一些包括：

1）生物制药公司拥有大型制药公司所不具备的专业研发能力，这对于开发其产品管线中的新产品可能具有重要价值；

2）生物制药公司拥有大型制药公司所没有的技术和专利，可以开发出它们想要的未来产品；

3）生物制药公司拥有大型制药公司希望拥有的专有数据库及信息，这些信息将有助于它们开发新产品；

4）生物制药公司拥有大型制药公司想要的产品，因为这些产品和它们在战略上匹配，比如，位于同一细分市场或未来即将开发的细分市场。

过去十年，制药行业的大多数交易都是特许权许可交易。在特许权许可协议起草或谈判的时候，一般还没有可用于商业化的产品。在大多数情况下，许可关系都围绕相对早期的技术，而且最终商业化产品的路径并没有完全确定。因此，在确定许可的范围和协议赋予双方的权利时，了解双方的期望变得尤为重要。

简单来说，特许权许可协议是许可人（通常是生物制药公司）和被许可人（通常是大型制药公司）之间的合同，它允许被许可人使用属于许可人的与产品技术、研发或上市相关的知识产权，通常以某种形式的付款或其他利益换取。因此，许可人必须拥有对这些知识产权的合法权利或所有权才能授予许可。许可协议服务于三个主要目的：

1）确定许可人和被许可人之间转让的权利的范围；

2）确定对这些权利的补偿；

3）建立管理风险的结构，使得双方都承担执行协议的责任。

处于发展阶段的许可人与被许可人建立特许权许可关系，是可以获得切实好处的。被许可人通常会向许可人提供大量现金。药物特许权许可交易很少只是简单的一次性付款，通常包括多次付款以及特许权使用费。合作是长期的，通常还涉及合作伙伴之间的持续合作，例如联合开发或共同商业化。其交易结构还必须考虑适当的风险和回报的分配。对许可人将技术或产品剥离的行为，我们称为对外授权，所以许可人也被称为对外授权方。对被许可人获得技术或产品权利的行为，我们称为授权引进，所以被许可人也被称为授权引进方。

药物特许权许可交易应兼顾被许可人和许可人双方的利益。许可协议涵盖了签署协议时的首付款、实现开发目标时的里程碑付款，以及药物上市后的特许权使用费等。生物制药公司当然想尽快拿到现金，同时还要在该项目中保留一定的权益。大型制药公司的兴趣在于找到有吸引力的项目来推动其产品管线，但又希望与生物制药公司分担开发的风险。因此，大型制药公司一般来说不太愿意预先支付大笔首付款，它们更加愿意将付款与某些里程碑挂钩，并最终以特许权使用费的形式支付给生物制药公司。特许权使用费取决于销售额，如果销售额具有很大的不确定性，大型制药公司就没有意愿支付。以下是几个常见的协议条款。

1. 首付款

药物特许权许可交易通常包括初始付款，也就是我们所说的首付款。首付款可能在执行协议时支付，或分几个月、几年分期支付，但在后一种情况下，付款义务是不可取消的。首付款代表了大型制药公司对生物制药公司及其产品的"肯定"。药物发现阶段的许可交易也可能需要首付款，不过这通常被称为技术使用费。对于生物制药公司而言，首付款是向投资者发出的一个重要信号，表明合作的项目具有很高的质量。首付款一旦支付，通常不可退还。

2. 里程碑付款

大多数药物特许权许可交易都涉及里程碑付款。里程碑付款是或有付款，是否支付取决于签署许可协议后是否可以实现开发阶段的里程碑。对于早期项目的特许权许可，典型的开发里程碑可能是技术可行性、专利发布、先导化合物的发现、临床试验研究申请、Ⅱ期临床试验开始、Ⅲ期临床试验开始、新药申请以及上市批准。对于后期项目的许可，里程碑可能是特定于个别适应症或进入美国、日本、欧盟等主要市场等。和首付款一样，里程碑付款一旦支付通常不可退还。

3. 特许权使用费

大型制药公司支付给生物制药公司的特许权使用费通常会随着产品销量的增加而增加。例如，许可协议将指定与年度（或累积）产品销售额相关的基本特许权使用费率，直至达到某个销售额水平。如果销售额高于此水平，将采用更高的特许权使用费率，直到达到第二个销售额门槛，此时将会有更高的特许权使用费率，依此类推。

4. 报销或分担研发费用

很多药物特许权许可协议会特别指出大型制药公司在签署协议后要承担所有开发成本，包括报销协议签署后生物制药公司继续研发和制造的成本，以及直接支付与产品开发、制造、监管审批以及上市启动相关的所有其他成本。这些成本可能非常高，开发失败的风险主要由大型制药公司承担。在协议签署后，大型制药公司将报销生物制药公司的研发费用，它们通常会要求生物制药公司提供每年全职研发人员的人数，并按每个全职研发人员的最高固定成本进行季度报销。

另一种情况是大型制药公司和生物制药公司共同分担成本，也就是所谓的联合开发。在许可协议中，通常采用首付款和里程碑付款来调整各方在研发项目中的利益，并分担后续开发成本和其他成本。在典型的联合开发中，生物制药公司可能仅仅拥有完成产品临床开发、商业化的部分能力或资源。在商业化后期往往会有利润分配，反映了各方的利益。虽然成本分摊的百分比因协议而异，但这种合作通常提供了一种机制，那就是一方可以通过溢价来补偿另一方承担的超额成本。

还有一种情况是，生物制药公司在签约后继续承担全部或几乎全部的开发、制造和监管成本，但产品商业化部分的成本则由大型制药公司全部或部分承担，包括上市启动成本以及持续的销售和营销费用。在这种情况下，如果生物制药公司放弃所有销售和营销责任，我们通常将协议称为分销协议；如果双方都参与了产品的商业化，那么就称为联合推广协议或联合营销协议。

尽管大型制药公司可能会以给全职研发人员成本报销的形式投入大量资金，但与首付款和里程碑付款不同，此类付款不会使生物制药公司受益。因此，在其他条件相同的情况下，在许可协议签订后，成本由大型制药公司承担的协议支付给生物制药公司的对价比例将是最低的，联合开发协议的对价比例则属中等范围，最高的是分销协议。这在一定程度上反映了各方在产品上市后的预期投资总额，以及大型制药公司所承担的药物开发失败的风险。

5. 股权投资

有一些药物特许权许可协议将大型制药公司对生物制药公司的少数股权投资作为协议的一个组成部分。此类股权的购买通常涉及新股的发行，因此投资款可供公司使用。

如果在进行股权投资时生物制药公司的股票是公开交易的，那么大型制药公司可以以市场价值来购买股票，也可以同意在购买时支付高于市场价值的溢价。作为合作协议的一部分，购买非上市生物制药公司的股票所支付的对价通常比最近一轮融资的价格高 20% ～ 50%。

股权投资可以是以优先股、普通股、期权或可转换债券的形式，并且可能包含反稀释条款。股权投资规避了生物制药公司烦琐的集资活动，并加强了双方之间的合作关系，也是避税的好工具。当收到大笔首付款时，生物制药公司可能不得不缴纳税款，因为该付款使得利润上涨，而以溢价的形式进行股权融资（也相当于获得一笔首付款）则不必计入收入。与首付款和里程碑付款不同，股权投资涉及以资本换取所有权，因此生物制药公司的获利程度取决于大型制药公司支付的溢价。

我们举一个例子来阐述以上许可协议条款。

2000 年 12 月，诺华制药和新基医药签署了一项全球药物特许权许可协议（见图 6-16），以开发骨质疏松症的治疗方法。一开始，新基医药有几种基于选择性雌激素受体调节剂（SERM）的先导化合物。

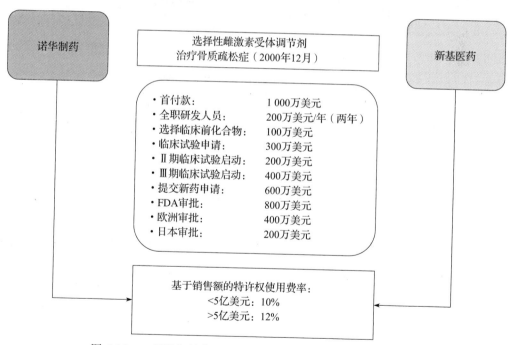

图 6-16　一项诺华制药和新基医药的全球药物特许权许可交易
资料来源：RecombinantCapital。

根据协议，新基医药在两年内收到了 1000 万美元的首付款，外加 400 万美元的全职研发人员付款。诺华制药负责所有药物开发、临床试验、生产和监管审批费用，里程碑付款总额为 3000 万美元，无任何股权投资。在商业化后期，诺华制药承诺向新基医药支付分层级的特许权使用费，费率随着年净销售额从 10% 增加到 12%。此类特许权使用费将在专利有效期内或产品推出后的十年内（以较长者为准）按国家或地区支付。

6.4.2 特许权许可交易的价值分配

在对特许权许可协议进行谈判时，我们必须判断什么是公平的协议。一种常见的方法是确定如何根据不同的开发阶段在许可人和被许可人之间分配项目的价值。表 6-43 所示是药物开发价值分配的经验法则。

表 6-43 药物开发价值分配的经验法则

阶段	许可人	被许可人
临床前阶段	10% ～ 20%	80% ～ 90%
临床试验申请阶段	20% ～ 40%	60% ～ 80%
ⅡB 期临床 / Ⅲ期临床阶段	40% ～ 60%	40% ～ 60%
批准上市	60% ～ 80%	20% ～ 40%

资料来源：Valuation in Life Sciences。

我们可以看到，许可人和被许可人将项目的价值进行了分配。越早获得特许权许可，大型制药公司对项目的贡献就越多，也就是说，承担的风险越大，投入的金钱和时间也越多。因此，项目越早获得特许权许可，大型制药公司就应该获得越大的价值分配份额；项目越在开发的后期，生物制药公司所获得的价值分配份额越高，因为它们承担了更多的风险。

乍一看，以上的解释非常有道理。随着大型制药公司面临更多风险，它应该分得更大的价值分配份额。可问题是，生物制药公司为什么要将其项目对外授权呢？一旦授权出去，它将会损失很大一部分价值。要知道这个问题的答案需要更详细地了解项目的价值是如何确定的。首先，项目在大型制药公司手中变得更有价值。大型制药公司通常在进行临床试验方面更加富有经验，行事更加规范，不太容易犯经验上的错误。大型制药公司通常还可以更好地将产品推向市场，因为它们通常有受过良好培训的销售队伍。由于项目的控制权转移到了大型制药公司，因此项目变得更有价值。其次，在应用价值分配份额原则时，生物制药公司和大型制药公司的价值分配份额必须以相同的折现率来估计，否则两部分的总和将不等于项目总价值。生物制药行业特许权许可交易估值采用的标准折现率为 12%。当然，生物制药公司如果想知道自己真正的价值，就必须使用自己的折现率对许可协议进行估值，计算出来的价值显然较低，这是因为生物制药公司通常会采用较高的折现率。采用联合折现率（通常低于生物制药公司采用的折现率）进行估值，可为生物制药公司提供更好的交易条件。因此，虽然生物制药公司在项目中的价值分配份额可能从 100% 减少到一个较小的比例，但价值并不一定会变小。一家强大的大型制药公司手中项目的一小部分价值，可能仍然大于一家缺乏经验的生物制药公司拥有的同一项目的全部价值。

6.4.3 特许权许可交易的估值

对特许权许可交易进行估值的方法和我们之前讲过的生物制药项目估值的方法并无太大差别。唯一的区别是，为了计算特许权许可交易的价值分配，我们需要根据交易双方不同的现金流，分别计算项目给双方带来的价值。

1. 现金流

在计算特许权许可交易的现金流时，除了与研发、营销费用、管理费用等相关的现金流之外，我们现在还需要加上首付款、里程碑付款以及特许权使用费。同时，现金流发生的时间也需要明确。首付款可能在许可协议签署后支付，或分几个月、几年分期支付。里程碑付款则会在之前的开发阶段成功完成后，在新的开发阶段启动时支付。

2. 现金流的调整

对于大型制药公司来说，许可协议规定的所有支付都是其费用。鉴于大型制药公司的销售能力比生物制药公司要强得多，有更大的可能性实现更高的销售额，销售峰值的假设需要根据大型制药公司的营销和销售能力进行调整。除此之外，大型制药公司通常还有能力同时针对多个不同的适应症进行临床试验，而生物制药公司由于缺钱无法做到这一点。这样，大型制药公司通常能比生物制药公司更早推出针对不同适应症的药物，销售额的爬升会更快。

3. 成功概率的调整

我们需要根据研发阶段的负责方来选择成功概率，如果大型制药公司负责所有研发阶段，我们就应该选择大型制药公司的成功概率，而不是生物制药公司的成功概率。

4. 折现率的调整

在应用价值分配份额原则时，生物制药公司和大型制药公司的价值分配份额必须以相同的折现率来估计，一般用大型制药公司的折现率。由于采用的折现率较低，生物制药公司会增值。生物制药行业特许权许可交易估值采用的标准折现率通常为12%。

5. 估值

由于被许可人和许可人会产生不同的现金流,我们需要使用风险调整后净现值分析分别计算项目为大型制药公司以及生物制药公司带来的价值。估值的步骤是一样的:首先,计算出项目的现金流,并根据成功概率对现金流进行调整。其次,根据联合折现率对其进行折现。最后,将折现后的现金流加起来,就得出项目的风险调整后净现值。

对于大型制药公司来说,一个关键的投资基准就是其投资回报率,也就是风险调整后的内部收益率(rIRR)。当大型制药公司计算出项目的风险调整后净现值之后,就可以计算其 rIRR 了。大型制药公司总是会想尽办法为项目找到最高的 rIRR。精明的大型制药公司会避免使用自己的资本,而是尽可能多地利用杠杆来提高其投资的 rIRR。令人惊讶的是,在特许权交易谈判中的许多交易对手对这一指标的关注度并不高。

对大型制药公司来说,当进行授权引进交易时,应该尽量选择规模较大的项目以及较高的 rIRR(将 rIRR 控制在 20% ~ 30% 的范围之内比较合理),并将最大的支付额放在项目关键风险点排除之后以及将股权考虑在对价之中。生物制药公司在对外授权时,不应只关注可比公司的交易,还应该在模型中模拟交易条款变化带来的 rIRR 的变化,并应尽量在交易达成后尽早获得来自授权引进方的付款以及避免授权引进方将股权作为对价的一部分。

6.4.4 案例:给一家生物制药公司和一家大型制药公司的特许权许可 交易估值[⊖]

振山生物是一家创新生物制药公司,开发了一款治疗心血管代谢疾病的生物药诺华兰(Rovavelam)。该公司有意将这一款药对外授权给大河制药。大河制药是一家著名国际大型制药公司,正在寻求合适的生物药来填补自己已空缺的产品管线。振山生物和大河制药都同意将药物特许权许可交易的价值分配比例定为 20% ~ 40%(振山生物)和 60% ~ 80%(大河制药),双方也同意使用 12% 的联合折现率。

1. 项目估值假设

药物开发阶段假设如表 6-44 所示。

⊖ 本案例中的公司、药物均为虚构。

表 6-44 诺华兰开发阶段假设

阶段	研发成本（万元）	成功概率（%）	研发所需时间（年）	累计研发时间（年）	累计成功概率（%）
Ⅰ期临床	2 500	70	1	1	70
Ⅱ期临床	6 000	60	2	3	42
Ⅲ期临床	15 000	75	3	6	32
新药申请	1 000	90	1	7	28

药物商业化阶段的假设如表 6-45 所示。

表 6-45 诺华兰商业化阶段的假设

项目	假设
折现率（%）	12
患者峰值数量（人）	500 000
定价（元/年）	50 000
销售峰值年（%）	第 5 年
专利期年限（年）	10
销货成本率（%）	20
销售费用和管理费用率（%）	20
税率（%）	25
永续增长率（%）	2

产品采用曲线假设如表 6-46 所示。

表 6-46 诺华兰产品采用曲线假设

年份	假设（%）
第 1 年	20
第 2 年	40
第 3 年	60
第 4 年	80
第 5 年（峰值年）	100
第 6 年	100
第 7 年	100
第 8 年	100
第 9 年	100
第 10 年	100
第 11 年	90
第 12 年	80
第 13 年	70
第 14 年	60

使用以上的假设，我们就可以估算出诺华兰在特许权许可交易前的价值（见表 6-47）。

表 6-47　诺华兰在特许许可交易前的风险调整后净现值

项目	1	2	3	4	5	6	7	8	9	10	11
研发阶段	I 期临床	II 期临床	II 期临床	III 期临床	III 期临床	III 期临床	新药申请	上市	上市	上市	上市
诺华兰价格（元/年）	50 000	50 000	50 000	50 000	50 000	50 000	50 000	50 000	50 000	50 000	50 000
患者峰值数量（人）	500 000	500 000	500 000	500 000	500 000	500 000	500 000	500 000	500 000	500 000	500 000
销售峰值（万元）	2 500 000	2 500 000	2 500 000	2 500 000	2 500 000	2 500 000	2 500 000	2 500 000	2 500 000	2 500 000	2 500 000
销售曲线（%）	0	0	0	0	0	0	0	20	40	60	80
销售额（万元）	0	0	0	0	0	0	0	500 000	1 000 000	1 500 000	2 000 000
销货成本（万元）	0	0	0	0	0	0	0	-100 000	-200 000	-300 000	-400 000
销售费用和管理费用（万元）	0	0	0	0	0	0	0	-100 000	-200 000	-300 000	-400 000
研发成本（万元）	-2 500	-3 000	-3 000	-5 000	-5 000	-5 000	-1 000	0	0	0	0
现金流（万元）	-2 500	-3 000	-3 000	-5 000	-5 000	-5 000	-1 000	300 000	600 000	900 000	1 200 000
成功概率（%）	70	30	30	75	75	75	90	100	100	100	100
累计成功概率（%）	70	42	42	32	32	32	28	28	28	28	28
风险调整后现金流（万元）	-1 750	-1 260	-1 260	-1 575	-1 575	-1 575	-284	85 050	170 100	255 150	340 200
折现因子	1.0	0.9	0.8	0.7	0.6	0.6	0.5	0.5	0.5	0.4	0.3
风险调整后现金流的现值（万元）	-1 750	-1 125	-1 004	-1 121	-1 001	-894	-144	38 472	68 701	92 010	109 535

项目	12	13	14	15	16	17	18	19	20	21
研发阶段	上市	上市	上市	上市	上市	上市	上市	上市	上市	上市
诺华兰价格（元/年）	50 000	50 000	50 000	50 000	50 000	50 000	50 000	50 000	50 000	50 000
患者峰值数量（人）	500 000	500 000	500 000	500 000	500 000	500 000	500 000	500 000	500 000	500 000
销售峰值（万元）	2 500 000	2 500 000	2 500 000	2 500 000	2 500 000	2 500 000	2 500 000	2 500 000	2 500 000	2 500 000
销售曲线（%）	100	100	100	100	100	100	90	80	70	60
销售额（万元）	2 500 000	2 500 000	2 500 000	2 500 000	2 500 000	2 500 000	2 250 000	2 000 000	1 750 000	1 500 000
销货成本（万元）	-500 000	-500 000	-500 000	-500 000	-500 000	-500 000	-450 000	-400 000	-350 000	-300 000
销售费用和管理费用（万元）	-500 000	-500 000	-500 000	-500 000	-500 000	-500 000	-450 000	-400 000	-350 000	-300 000
研发成本（万元）	0	0	0	0	0	0	0	0	0	0
现金流（万元）	1 500 000	1 500 000	1 500 000	1 500 000	1 500 000	1 500 000	1 350 000	1 200 000	1 050 000	900 000
成功概率（%）	100	100	100	100	100	100	100	100	100	100
累计成功概率（%）	28	28	28	28	28	28	28	28	28	28
风险调整后现金流（万元）	425 250	425 250	425 250	425 250	425 250	425 250	382 725	340 200	297 675	255 150
折现因子	0.3	0.3	0.2	0.2	0.2	0.2	0.1	0.1	0.1	0.1
风险调整后现金流的现值（万元）	122 249	109 151	97 456	87 015	77 692	69 367	55 742	44 239	34 562	26 451
风险调整后净现值（万元）					1 025 603					

我们计算出项目在特许权许可交易前的价值约为 102 亿元。

2. 估算被许可人的价值分配

经过几轮商谈，双方最终定下如表 6-48 所示的交易条款。

表 6-48 特许权许可交易交易条款

交易条款	金额	时间
首付款（万元）	100 000	特许权许可协议签署 30 天内
里程碑付款（万元）	20 000	成功进入 II 期临床试验
里程碑付款（万元）	40 000	成功进入 III 期临床试验
里程碑付款（万元）	80 000	成功进入审批阶段
特许权使用费率（%）	10	进入上市阶段

对于大型制药公司（大河制药）来说，以上这些费用都是项目的额外费用，因此，在风险调整后净现值的计算中，需要将这些费用添加到项目的成本中。我们采用和前面相同的估值方法（见表 6-49），请注意，特许权使用费在专利保护到期时截止，专利保护到期之后大河制药不再向振山生物支付任何额外的费用。

我们得出大河制药授权引进项目的价值约为 78 亿元，rIRR 为 21%。和特许权许可交易前的价值相比，大河制药的价值分配比例约为 76%。

3. 估算许可人的价值分配

假设所有的开发成本以及商业化成本均由大型制药公司（大河制药）来支付，对于生物制药公司（振山生物）来说，其唯一的现金流就是来自大河制药的药物许可费用（首付款、里程碑付款以及特许权使用费）。在估值模型中（见表 6-50），我们假设所有的输入参数都保持不变。但在实践中，在对特许权许可交易进行估值时，许可人需要考虑被许可人较强的研发和销售能力，在模型中调整产品采用曲线或产品推广成本等。

我们计算出振山生物对外授权项目的价值约为 24 亿元。和特许权许可交易前的价值相比，振山生物的价值分配比例约为 24%。

我们可以看到，由于所有参数与特许权许可交易前的项目估值保持相同，按照联合折现率，项目的价值可以被分配给许可人和被许可人。在这个案例中，诺华兰的价值 = 振山生物将药物对外授权的价值 + 大河制药授权引进药物的价值。

表 6-49 估算大河制药的价值分配

项目	1	2	3	4	5	6	7	8	9	10	11
研发阶段	I 期临床	II 期临床	II 期临床	III 期临床	III 期临床	III 期临床	新药申请	上市	上市	上市	上市
诺华兰价格（元/年）	50 000	50 000	50 000	50 000	50 000	50 000	50 000	50 000	50 000	50 000	50 000
患者峰值数量（人）	500 000	500 000	500 000	500 000	500 000	500 000	500 000	500 000	500 000	500 000	500 000
销售峰值（万元）	2 500 000	2 500 000	2 500 000	2 500 000	2 500 000	2 500 000	2 500 000	2 500 000	2 500 000	2 500 000	2 500 000
销售曲线（%）	0	0	0	0	0	0	0	20	40	60	80
销售额（万元）	0	0	0	0	0	0	0	500 000	1 000 000	1 500 000	2 000 000
销货成本（万元）	0	0	0	0	0	0	0	-100 000	-200 000	-300 000	-400 000
销售费用和管理费用（万元）	0	0	0	0	0	0	0	-100 000	-200 000	-300 000	-400 000
研发成本（万元）	-2 500	-3 000	-3 000	-5 000	-5 000	-5 000	-1 000	0	0	0	0
药物许可费用（万元）	-100 000	-20 000		-40 000			-80 000	-50 000	-100 000	-150 000	-200 000
现金流（万元）	-102 500	-23 000	-3 000	-45 000	-5 000	-5 000	-81 000	250 000	500 000	750 000	1 000 000
成功概率（%）	70	30	30	75	75	75	90	100	100	100	100
累计成功概率（%）	70	42	42	32	32	32	28	28	28	28	28
风险调整后的现金流（万元）	-71 750	-9 660	-1 260	-14 175	-1 575	-1 575	-22 964	70 875	141 750	212 625	283 500
折现因子	1.0	0.9	0.8	0.7	0.6	0.6	0.5	0.5	0.4	0.4	0.3
风险调整后现金流的现值（万元）	-71 750	-8 625	-1 004	-10 089	-1 001	-894	-11 634	32 060	57 250	76 675	91 279

项目	12	13	14	15	16	17	18	19	20	21
研发阶段	上市	上市	上市	上市	上市	上市	上市	上市	上市	上市
诺华兰价格（元/年）	50 000	50 000	50 000	50 000	50 000	50 000	50 000	50 000	50 000	50 000
患者峰值数量（人）	500 000	500 000	500 000	500 000	500 000	500 000	500 000	500 000	500 000	500 000
销售峰值（万元）	2 500 000	2 500 000	2 500 000	2 500 000	2 500 000	2 500 000	2 500 000	2 500 000	2 500 000	2 500 000
销售曲线（%）	100	100	100	100	100	100	90	80	70	60
销售额（万元）	2 500 000	2 500 000	2 500 000	2 500 000	2 500 000	2 500 000	2 250 000	2 000 000	1 750 000	1 500 000
销货成本（万元）	-500 000	-500 000	-500 000	-500 000	-500 000	-500 000	-450 000	-400 000	-350 000	-300 000
销售费用和管理费用（万元）	-500 000	-500 000	-500 000	-500 000	-500 000	-500 000	-450 000	-400 000	-350 000	-300 000
研发成本（万元）	0	0	0	0	0	0	0	0	0	0
药物许可费用（万元）	-250 000	-250 000	-250 000	-250 000	-250 000	-250 000	0	0	0	0
现金流（万元）	1 250 000	1 250 000	1 250 000	1 250 000	1 250 000	1 250 000	1 350 000	1 200 000	1 050 000	900 000
成功概率（%）	100	100	100	100	100	100	100	100	100	100
累计成功概率（%）	28	28	28	28	28	28	28	28	28	28
风险调整后的现金流（万元）	354 375	354 375	354 375	354 375	354 375	354 375	382 725	340 200	297 675	255 150
折现因子	0.3	0.3	0.2	0.2	0.2	0.2	0.1	0.1	0.1	0.1
风险调整后现金流的现值（万元）	101 874	90 959	81 214	72 512	64 743	57 806	55 742	44 239	34 562	26 451
风险调整后现金流的净现值（万元）						782 370				
风险调整后的内部收益率（rIRR）（%）						21				

表6-50 估算振山生物的价值分配

项目	1	2	3	4	5	6	7	8	9	10	11
研发阶段	I期临床	II期临床	II期临床	III期临床	III期临床	III期临床	新药申请	上市	上市	上市	上市
诺华兰价格（元/年）	50 000	50 000	50 000	50 000	50 000	50 000	50 000	50 000	50 000	50 000	50 000
患者峰值数量（人）	500 000	500 000	500 000	500 000	500 000	500 000	500 000	500 000	500 000	500 000	500 000
销售峰值（万元）	2 500 000	2 500 000	2 500 000	2 500 000	2 500 000	2 500 000	2 500 000	2 500 000	2 500 000	2 500 000	2 500 000
销售曲线（%）	0	0	0	0	0	0	0	20	40	60	80
销售额（万元）	0	0	0	0	0	0	0	500 000	1 000 000	1 500 000	2 000 000
药物许可费用（万元）	100 000	20 000		40 000			80 000	50 000	100 000	150 000	200 000
现金流（万元）	100 000	20 000	0	40 000	0	0	80 000	50 000	100 000	150 000	200 000
成功概率（%）	70	30	30	75	75	75	90	100	100	100	100
累计成功概率（%）	70	42	42	32	32	32	28	28	28	28	28
风险调整后现金流（万元）	70 000	8 400	0	12 600	0	0	22 680	14 175	28 350	42 525	56 700
折现因子	1.0	0.9	0.8	0.7	0.6	0.6	0.5	0.5	0.4	0.4	0.3
风险调整后现金流的现值（万元）	70 000	7 500	0	8 968	0	0	11 490	6 412	11 450	15 335	18 256

项目	12	13	14	15	16	17	18	19	20	21
研发阶段	上市	上市	上市	上市	上市	上市	上市	上市	上市	上市
诺华兰价格（元/年）	50 000	50 000	50 000	50 000	50 000	50 000	50 000	50 000	50 000	50 000
患者峰值数量（人）	500 000	500 000	500 000	500 000	500 000	500 000	500 000	500 000	500 000	500 000
销售峰值（万元）	2 500 000	2 500 000	2 500 000	2 500 000	2 500 000	2 500 000	2 500 000	2 500 000	2 500 000	2 500 000
销售曲线（%）	100	100	100	100	100	100	90	80	70	60
销售额（万元）	2 500 000	2 500 000	2 500 000	2 500 000	2 500 000	2 500 000	2 250 000	2 000 000	1 750 000	1 500 000
药物许可费用（万元）	250 000	250 000	250 000	250 000	250 000	250 000	0	0	0	0
现金流（万元）	250 000	250 000	250 000	250 000	250 000	250 000	0	0	0	0
成功概率（%）	100	100	100	100	100	100	100	100	100	100
累计成功概率（%）	28	28	28	28	28	28	28	28	28	28
风险调整后现金流（万元）	70 875	70 875	70 875	70 875	70 875	70 875	0	0	0	0
折现因子	0.3	0.3	0.2	0.2	0.2	0.2	0.1	0.1	0.1	0.1
风险调整后现金流的现值（万元）	20 375	18 192	16 243	14 502	12 949	11 561	0	0	0	0
风险调整后的净现值（万元）										243 233

6.4.5　制药行业的特许权许可交易

百时美施贵宝曾谈到特许权许可交易对制药行业的影响，以及如何执行和管理这类交易。百时美施贵宝生产的药物中有 2/3 不是内部开发的，而是来自与第三方的合作或联盟。交易的方式有多种，最常见的是特许权许可交易，其他方式有联合开发以及合资等。图 6-17 所示是百时美施贵宝进行特许权许可交易的流程。

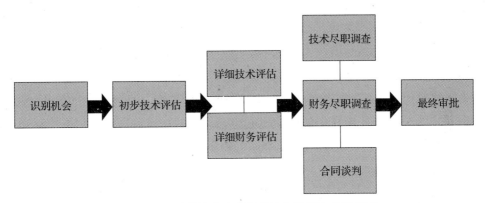

图 6-17　百时美施贵宝进行特许权许可交易的流程

百时美施贵宝认为，一个可以授权引进的项目必须和公司在战略上匹配，特别是在公司关注的疾病领域上；一定要针对未被满足的医疗或者技术需求；最好在开发的中后期阶段；一定要具有较高的商业价值。

百时美施贵宝使用的估值技术和流程与我们前面讨论的非常类似。事实上，几乎所有大型制药公司都使用相同的方法进行估值。这些大型制药公司都知道创造持久价值的关键就是"要赌就要赌大的，还要很高的回报率"（见图 6-18）。

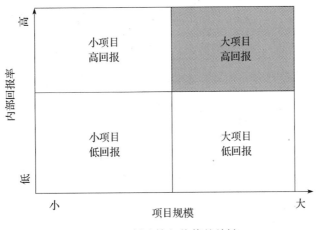

图 6-18　创造持久价值的关键

中国的大型制药公司一般偏好选择处于临床试验申请阶段或临床试验阶段的项

目，但也不妨碍有些公司对临床前阶段的项目感兴趣。最近几年，中国生物制药市场异常火爆，但高质量的项目仍然短缺，导致一些特许权许可交易的付款额被推高了数倍。

由于监管改革以及新专利法的推出，国外生物制药公司以及大型国际制药公司可以在中国进行同步临床试验。中国现在流行 me-too、me-better 以及快速跟进的商业模式，如果国外原研药推迟在中国的项目研发甚至推迟申请专利，那么其模仿者将有机会成为中国的 first-in-class，并在中国市场获得长期优势。对于一家大型国际制药公司来说，与一家可信的中国生物制药公司合作将是占领中国市场以及延长在中国的专利期的最佳途径之一，否则可能就会错过在中国的发展机会，从而造成竞争力下降或资产减值。当前中国 PD-1 产品出现了百家争鸣的局面，原因之一就是十几年前日本小野制药并未在中国提交专利申请，当时中国的医药市场在全球范围内还比较落后。没有专利问题的阻碍，中国生物制药公司大胆放手开发 PD-1 产品，取得了今天的成就。

6.5　市场法

使用风险调整后净现值分析给生物制药公司估值有一个问题，就是关键假设很难确定。就算确定了关键假设，这些假设又非常敏感，一有小小变动，对估值的影响非常大。尽管缺乏准确性，但与许多其他行业相比，风险调整后净现值分析在生物制药行业的估值中仍发挥着较大的作用，并且通常是确定资产价值的主要方法，尤其是对于处于早期阶段的生物制药公司。如果仔细看我们前面的模型，你会发现其中隐藏了一些较为激进的假设。如果没有这些激进的假设，在许多情况下，合理的风险调整后净现值分析会使项目估值低于当前市场价值。在这些情况下，生物制药公司将会被市场青睐。在当前市场上，许多中小型生物制药公司的估值更大程度上基于被大型制药公司收购的可能性，而不是基于对其项目的风险调整后净现值的保守估算。在过去的几年里，我们看到大型制药公司的胃口非常大，常常以非常乐观的预测以及非常高的溢价来收购生物制药公司，有些时候，甚至给人的感觉是不惜一切代价都要完成交易。从本质上来说，我们并不建议这种疯狂的模式，因为传统估值方法很难证明其合理性，可是我们要知道，很多估值很难用传统技术解释，但这并不意味着它们是错误的。在多数情况下，你会发现使用非常合理的风险调整后净现值分析会使估值低于当前市场价值。

与风险调整后净现值分析一样，市场法是最常用的给生物制药公司估值的方法之一。在给房产估值时，为了找到可比房产，估值分析师会查看最近时段在类似的社区售出的类似房产。我们在给候选药估值时也会使用同样的方法。可比项目是指那些具有相似市场潜力、相似风险和处于相似发展阶段的项目。与房地产行业不同的是，对没有收入的生物制药项目来说，不会根据规模和其他财务指标来选择可比项目，而是根据所针对的适应症、研发阶段、药物类型（药物的分子靶点、作用机制、数据质量）以及商业因素（产品价格、候选药的患者数量以及销售渠道等）来确定可比项目。以下几个因素可用于确定最合适的可比项目：

1）一个好的可比项目应具有和目标项目所需交易相似的交易结构。交易结构是买卖双方以合同条款的形式确定的、协调与实现交易双方最终利益关系的一系列安排，可以反映交易双方的动态。

2）不同的适应症或者治疗领域具有不同的市场。一个好的可比项目应该针对相似的适应症，最好的可比项目则应治疗相同的适应症。

3）不同的地理区域有不同的市场。中国的市场就和美国、澳大利亚以及加拿大的市场有极大的不同。一个好的可比项目应该处于相同的地理区域，且具有相同的商业权利。

4）临床开发的每个阶段都有不同的相关成本和失败风险，直接影响项目的价值。一个好的可比项目应该与目标项目处于同一开发阶段。

5）不同的分子类型，例如生物药和小分子药，具有不同的生产和开发的相关成本。一般来说，生物药的生产成本远高于小分子药的生产成本。一个好的可比项目的分子类型应该与目标项目相同。

6）时间较长的可比交易无法反映当前的市场趋势。一个好的可比项目应该是最近发生交易的项目。

有时，可比项目很难找到，特别是创新药，在市场上找不到明显的可比项目。即使能够找到类似的项目，在从中获取估值信息时也必须谨慎行事，因为可比项目相关方的市场条件和议价能力可能有所不同，或者可比项目有可能没有得到适当的估值。此外，许多交易条款从未公开披露过，就算有披露，所披露的价格往往是交易的最高价格。作为替代方案，你可以与上市生物制药公司进行比较，但是上市生物制药公司与中小型生物制药公司有不同的风险、增长速度以及现金流规模。比如，中小型生物制药公司失败的概率很高，在和大型上市生物制药公司相比较时，需要考虑这种风险。

市场法通常会使用从一组可比项目中得出的市场倍数，每个可比项目都有不同的倍数。估值分析师在该范围内选择适当的倍数时需要考虑定性和定量因素。最基本的倍数有两种：

1）价格倍数，最常见的是市盈率和市销率；

2）企业倍数，最受欢迎的是 EBITDA 倍数（企业价值 /EBITDA）和 EBIT 倍数（企业价值 /EBIT）。

对于大多数生物制药公司来说，价值主要在那些还在产品管线之中尚未经批准的或处于商业化早期阶段的药物上。我们很难对这些产品使用倍数，因为它们不会产生销售收入或利润。我们当然可以使用动态倍数，比如动态市盈率或者动态市销率，来尝试给早期产品估值，但这很复杂，比如，是使用市销率还是使用市盈率？将这些倍数应用于哪一年的销售收入或利润？答案会因公司或项目而异。有时，我们会采用不同的倍数给不同的项目估值，然后将不同项目的估值加起来得出管线的估值。这种方法又称为分类汇总（SOTP）估值法。

我们通常会对早期生物制药公司使用折现动态市盈率。动态市盈率是指还没有真正实现的未来年度的预测净利润的市盈率，其公式的分母为未来某一年的预测净利润。静态市盈率则是我们广泛使用的市盈率，其公式的分母是前一个财政年度的净利润。一家生物制药公司可能拥有正处于研发阶段或商业化早期阶段的产品，这些产品在很长一段时间都不会产生或者产生很少的净利润，因此使用静态市盈率无法准确估计产品的价值，就算使用未来 12 个月（NTM）的市盈率也无法准确估计产品的价值。因此，需要选择未来的某一年，在这一年，产品已经上市，销售变得更加稳定，并可以使用市盈率来进行估值。目标产品价值的计算方式就是将未来某一年的净利润乘以市盈率，然后再将其折现到当下。比如，你在给一个产品估值，预测该产品在 5 年后能产生 1000 万净利润，你就可以将第五年的净利润作为市场法的可比单位，然后在可比项目中找出适当的市盈率，将该市盈率乘以第 5 年的净利润，得出第 5 年项目的价值。这时，我们必须将这个价值折现到当下。如果我们选择的市盈率为未来 12 个月的市盈率，那么折现期应该是 4 年，而不是 5 年。如果我们选择的是过去 12 个月（LTM）的市盈率，那么折现期应该是 6 年。假设未来 12 个月的市盈率为 20，折现率为 15%，该产品的价值就为 1000 万元 × 20 ÷（1 + 15%）^{4} ≈ 11 435 万元。如果该产品在第 8 年才能产生 1000 万元利润，过去 12 个月的市盈率为 25，折现率为 15%，计算出的产品价值则为 1000 万元 × 25 ÷（1 + 15%）^{9} ≈ 7107 万元。

在上面这个例子中，你将第 5 年的净利润作为可比单位，但问题是，你是基于什么理由判断第 5 年的净利润可以作为可比单位的？为什么不是第 8 年，或者第 3 年？你为什么要使用未来 12 个月的市盈率，而不是静态市盈率，或者过去 12 个月的市盈率？此外，1000 万元净利润是不是风险调整后的净利润？如果没有进行风险调整，那么你使用的折现率是否考虑了产品研发的风险？以上每一种情况都可能产生截然不同的估值，每一个估值可能都很合理，但都会受到挑战。这些复杂性使得找出用于生物制药公司估值的合理市盈率变得十分棘手。

以上所描述的市盈率估值法有一些严重的缺陷。第一，它没有考虑产品研发阶段的风险。第二，完全不清楚所选年份是否代表稳定的业务状态。用第 5 年的净利润乘以一个市盈率来计算价值相当于我们认为第 5 年为终值年，而 5 年对一款生物药来说是相当短的时间。第三，与可比项目的市盈率进行比较毫无意义。市盈率取决于项目所处的阶段，是特定于项目以及所选年份的。

一款生物药通常在产生利润之前会产生较为可观的收入，因此你可以在较早的年份就使用市销率。比如，项目在第 2 年产生了稳定的销售收入，但没有产生稳定的利润，此时你就可以使用销售额作为可比单位，以市销率作为倍数。当然，市销率和市盈率一样，同样受到各种挑战。预测新药上市的销售轨迹非常困难，选择使用哪一年的收入也不是一件容易的事，你必须解释为什么使用第 2 年的远期销售收入，而不是第 5 年的。你是选择动态市销率、静态市销率还是滚动市销率？同样，每种情况都会带来不同的估值结论。

解决问题的一种方法是使用销售峰值倍数。选择一些与目标项目在相同研发阶段的可比项目，计算可比项目的销售峰值，然后将可比公司的股权价值除以销售峰值，得出销售峰值倍数。目标产品的价值就是其未来销售峰值乘以销售峰值倍数，再折现。采用销售峰值倍数，就不再需要预测销售轨迹，也不必担心为远期倍数选择年份。当然，缺点是你可能找不到一个好的可比项目，目标项目的销售峰值也来自主观预测，这将削弱估值结果的可靠性。

由于大多数生物制药项目或公司都具有异质性，用市场法来给它们估值颇为棘手。就算是更成熟的生物制药公司，它们的历史收入通常也同样具有足够的异质性，因此预测收入和利润仍然必须从头开始，而不能依靠公司过往的内部经验或数据，更何况是来自其他可比公司的数据。有些估值分析师会使用一些替代倍数，比如研发投入倍数（股权价值 / 研发投入），这本质上是基于成本的估值。研发投入因药物的临床阶段和治疗领域而异。通常，生物制药公司会同时开发多种不同的药物，每种药物专注于不同的治疗领域或处于不同的临床阶段。公司之间治疗领域和临床阶段的差异会让使用研发投入倍数进行估值变得十分困难。其他的替代倍数还包括股权价值 / 员工数量以及股权价值 / 产品管线中的候选药数量等。

话说回来，可比项目始终是可比项目，它们并不能代表项目真正的价值，最终价值还是由漫长的谈判来决定的。我们认为最能描述生物制药项目特殊性的估值方法就是风险调整后净现值分析。所幸的是，尽管市场法被广泛使用，且颇受欢迎，但有经验的估值分析师还是最喜欢使用风险调整后净现值分析来给项目或公司估值。

6.6 使用 VC 估值法给初创生物制药公司估值

我们已经介绍了如何使用折现现金流分析来给生物药估值。风险调整后净现值分析是生物制药行业的标准估值方法。荷兰一项调查问询了和生物制药行业相关的高管使用什么方法给生物制药公司估值,这些高管来自大大小小的生物制药医疗技术公司、风险投资公司、咨询公司、会计师事务所以及投资银行等。结果显示,常用的估值方法是折现现金流分析、风险调整后净现值分析以及市场法(见图 6-19),这些也是大多数买家和投资者都接受的估值方法。

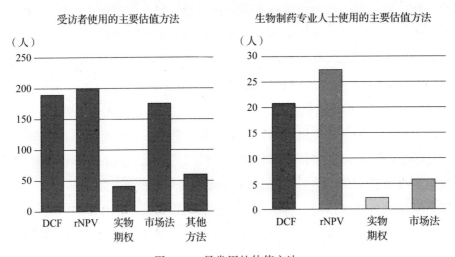

图 6-19　最常用的估值方法

生物制药公司通常使用折现现金流分析或风险调整后净现值分析,因为这些方法通常基于流行病学,针对使用特定药物的患者人群。也就是说,它们分析适应症的患病率、发病率,以患者人群为目标,并考量预期的市场占有率和定价。该方法会分析市场内和开发中的竞争对手,以更好地了解预期的市场占有率和定价。

使用折现现金流分析或者风险调整后净现值分析给生物制药公司估值有以下几个难题:

1)药物发现和开发过程中每个阶段的成功概率很难估计;

2)由于资本资产定价模型并不适合计算初创生物制药公司的股权成本,适当的折现率很难估计;

3)预测一款在 10 ~ 12 年之后才有可能上市的药物的销售额很难,目标药物的销售峰值很难估计;

4)由于药物研发成本经常发生变化,不同药物种类或适应症的研发成本会有天壤之别，很难估计。

　　给没有产品上市或者没有产品进入临床试验阶段的初创生物制药公司估值困难重重。初创生物制药公司是指以科学为基础，正在研发和提供一款全新的、独特的生物药来填补市场上未被满足的治疗需求的生物制药公司。但是，该药物离上市还有很长的路要走。初创生物制药公司需要各种类型的资金，才能将研发转化成生物药以治疗患者。初创生物制药公司的估值通常是由风险投资机构进行的。风险投资机构是专业投资者，它们将其他人（有限合伙人）的钱投资于具有高增长潜力的新兴公司（通常是具有创新技术的公司），从而获得报酬。风险投资机构通常会将资金投入到初创生物制药公司的早期阶段。这个阶段通常被称为"死亡之谷"。

　　风险投资机构将资金投入到初创生物制药公司，从而获得该公司的股权，并希望在未来通过公司上市或者将公司出售给另外一家生物制药公司或大型制药公司而退出。事实上，拥有开发药物的资金、网络、专业知识以及风险承受能力的只有风险投资机构以及大型制药公司。事实上，由风险投资机构支持的初创生物制药公司所开发的新药比大型制药公司还要多。

　　大型制药公司往往是Ⅲ期临床试验的主要资金提供方，因为这些研究需要大量资金。临床试验后期阶段的研究风险较低，但费用较高。药物一旦成功完成Ⅱ期临床试验，通常有近 65% 的机会获得监管批准，而进入靶点识别阶段的药物只有 4% 的机会获得批准。

　　风险投资机构投资它们认为有利可图的药物。一旦一家由风险投资机构投资的生物制药公司通过了药物开发中风险最高的阶段，大型制药公司就可能会来购买该药物并将其推向市场。大型制药公司其实对高风险的研发并不擅长，但它们对昂贵的药物临床试验非常熟悉，而且它们也非常擅长对药物进行营销。风险投资机构和大型制药公司各司其职，而风险投资机构投资的产品与大型制药公司收购的产品之间存在明显的重叠。大型制药公司通常需要临床后期阶段的候选药，而进入后期阶段的往往都是由风险投资机构投资的药物。所以，风险投资机构绝对不会单方面决定开发哪些药物，而是试图投资那些大型制药公司想要的药物。

　　生物制药公司最有可能的退出方式是被大型制药公司收购、首次公开募股或者与另外一家公司合并。当上市有利时，生物制药公司给投资人带来的回报是惊人的。上市的途径不止一条，生物制药公司还可以通过与另外一家上市公司或者壳公司合作进行借壳上市（也称反向并购）。借壳上市要比公开募股上市便宜，同样也能给投资人提供流动性，因为公司的股份会与合并公司公开交易的股份进行交换。比如，黄海机械 2015 年 7 月 1 日发布重大资产重组方案，拟通过重大资产置换、发行股份购买资产、股份转让及发行股份募集配套基金一揽子动作，实现长春长生作价55亿元借壳上市。黄海机械拟将其除货币资金2.5亿元及保本理财产品1.2亿元以外的全部资产和负债与长春长生所持全部股权进行置换，公司置出资产评估值为4.01亿元，置入资产评估值为55亿元，双方之间的差价部分由黄海机械向长春长生的20位股东发行股份作为对价购买。

6.6.1 VC 估值法

风险投资机构给初创生物制药公司估值是因为它们想知道在初创生物制药公司融资时，它们的股权到底值多少钱。除了使用折现现金流分析和风险调整后净现值分析之外，风险投资机构最喜欢的估值方法之一就是 VC 估值法。在过去的几十年中，风险投资机构一直在依靠它们年复一年的投资经验以及对市场的认知，为潜在的投资机会确定看似凭空而来的投前和投后估值。这就是 VC 估值法。风险投资机构会预测未来几轮的融资、风险以及稀释的影响，比如期权池的发行对整体所有权或资本结构的影响。对未来资本结构进行建模的过程被称为股权结构表分析，风险投资机构将股权结构表分析和 VC 估值法相结合，对生物制药公司进行估值。

虽然我们已经知道了很多关于药物从一个开发阶段到另外一个开发阶段的成功概率的数据，但在构建生物制药公司估值模型时，风险投资机构会根据整体投资组合来做判断。它们这样做是为了完全考虑投资组合中特定公司的特定风险因素。风险投资机构的整体预期业绩基于少数公司提供的整体回报，从而抵消了投资组合中大多数公司的亏损。从某种意义上来看，当生物制药公司接受风险投资机构的投资时，它们就必须接受这种投资理念。

VC 估值法最初出现在哈佛商学院的案例研究中，这个方法的核心是：投前估值应该是多少，才能满足风险投资机构所要求的回报？

我们用以下几点来概括该方法：

1）风险投资机构需要确定一个与实现里程碑、价值拐点相一致的资本需求，用于量化开发过程中每个阶段所需要的投资额以及预测从一轮融资到下一轮融资可能产生的稀释效应。

2）通过研究同一行业其他公司或具有类似产品或临床适应症的其他公司在退出时的退出倍数来预测退出价值。

3）使用传统的计算净现值的方法对退出价值进行折现。这里使用的折现率与传统的折现率不同。在风险投资的世界，折现率是风险投资机构所期望的回报率。这种期望回报率通常在多轮投资后逐步降低，也就是说，随着里程碑的实现，风险会降低，同时离退出的时间也越来越近。随着风险的降低，与风险相关的补偿也降低了。

4）最后，风险投资机构计算出投前估值。

6.6.2　案例：使用 VC 估值法给一家初创生物制药公司估值[⊖]

海明生物是一家初创生物制药公司，开发了一款基因治疗药物。三名科学家宋晨、庄炯以及胡小雨发现了一种新的逆转录病毒载体，可用于基因疗法。随后，他们成立了海明生物。以每股 1 分钱的价格，宋晨购买了 40 万股，庄炯和胡小雨分别购买了 20 万股（见表 6-51）。

表 6-51　第一张股权结构表：海明生物的成立

股东	股本数量（股）	股权比例（%）	股权价值（元）
宋晨	400 000	50.00	4 000
庄炯	200 000	25.00	2 000
胡小雨	200 000	25.00	2 000
合计	800 000	100.00	8 000

随后，海明生物在市场上招募了一名 CEO 邹婷女士，邹女士愿意以每股 0.1 元的价格购买作为 CEO 应拥有的股份。她同时认为，在完全稀释的基础上，在此轮融资后，她所持有的股份必须占公司所有权的 30%。邹女士还提议，必须建立一个员工持股平台（ESOP）以吸引一流的管理团队，该持股平台的股权比例必须为 30%。那么现在的股权结构如表 6-52 所示。

表 6-52　CEO 以及员工持股平台加入后的股权结构表

股东	股本数量（股）	股权比例（%）	股权价值（元）
宋晨	400 000	20.00	4 000
庄炯	200 000	10.00	2 000
胡小雨	200 000	10.00	2 000
CEO	600 000	30.00	6 000
员工持股平台	600 000	30.00	6 000
合计	2 000 000	100.00	20 000

公司目前价值为 200 000 元，每股价格基于 CEO 邹女士为其股权支付的交易价值。邹女士决定现在就将员工持股平台纳入当前资本结构的原因是，她很清楚，未来在海明生物融资时，风险投资机构一定会要求在注入资金之前创建一个员工持股平台。风险投资机构将这种操作称为"有效估值"或者"期权池洗牌"。员工持股平台可以在投前或投后创建，投前员工持股平台的股份是在风险投资注入资金之前，从创

⊖　本案例中的人物、公司均为虚构。

始人的股本里挖出的；而投后员工持股平台的股份则是在投资完成后，从创始人和投资人的股本里挖出的。如果员工持股平台被指定要在投资前创建，那么创始人就会从自己的口袋（股本）里拿出整个期权池。所以风险投资机构的投资协议里通常有这样一句话："公司的投前估值包括在完全稀释基础上的30%的普通股储备，以备将来提供给管理团队。"如果投前估值为2亿元，这段话就有效地将公司的投前估值降低了6000万元（2亿元的30%），使真正的投前估值为1.4亿元，而不是预期的2亿元。

在这个例子里，假设创始人接受了2亿元的投前估值，并融资1亿元，创始人以为投后估值为3亿元（2亿元＋1亿元），投资人拥有的股权比例是33%（1亿元/3亿元）。可是这个投前估值并不包括员工持股平台的价值，这时投资人会要求在投资前创建一个30%的员工持股平台，这个员工持股平台的价值为6000万（2亿元的30%），而投资人就会将持股平台的价值从原投前估值中减去，得出真正的投前估值为1.4亿元（2亿元－6000万元）。那么真正的投后估值就是2.4亿元（1.4亿元＋1亿元），而投资人真正的持股比例则从创始人以为的33%上升到42%。

风险投资机构秀红资本是海明生物A轮融资的潜在投资方，经过一段时间的尽职调查，秀红资本假设公司会在8年之后完成新药申请审批，届时公司将会被出售给一家大型制药公司或IPO。海明生物和秀红资本一致认为公司一共需要6轮融资以及总共10亿元的开发资金（见表6-53）。

表6-53　海明生物所需的开发资金

融资轮次	里程碑	需要金额（亿元）	时间（年）
A轮	临床前，核心团队建立	1	1
B轮	Ⅰ期临床试验	1	1
C轮	ⅡA期临床试验	2	1
D轮	ⅡB期临床试验	2	1
E轮	Ⅲ期临床试验	3	3
F轮	新药申请	1	1

作为A轮融资的潜在投资人，秀红资本需要知道自己在本轮融资中应拥有多少海明生物的股权，才能满足在退出时的预期回报。与此同时，秀红资本还需要考虑股权在未来的融资中所产生的稀释效应。鉴于此，秀红资本做出以下假设：

1）每年的期望回报率为30%，将该期望回报率作为折现率；

2）退出年是第8年（通过出售或IPO）；

3）在公司被出售或IPO之前，还会有5轮融资，在每一轮融资之后，股权都会稀释20%；

4）公司目前的股份数（包括期权池）为200万股；

5）公司在第8年的退出价值为40亿元。

现在秀红资本可以使用 VC 估值法来给海明生物估值了。

第一步，确认公司的退出价值。首先秀红资本需要确定海明生物在 8 年后退出时的价值为 40 亿元。这肯定是一个有争议的话题，公司和风险投资机构将不可避免地对退出价值的基准提出自己的看法，双方都会在谈判中讨论自己的立场。比如，阿尔法是一家专业的基因疗法公司，以 50 亿元的市值在公开市场交易。这一价值是其他类似基因疗法公司估算退出价值时的一个基准。但是，前几天，阿尔法突然宣布自己已经接受了著名制药公司贝塔价值 70 亿元的收购要约。这就是该行业退出价值有争议的一个例子。

第二步，计算退出价值的现值。鉴于秀红资本要求的期望回报率为 30%，我们将该目标回报率作为折现率。记住，风险投资机构通常不会使用传统的资本成本作为折现率，而是使用期望回报率，也就是风险投资机构基于特定投资的风险所要求的一个合理的回报率。期望回报率通常在 25% 到 75% 之间。这样，秀红资本就可以计算出退出价值的现值，也就是海明生物当前的投后估值，其计算为：

$$退出价值的现值 = 退出价值 \div (1 + 期望回报率)^8$$
$$= 40 亿元 \div (1 + 30\%)^8$$
$$= 4.90 亿元$$

第三步，计算所需股权比例（假设没有后续融资）。我们假设在 A 轮之后没有后续融资，这样，将秀红资本的预计投资额（1 亿元）除以海明生物当前的投后估值就可以计算出秀红资本所需的股权比例。其计算为：

$$所需股权比例 = 投资额 \div 投后估值 = 1 亿元 \div 4.90 亿元 = 20.41\%$$

第四步，计算新股数量。鉴于目前海明生物有 200 万股，由三位创始人、CEO、员工持股平台持有，若要在此基础上进行增资扩股，为了计算新股发行的数量，首先应计算总股本的数量：

$$总股本数量 = 现有股本数量 \div (1 - 稀释的股权比例)$$
$$= 200 万股 \div (1 - 20.41\%)$$
$$= 251.29 万股$$

这样，我们就可以计算出海明生物增资扩股后总股本的数量为 251.29 万股。然后，我们用总股本数量减去现有股本数量，就可以计算出增发的新股数量。在这个例子里，新股数量为 51.29 万股（251.29 万股 – 200 万股）。

第五步，计算股权留存率。股权留存率相对于稀释率，比如，如果稀释率为 20%，那么留存率就是 80%。鉴于海明生物在此轮投资后预计还会经历 5 轮融资，每一轮融资都会造成投资人股权的稀释。秀红资本假设在每一轮融资之后，股权将被稀释 20%。

我们计算 5 轮融资后的股权留存率：

$$股权留存率 = 1 \div [\,(\,1 + 第一次稀释的股权比例\,)(\,1 + 第二次稀释的股权比例\,)$$
$$(\,1 + 第三次稀释的股权比例\,)(\,1 + 第四次稀释的股权比例\,)$$
$$(\,1 + 第五次稀释的股权比例\,)\,]$$
$$= 1 \div [\,(\,1 + 20\%)(\,1 + 20\%)(\,1 + 20\%)(\,1 + 20\%)(\,1 + 20\%)\,]$$
$$= 40.19\%$$

第六步，计算当前所需股权比例。我们之前计算出秀红资本预计在 A 轮投资 1 亿元，投资后将持有海明生物 20.41% 的股权比例。但是，秀红资本考虑到投资后海明生物的股权将会由于后续融资而被继续稀释。鉴于此，秀红资本希望在海明生物退出时，其所占股权比例也不低于 20.41%。为了满足秀红资本的需求，我们就需要重新计算秀红资本在投资时所需要的股权比例：

$$当前所需股权比例 = 退出时所需股权比例 \div 股权留存率$$
$$= 20.41\% \div 40.19\% = 50.78\%$$

第七步，计算完全稀释后的新股数量。为了计算完全稀释后新股发行的数量，首先要计算总股本的数量。我们用现有股本数量除以 1 – 所需股权比例的差，就可以计算出海明生物增资扩股后的总股本数量为 406.34 万股。然后，我们用总股本数量减去现有股本数量，就可以计算出增发的新股数量。其计算为：

$$完全稀释后的新股数量 = 现有股本数量 \div (\,1 - 所需股权比例\,) - 现有股本数量$$
$$= 200\ 万股 \div (\,1 - 50.78\%) - 200\ 万股$$
$$= 206.34\ 万股$$

第八步，① 计算每股价格（不考虑稀释）。为了进行比较，我们计算一下如果没有未来几轮融资对股权造成的稀释，每股价格将会如何：

$$每股价格 = 投资额 \div 新股数量（没有未来稀释）= 1\ 亿元 \div 51.29\ 万股 = 194.97\ 元 / 股$$

② 计算每股价格（完全稀释）。

$$完全稀释后的每股价格 = 投资额 \div 完全稀释后的新股数量$$
$$= 1\ 亿元 \div 206.34\ 万股 = 48.46\ 元 / 股$$

第九步，① 计算公司投前估值和投后估值（不考虑未来稀释）。投前估值是公司在融资之前的价值。

$$投前估值 = 现有股本数量 \times 每股价格 = 200\ 万股 \times 194.97\ 元 / 股 = 3.90\ 亿元$$
$$投后估值 = 投前估值 + 投资额 = 3.90\ 亿元 + 1\ 亿元 = 4.90\ 亿元$$

② 计算公司投前估值和投后估值（考虑在随后 5 轮完全稀释）。

$$投前估值 = 现有股本数量 \times 每股价格 = 200\ 万股 \times 48.46\ 元 / 股 = 0.97\ 亿元$$
$$投后估值 = 投前估值 + 投资额 = 0.97\ 亿元 + 1\ 亿元 = 1.97\ 亿元$$

接下来，我们要做一个敏感性分析。我们知道，投资生物制药行业的风险极高，不同的假设会产生不同的估值（见表 6-54）。

表 6-54　不同假设对估值的影响

项目	情景	投前价值（考虑未来稀释）(亿元)	投后价值（考虑未来稀释）(亿元)	当前所需股权比例（考虑未来稀释）(%)
公司退出价值	60 亿元	1.96	2.96	33.81
	40 亿元	0.97	1.97	50.78
	30 亿元	0.48	1.48	67.60
退出年	第 6 年	2.33	3.33	30.01
	第 8 年	0.97	1.97	50.78
	第 10 年	0.17	1.17	85.79
期望回报率	20%	2.74	3.74	26.75
	30%	0.97	1.97	50.78
	40%	0.09	1.09	91.81
退出时所需股权比例	20.41%	0.97	1.97	50.78
	15%	1.68	2.68	37.32
	5%	7.04	8.04	12.44
每轮融资稀释比例	10%	2.04	3.04	32.87
	20%	0.97	1.97	50.78
	30%	0.32	1.32	75.79

1）如果退出价值从 40 亿元增加到 60 亿元，创始人和管理层的投前估值将增加近一倍，秀红资本拥有的股权比例则大幅下降。

2）如果退出年从第 8 年延后到第 10 年，股权的投前估值将大幅减少。我们发现时间发生变化对价值的冲击很大，可以说是几何级的。

3）风险投资机构所期待的回报率越高，说明项目的风险就越大，反之，就越小。我们将秀红资本的期望回报率增加 10 个百分点到 40%，可以发现海明生物的股权投前估值下降了近 90%，这说明股权价值对风险相当敏感。

4）秀红资本要求在公司退出时，自己的股权比例（20.41%）不能被稀释，鉴于此，海明生物股权的投前估值仅为 0.97 亿元。但如果秀红资本要求经过后续几轮融资之后，在退出时，所需股权比例仅为 5%，公司股权的投前估值将大幅上升。这对风险投资机构绝对不是好事。

5）如果我们将后续每轮融资的稀释比例调高到 30%，会在很大程度上影响股权的投前估值，创始人和团队将不得不出让更多股权给风险投资机构。

对于风险投资机构来说，输入模型中的数字都是其所期望的，所以，一般来说，谈判的余地并不大。风险投资机构在后几轮融资中或者在风险显著下降的情况下会使用较低的折现率。如果市场出现了泡沫，风险投资机构可能会缩短其要求的退出时间。如果生物制药行业首次公开募股的价值要比风险投资机构的预期高，风险投资机构或许会考虑一个较高的退出价值。但是，总体来说，风险投资机构一定会倾向于较保守的预测。

我们根据 VC 估值法得出的结论，做一个新的股权结构表（见表 6-55 ）。

表 6-55　风险投资机构投资对估值和股权结构的影响

股东	股本数量（股）	股权比例（%）	股权价值（亿元）
宋晨	400 000	9.84	0.19
庄炯	200 000	4.92	0.10
胡小雨	200 000	4.92	0.10
CEO	600 000	14.77	0.29
员工持股平台	600 000	14.77	0.29
秀红资本	2 063 400	50.78	1.00
合计	4 063 400	100.00	1.97

我们看到海明生物的投后估值为 1.97 亿元，鉴于秀红资本投入了 1 亿元，投前估值就是 0.97 亿元，虽然创始人、CEO 以及员工的稀释看起来非常大，但是和上一轮相比，每股价格已经从 0.1 元涨到了 48.46 元。这样的稀释是完全可以接受的。生物制药公司出售自己的股权以换取风险投资机构的投资，一定会稀释之前出售股权的比例。这应该怎么理解呢？海明生物最初只有 80 万股普通股，之后向 CEO 和员工筹集资金，CEO 和员工持股平台共获得 60% 的股份。这时，海明生物必须增发 120 万股（ 80 万股 ÷（ 1 − 60% ）− 80 万股 ）给 CEO 和员工。此轮之后，海明生物就有 200 万股普通股。一段时间之后，海明生物向秀红资本筹集更多的资金，秀红资本愿意投资该公司，并期望获得公司 50.78% 的股权。这样，公司必须再增发 206.34 万股（ 200 万股 ÷（ 1 − 50.78% ）− 200 万股 ）给秀红资本。在此轮投资结束后，公司拥有 406.34 万股普通股。CEO 和员工则持有该公司约 30%（ 120 万股 ÷ 406.34 万股 ）的股份，此时，CEO 和员工持有的股权比例就被稀释了。那么，CEO 和员工的股份比例被稀释了多少呢？答案是 50%（（ 60% − 30% ）÷ 60% ）。

我们回顾一下前面 VC 估值法的第五步。秀红资本假设在每一轮融资之后，股权将稀释 20%，从而得出股权留存率为 40%。换句话说，秀红资本预计，未来 5 轮融资（从 B 轮到 F 轮）将会对其持有的股权产生 60% 的累计稀释效应。目前秀红资本持有海明生物股权的 50.78%，等到后续融资全部结束后，秀红资本的股权比例将从 50.78% 被稀释到 20.41%。假设 F 轮时的每股价格为 250 元，我们来看 5 轮融资之后的股权结构表（见表 6-56 ）。

表 6-56　后续 5 轮融资对估值和股权结构的影响

股东	股本数量（股）	股权比例（%）	股权价值（亿元）
宋晨	400 000	3.96	1.00
庄炯	200 000	1.98	0.50

（续）

股东	股本数量（股）	股权比例（%）	股权价值（亿元）
胡小雨	200 000	1.98	0.50
CEO	600 000	5.93	1.50
员工持股平台	600 000	5.93	1.50
秀红资本	2 063 400	20.41	5.16
后续 5 轮投资机构	6 046 350	59.81	15.11
合计	10 109 750	100.00	25.27

假设 F 轮融资一年之后，海明生物的全部股权被一家国际大型制药公司以 45 亿元收购。我们假设此时员工持股平台里的期权全部可以行权，这样，我们可以计算出每股价格为 445.11 元。此时股东的股权价值如表 6-57 所示。

表 6-57 海明生物被收购时股东的股权价值

股东	股本数量（股）	股权比例（%）	股权价值（亿元）
宋晨	400 000	3.96	1.78
庄炯	200 000	1.98	0.89
胡小雨	200 000	1.98	0.89
CEO	600 000	5.93	2.67
员工持股平台	600 000	5.93	2.67
秀红资本	2 063 400	20.41	9.18
后续 5 轮投资机构	6 046 350	59.81	26.91
合计	10 109 750	100.00	45.00

注：由于四舍五入，加总不一定为合计。

对于秀红资本来说，退出时的股权价值为 9.13 亿元，超过 9 倍的现金回报是非常不错的一笔投资。对于 CEO 和创始人来说，如果在 A 轮融资时更强势一些，确保他们在 A 轮之后仍然是大股东，或者和秀红资本商量一个更高的投前估值以抵消投前员工持股平台的影响，又或者干脆要求在 A 轮融资之后再创建员工持股平台（这样秀红资本就可以和创始人以及 CEO 共同承担员工持股平台所带来的影响），他们的个人收益将会大幅提升。估值对 A 轮融资非常敏感，可以做一些敏感性分析，看看在哪一方面可以有机会提高估值。

我们可以看到，秀红资本在给海明生物估值的时候，会仔细看三个主要变量：公司退出的时间、退出时的股权比例以及公司退出时的价值。风险投资机构都希望能够尽早地从投资中退出，这是因为投资持续的时间越长，其回报率越低。退出的时间取决于多个内部和外部因素。内部因素包括海明生物管理层的质量、执行以及完成研发阶段的能力等；外部因素则包括监管的力度、首次公开募股或者并购的环境以及竞争环境等。退出时的股权比例则取决于烧钱的速度与创造价值之间的关系。所有的风险投资机构都希望将未来的股权稀释降到最低，从而产生更高的回报。VC

估值法还基于对退出价值的假设。一般来说，在这一点上，风险投资机构会趋于保守。初创生物制药公司的创始人和 CEO 在这时一定要了解风险投资机构的心态。简单地说，就是所投公司必须在 X 年内以 Y 元退出，还需要获得 Z% 的回报率。风险投资机构一般对这些要求没有妥协的余地。

我们之前的模型有一个问题，那就是我们假设只有一个退出情景：海明生物在 8 年后，以 40 亿元的价值退出，否则公司没有投资价值。这相当于一个零和游戏，的确有点极端。假设退出价值只有 30 亿元，就不值得投资了吗？当然不是。30 亿元也是一个不错的退出价值，只是没有之前设想得那么多而已。关于这个问题，秀红资本可以通过多种退出情景分析来给海明生物估值。

秀红资本可以假设海明生物有三种不同的退出情景：

1）海明生物在第 8 年以 40 亿元退出的概率为 10%；

2）海明生物在第 8 年以 30 亿元退出的概率为 10%；

3）海明生物在第 4 年以 20 亿元退出的概率为 30%。

言外之意，退出概率为零的发生概率为 50%（100% - 10% - 10% - 30%），这也反映出投资生物制药行业的高风险性。

在这种情况下，秀红资本必须针对每一种退出情景，以同样的步骤使用 VC 估值法对海明生物进行估值。这里就不再重复计算的过程，直接给出结果（见表 6-58）。

表 6-58　计算海明生物的估值（考虑不同退出情景）

项目	情景 1	情景 2	情景 3	合计
退出年	第 8 年	第 8 年	第 4 年	—
退出价值（亿元）	40	30	20	—
投后价值（亿元）	1.97	1.48	4.05	—
概率（%）	10	10	30	—
概率调整后的投后价值（亿元）	0.20	0.15	1.22	1.57

项目	A 轮前		A 轮	
投资额（亿元）	—		1	
创始人、CEO 以及员工持股比例（%）	100		36.31	
秀红资本持股比例（%）	—		63.69	
合计	100		100	

在计算出多个不同退出情景概率调整后的投后估值之后，我们可以得出总投后估值：

A 轮总投后估值 = A 轮情景 1 的投后估值 + A 轮情景 2 的投后估值 +

A 轮情景 3 的投后估值

= 0.20 亿元 + 0.15 亿元 + 1.22 亿元

= 1.57 亿元

这样，我们就可以得到 A 轮秀红资本所需股权比例 = A 轮投资额 ÷ A 轮总投后估值 = 1 亿元 ÷ 1.57 亿元 = 63.69%。

对于秀红资本来说，如果只有一种退出情景，A 轮需要 50.78% 的股权比例；而如果有多种退出情景，所需股权比例更高了。对于海明生物的创始人、CEO 和员工来说，他们必须在融资后放弃更多的股权，所以他们一定会选择只有一种退出情景来给公司估值。

这里还有一个注意事项，我们在案例中假设所有融资都是用普通股来计算的，而在现实生活中，我们发现越来越多的风险投资机构会使用含有不同权利的优先股或可转换债券。以可转换债券为例，这其实就是一种贷款，这种贷款在下一轮融资时可以转换为股权。当转换为股权的时候，通常会有一个下一轮融资的价格折扣，这个折扣是对风险投资机构进行早期投资的一种奖励。初创生物制药公司真正最关心的是最终要放弃多少股权。

假设秀红资本希望以可转换债券的形式给海明生物投资，该可转换债券可以在下一轮以一个折扣价转换为股权。那么海明生物需要出让多少股权呢？我们通过以下步骤来计算。

第一步：估计 B 轮融资时间。秀红资本估计海明生物将在 1 年后进行 B 轮融资。

第二步：估计 B 轮融资时的投后估值。秀红资本估计海明生物在 B 轮融资时的投后估值为 3 亿元。

第三步：估计 B 轮融资时的投资额。秀红资本估计海明生物在 B 轮预计融资 1 亿元作为 I 期临床开发所需资金。

第四步：计算 B 轮融资时的投前估值。B 轮融资时的投前估值 = B 轮融资时的投后估值 – B 轮融资时的投资额 = 3 亿元 – 1 亿元 = 2 亿元。

第五步：估计 A 轮融资时可转换债券的价值。假设海明生物在 A 轮准备融资 1 亿元，秀红资本决定以可转换债券的形式提供资金。

第六步：估计年息。假设海明生物需要支付 6% 的年息。

第七步：计算 B 轮融资时可转换债券的转换额。B 轮融资时可转换债券的转换额 = A 轮融资的可转换债券的价值 × （1 + 利率）^{B轮融资时间} = 1 亿元 × （1 + 6%）^{1} = 1.06 亿元。

第八步：估计折扣。假设在转换时，海明生物给秀红资本每股价格 30% 的折扣。

第九步：计算 B 轮融资时的有效转换额。B 轮融资时的有效转换额 = B 轮融资时可转换债券的转换额 ÷ （1 – 折扣） = 1.06 亿元 ÷ （1 – 30%） = 1.51 亿元。

第十步：计算 B 轮融资时的有效投前估值。B 轮融资时的有效投前估值 = B 轮

融资时的投前估值 – B 轮融资时的有效转换额 = 2 亿元 – 1.51 亿元 = 0.49 亿元。

　　第十一步：估计海明生物创始人、CEO 以及员工在 A 轮融资前的持股数量。假设海明生物创始人、CEO 以及员工在 A 轮融资前的持股数量为 200 万股。

　　第十二步：计算海明生物创始人、CEO 以及员工在 A 轮融资前的总持股数量。海明生物创始人、CEO 以及员工在 A 轮融资前的总持股数量 = 海明生物创始人、CEO 以及员工在 A 轮融资前的持股数量 = 200 万股。

　　第十三步：计算 A 轮融资时的总股本数量。A 轮融资时的总股本数量 = 海明生物创始人、CEO 以及员工在 A 轮融资前的总持股数量 = 200 万股。

　　第十四步：计算 B 轮融资时的有效每股价格。B 轮融资时的有效每股价格 = B 轮融资的有效投前估值 ÷ A 轮融资时的总股本数量 = 0.49 亿元 ÷ 200 万股 = 24.50 元 / 股。

　　第十五步：计算秀红资本在 B 轮融资时的持股数量。秀红资本在 B 轮融资时的持股数量 = B 轮融资时的有效转换额 ÷ B 轮融资时的有效每股价格 = 1.51 亿元 ÷ 24.50 元 / 股 = 616.33 万股。

　　第十六步：计算 B 轮投资人在 B 轮融资时的持股数量。B 轮投资人在 B 轮融资时的持股数量 = B 轮投资额 ÷ B 轮时的有效每股价格 = 1 亿元 /24.50 元 / 股 = 408.16 万股。

　　第十七步：计算 B 轮融资时的总股本数量。B 轮融资时的总股本数量 = 现有股本 + 秀红资本在 B 轮融资时的持股数量 + B 轮投资人在 B 轮融资时的持股数量 = 200 万股 + 616.33 万股 + 408.16 万股 = 1224.49 万股。

　　第十八步：计算秀红资本在 B 轮融资时的股权比例。秀红资本在 B 轮融资时的股权比例 = 秀红资本在 B 轮融资时的持股数量 ÷ B 轮融资时的总股本数量 = 616.33 万股 /1224.49 万股 = 50.33%。

　　上述结果整理后如表 6-59 所示。

表 6-59　使用可转换债券的影响

项目	A 轮前	A 轮	B 轮
年		0	1
投后估值（亿元）			3
投资额（亿元）			1
投前估值（亿元）			2
可转换债券（亿元）		1	
年利率（%）		6	
转换额（亿元）			1.06
折扣（%）		30	
有效转换额（亿元）			1.51

（续）

项目	A 轮前	A 轮	B 轮
有效投前估值（亿元）			0.49
有效每股价格（元）			24.50
股本数量（万股）			
创始人、CEO 以及员工	200	200	200
秀红资本			616.33
B 轮投资人			408.16
合计	200	200	1 224.49
股权比例（%）			
创始人、CEO 以及员工	100	100	16.33
秀红资本			50.33
B 轮投资人			33.33
合计	100	100	100

注：由于四舍五入，加总不一定为合计。

在过去十年左右的时间里，以可转换债券的形式给初创公司投资的做法逐渐变得十分普遍，初创生物制药公司也不例外。生物制药公司以固定的利率借款，然后在特定融资活动中，将可转换债券转换成为股权。很多可转换债券都包括折扣，已经投入的资金可以以低于新投资方所支付的价格转换为股权，这个折扣可以用来抵消下一轮估值上涨所带来的稀释效应。可转换债券的一个优点就是为股权定价提供了替代方案，因为初创公司的估值无异于猜测。创始人一般都会高估价值，以保护他们的股权。而投资机构往往会低估价值，以最大限度地提高自己可以获得的股权，同时也保护自己免受未来可能下跌带来的影响。可转换债券的另一个优点是可以激励企业家专注于提高公司的估值，这样，当债务转换为股权时，他们可以保留不错的股权份额。

这听起来对投资机构或创始人是一个不错的选择，其实不然。以下是一些关于可转换债券的需要考虑的因素：

1）可转换债券通常被视为初创公司创始人在债务融资和股权融资之间的一个中间选项。但是，其本质和借贷没有不同。条款在很大程度上对资金提供方有利，包括按固定时间偿还贷款和利息。利息通常比正常借贷要高，因为初创公司没有什么资产可以用来抵押。当然，如果一切都很顺利，这似乎比失去与出售股权相关的控制权要好得多。

2）一般来说，可转换债券通常设置在随后的融资活动中被转换，但在何时触发下一轮融资只是基于推测。如果融资事件没有发生，这些初始投资可能就会发生转换行为，这将对创始人不利。

3）如果折扣太低，投资机构不感兴趣；如果折扣太高，没有上限，或者下一轮融资时间拖得太长，估值就会下降。

4）投资机构喜欢可转换债券是因为它们可以尽早实现一笔不错的交易，而不必像股权投资那样和创始人就条款讨价还价。

我们提到了一个事实，那就是可转换债券可能对初创公司有害。为了更好地理解这个问题，我们需要仔细地研究投资机构要求的保护性条款是如何失去控制，从而损害公司、创始人以及投资机构的利益的。

折扣为投资机构投资处于早期阶段的生物制药公司提供了激励，除非公司在达到里程碑方面出现意外而导致延迟。延迟会导致下一轮融资的拖延，同时造成营业收入的减少。由于公司账面上没有多少余粮，急需额外资金进行填补，投资机构要在投入更多的资金还是失去先前投资之间被迫选择。如果它们对管理团队持有信心，就会选择继续投入。如果新的投资机构在这个时候到来，对早期的投资机构会产生什么样的影响呢？投资机构的股权可能因估值的下降而被稀释。

随着债务金额的不断增加，以及每笔债务累计产生的复利，有资格享受折扣的资金总额激增，导致估值越来越难保持在投资额之上。下一轮的投资人可能会发现，公司欠早期投资机构的钱比公司的实际价值还要多。这时，如果早期投资人不将积累的债务冲销的话，这家公司就很难继续走下去。

同样的情况也可能出现在可转换债券到期时。这时，初创生物制药公司必须重新对债务进行谈判。公司几乎没有能力抗衡投资机构，投资机构会要求额外的对价来抵御它们的风险。一家没有资金、有专利期到期压力、在技术或融资里程碑上滞后的生物制药公司是没有什么话语权的。如果公司不能在下跌轮筹集到额外的资金，投资机构要求额外对价就不可避免。

即使在公司成功时，可转换债券也有可能损害创始人的利益，原因在于可转换债券的优先清算权。优先清算权是指当公司最终被出售时，可转换债券的持有人将优先收回他们的投资额，剩下的收益才能分配给其他股东。

以上所有潜在风险都源于一个事实，那就是如果早期生物制药公司需要投资机构更多的投资，投资机构就会在投资后继续对公司行使买方权利。可转换债券带来的债务最终可能会伤害到创始人以及投资机构。

秀红资本和海明生物的故事并不是真实的案例，在现实世界中，早期投资人很少要求获得公司超过30%的股权，因为公司在早期出让的股权越多，留给后续融资轮投资人的空间就越小。同时，创始人的股权稀释太多，会使创始人和管理层缺乏进取的动力。无论如何，估值几乎总是有争议。生物制药行业的企业家必须记住，与风险投资机构讨价还价是合理的。我们在计算中使用了30%的高折现率，这么高的折现率在成功退出时可以产生惊人的回报，但是大多数风险投资都是血本无归的。

对于企业家来说，不论好坏，都是风险投资机构投资组合的一部分。在游戏中获胜的唯一办法就是永远跟随设定的里程碑以及预计的资金要求。只有这样，企业家和管理层所保留下的权益在退出时才能获得真正的价值。

说到风险投资机构投资组合，假设投资组合里有十个项目，一般来说，风险投资机构会预料其中四五个项目会完全失败，三四个项目会收回初始投资所支付的现金，但考虑到货币的时间价值，其实也亏损。风险投资机构所期望的是，在十个项目中有一个项目会产生至少十倍的现金回报。

6.7 生物医药估值需要考虑的风险和挑战

生物制药行业由数以千计的小公司组成，它们的身份随着新的初创生物制药公司的成立、与老牌公司合并或者被其他老牌公司收购而发生变化。很多小型生物制药公司将并购作为退出策略。很多大型制药公司超过一半的产品管线是通过和生物制药公司的合作或收购来实现的。所以，给生物制药公司估值变得越来越普遍。

最常用的风险调整后净现值分析通过预测潜在生物药的市场规模、市场份额以及市场增长机会来预测收入。在确定市场规模时，会考虑接受治疗的患者人数、每位患者的治疗价格以及与该候选药处于同一治疗类别的产品的现有销售数据。市场份额是通过分析其他治疗方法以及其他制药公司产品管线中的类似产品来确定的。产品的定价与产品对当前治疗方法的相对优势、疗效的临床证据，以及患者和医生对现有治疗方案的忠诚度会影响产品的市场份额。市场增长机会则受到患者人数、疾病传播、发生频率、诊断频率和治疗变化的影响。如果存在与该生物药相关的专利技术，那么了解专利保护是否到期、何时到期以及是否会有生物类似药的挑战也非常重要。

生物药研发成本大致分为以下四类：药物发现和临床前开发成本、临床试验成本、获得监管批准所需的监管成本以及上市推广成本。产品上市后，成本则大致分为销售和营销成本、生产成本以及管理成本等。

尽管与药物属于同一治疗类别的产品的历史数据可能对预测很有帮助，预测收入、开发成本以及风险仍然存在着很大的不确定性。估值模型对收入和风险参数的变化非常敏感，这就解释了为什么我们需要了解给生物制药公司估值所涉及的挑战和风险。

生物制药行业充满着各种各样的风险和挑战，在药物获得商业成功之前必须克服这些风险和挑战。生物制药公司面临着严格的监管审批、不断增加的研发成本、患者没有能力支付以及生物类似药竞争带来的风险。为了降低这些风险，很多小型生物制药公司会将它们的早期产品对外授权给更大的制药公司，以方便后期的药物开发、监管审批以及商业化。许多生物制药公司开发的药物可能永远没有进入市场的机会，也没有机会被收购。给生物制药公司估值，估值分析师不仅需要了解生物制药公司面临的所有风险，还要了解它们面临的其他挑战，这对于估值非常重要。

6.7.1　对药物开发成本低估的风险

生物药从药物发现到监管审批的整个过程可能长达 12 年。由于需要生物药治疗的疾病通常较严重，招募患者可能会遇到困难，这会导致临床试验的推迟，从而造成开发支出的超支。如果一家生物制药公司专注于新药的开发，监管机构就可能需要看到更大的患者样本以及更长时间的临床试验，以确保不会遗漏任何可能的严重不良事件。与监管机构合作不同步的公司在获得监管批准方面可能会遇到延误。许多药物会在药物开发的最后两个临床阶段遭遇失败，即Ⅱ期临床试验和Ⅲ期临床试验失败。低估药物开发成本或后期失败的风险可能会对生物制药公司的估值产生重大影响。

6.7.2　对目标市场患者人数以及定价高估的风险

给生物制药公司估值面临的一个风险就是估值分析师可能会高估目标市场患者人数。与推断的患病率以及发病率相比，需要治疗的实际患者人数可能并没有想象得那么多。即使候选药获得监管部门的批准，对目标市场患者人数的高估也会对预测收入产生重大影响，从而影响公司的价值。

另外一个可能高估的是定价。创新生物药由于可以满足从未被满足的医疗需求，从而收取较高的价格。但这样做有一个风险，就是患者可能没有能力支付药物的费用。如果这些药物进不了医保，公司的收入将会产生极大的不确定性。如果公司希望药物进入医保，则会面临一轮轮集采以及国家医保局谈判带来的降价。价格如果降得过低，就会将单位边际贡献变薄。这样一来，即使销售额大幅上升，利润可能也会大减，从而大幅降低该药物的经济价值。此外，就算被纳入医保，也不能保证销售额会大增。2021 年 8 月恒瑞医药发布的半年报清楚地表明，无论是仿制药还是创新药，纳入医保或集采并不等同于销售额的增长。所以，如果估值分析师高估了产品定价，会对药物的估值产生重大影响。

6.7.3　人才风险

中国生物制药公司最希望做的事，是提高国际市场份额。BioPlan 咨询公司的一项调查研究显示，受访的 90% 中国生物制药公司的高级经理人表示，把符合 GMP

生产的生物制品分销到全球是公司重要的战略部署之一。此外，近 50% 的受访者表示，实现这一战略目标需要更多具有科学与技术专长的人才。市场的发展造成生物制药公司对于生物制药专业人才的需求陡增。而人才的严重不足，已成为制约中国生物医药产业发展的瓶颈。韬睿惠悦的一份 2014 ～ 2015 年生物制药行业全球员工的意见调研表明，58% 的生物制药公司在保留关键技能人才方面遭遇了更大的困难，超过一半的生物制药公司在保留高潜力和高业绩员工方面存在问题，只有不到 40% 的生物制药公司的雇员得到了有效激励。

全球制药行业人才"战争"愈演愈烈，寻找和留住高素质、经验丰富的员工是生物制药公司日益关注的问题。缺乏合适的人才不仅可能导致监管审批程序的延误，还有可能将工资推向高位。人才风险可能会显著影响公司的未来收益，从而影响估值的准确性。

6.7.4　外包的风险

药物的研发过程较为复杂、耗时长而且费用比较高，为生物制药公司带来较大的负担。为了节省资源并加快新药上市速度，一些公司被外包可以提供的短期成本节约所吸引，开始采用生物医药研发外包，整合外部资源进行药物开发。CRO 能够以更低的成本提供专业服务，然而许多 CRO 由于竞争的不断加剧而受到伤害，导致雇用不到合格的员工。未能按时、按预算以及按质量完成任务也是一种风险。由于制药行业受到严格的监管，CRO 可能会违反有关临床试验、制造以及分销的规定。此外，如果外包公司从事不道德或不合规的活动，也会损害生物制药公司的声誉。

此外，生物制药公司经常会发现 CRO 不愿意去做一些工作，而这些工作是确保项目成功所必要的。一个主要原因是目标的冲突，即大多数成功的 CRO 同时承揽了许多不同且有时相互竞争的制药公司的研发业务。这样，优先次序可能会造成一些项目的延误。尽管生物制药公司向 CRO 外包药物研发业务是一个很好的短期解决方案，但是也存在长期利益上的风险，会使得制药公司最终失去相关知识和直接经验。

因此，在给生物制药公司估值时，应适当考虑外包带来的风险。

从药物发现到监管部门的最终批准，再到上市推广以及日常销售，在整个药物开发过程中存在各种各样的风险。当生物制药公司规模尚小、资源不足时，风险会进一步加剧。了解生物制药公司所面临的风险和挑战对于估值分析师预测收入和成本非常重要，在估值时需要加以考虑。

关于注册估值分析师认证考试

CVA 考试简介

注册估值分析师（chartered valuation analyst，CVA）认证考试是由注册估值分析师协会（CVA Institution）组织考核并提供资质认证的一门考试，旨在提高投资估值领域从业人员的实际分析与操作技能。本门考试对专业实务及实际估值建模等专业知识和岗位技能进行考核，主要涉及企业价值评估及项目投资决策。考试分为实务基础知识和 Excel 案例建模两个科目，两科目的内容包括：会计与财务分析、公司金融、企业估值方法、私募股权投资与并购分析、项目投资决策、信用分析、财务估值建模 7 个知识模块。考生可通过针对各科重点，学习掌握中外机构普遍使用的财务分析和企业估值方法，演练企业财务预测与估值建模、项目投资决策建模、上市公司估值建模、并购与私募股权投资估值建模等实际分析操作案例，快速掌握投资估值基础知识和高效规范的建模技巧。

- 科目一　**实务基础知识**，是专业综合知识考试，主要考查投资估值领域的理论与实践知识及岗位综合能力，考试范围包括会计与财务分析、公司金融、企业估值方法、私募股权投资与并购分析、项目投资决策、信用分析这 6 部分内容。本科目由 120 道单项选择题组成，考试时长为 3 小时。
- 科目二　**Excel 案例建模**，是财务估值建模与分析考试，要求考生根据实际案例中企业历史财务数据和假设条件，运用 Excel 构建出标准、可靠、实用、高效的财务模型，完成企业未来财务报表预测，企业估值和相应的敏感性分析。本科目为 Excel 财务建模形式，考试时长为 3 小时。

职业发展方向

CVA 资格获得者具备企业并购、项目投资决策等投资岗位实务知识、技能和高效规范的建模技巧，能够掌握中外机构普遍使用的财务分析和企业估值方法，并可以熟练进行企业财务预测与估值建模、项目投资决策建模、上市公司估值建模、并购与股权投资估值建模等实际分析操作。

CVA 注册估值分析师的持证人可胜任企业集团投资发展部、并购基金、产业投资基金、私募股权投资、财务顾问、券商投行部门、银行信贷审批等金融投资相关机构的核心岗位工作。

证书优势

- **岗位实操分析能力优势**——CVA考试内容紧密联系实际案例，侧重于提高从业人员的实务技能并迅速将之应用到实际工作中，使CVA持证人达到高效、系统和专业的职业水平。
- **标准规范化的职业素质优势**——CVA资格认证旨在推动投融资估值行业的标准化与规范化，提高执业人员的从业水平。CVA持证人在工作流程中能够遵循标准化体系，提高效率与正确率。
- **国际同步知识体系优势**——CVA考试采用的教材均为CVA协会精选并引进出版的国外最实用的优秀教材。CVA持证人将国际先进的知识体系与国内实践应用相结合，推行高效标准的建模方法。
- **配套专业实务型课程**——CVA协会联合国内一流金融教育机构开展注册估值分析师的培训课程，邀请行业内资深专家进行现场或视频授课。课程内容侧重行业实务和技能实操，结合当前典型案例，选用CVA协会引进的国外优秀教材，帮助学员快速实现职业化、专业化和国际化，满足中国企业"走出去"进行海外并购的人才急需。

考试安排

CVA考试每年于4月、11月的第三个周日举行，具体考试时间安排及考前报名，请访问CVA协会官方网站www.cncva.cn。

CVA协会简介

注册估值分析师协会（Chartered Valuation Analyst Institute）是全球性及非营利性的专业机构，总部设于香港，致力于建立全球金融投资估值的行业标准，负责在亚太地区主理CVA考试资格认证、企业人才内训、第三方估值服务、研究出版年度行业估值报告以及进行CVA协会事务运营和会员管理，是国际评估准则理事会（IVSC）成员机构。

联系方式

官方网站：http://www.cncva.cn。电话：4006-777-630。E-mail：contactus@cncva.cn。
新浪微博：注册估值分析师协会。

协会官网二维码：

微信平台二维码：

投资与估值丛书

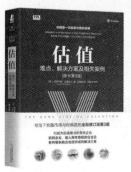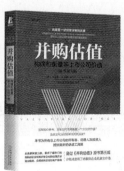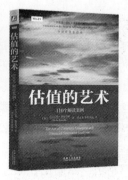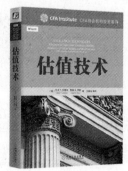

书号	书名	定价
978-7-111-62862-0	估值:难点、解决方案及相关案例	149.00
978-7-111-57859-8	巴菲特的估值逻辑:20个投资案例深入复盘	59.00
978-7-111-51026-0	估值的艺术:110个解读案例	59.00
978-7-111-62724-1	并购估值:构建和衡量非上市公司价值(原书第3版)	89.00
978-7-111-55204-8	华尔街证券分析:股票分析与公司估值(原书第2版)	79.00
978-7-111-56838-4	无形资产估值:如何发现企业价值洼地	75.00
978-7-111-57253-4	财务报表分析与股票估值	69.00
978-7-111-59270-9	股权估值	99.00
978-7-111-47928-4	估值技术	99.00

资本的游戏

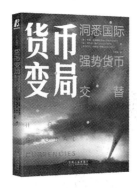 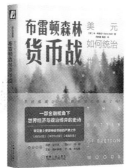 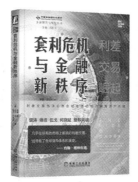 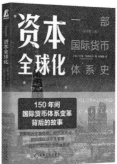

书号	书名	定价	作者
978-7-111-62403-5	货币变局：洞悉国际强势货币交替	69.00	（美）巴里.艾肯格林
978-7-111-39155-5	这次不一样：八百年金融危机史（珍藏版）	59.90	（美）卡门M.莱茵哈特 肯尼斯S.罗格夫
978-7-111-62630-5	布雷顿森林货币战：美元如何统治世界（典藏版）	69.00	（美）本·斯泰尔
978-7-111-51779-5	金融危机简史：2000年来的投机、狂热与崩溃	49.00	（英）鲍勃·斯瓦卢普
978-7-111-53472-3	货币政治：汇率政策的政治经济学	49.00	（美）杰弗里 A. 弗里登
978-7-111-52984-2	货币放水的尽头：还有什么能拯救停滞的经济	39.00	（英）简世勋
978-7-111-57923-6	欧元危机:共同货币阴影下的欧洲	59.00	（美）约瑟夫 E.斯蒂格利茨
978-7-111-47393-0	巴塞尔之塔:揭秘国际清算银行主导的世界	69.00	（美）亚当·拉伯
978-7-111-53101-2	货币围城	59.00	（美）约翰·莫尔丁 乔纳森·泰珀
978-7-111-49837-7	日美金融战的真相	45.00	（日）久保田勇夫

CFA协会投资系列
CFA协会机构投资系列

机械工业出版社华章公司历时三年，陆续推出了《CFA协会投资系列》（共9本）《CFA协会机构投资系列》（共4本）两套丛书。这两套丛书互为补充，为读者提供了完整而权威的CFA知识体系（Candidate Body of Knowledge，简称CBOK），内容涵盖定量分析方法、宏微观经济学、财务报表分析方法、公司金融、估值与投资理论和方法、固定收益证券及其管理、投资组合管理、风险管理、投资组合绩效测评、财富管理等，同时覆盖CFA考试三个级别的内容，按照知识领域进行全面系统的介绍，是所有准备参加CFA考试的考生，所有金融专业院校师生的必读书。

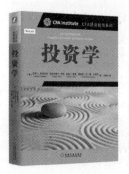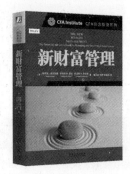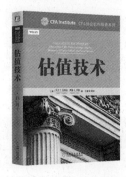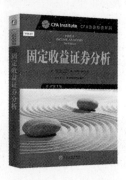

序号	丛书名	中文书号	中文书名	原作者	译者	定价
1	CFA协会投资系列	978-7-111-45367-3	公司金融：实用方法	Michelle R. Clayman, Martin S. Fridson, George H. Troughton	汤震宇 等	99
2	CFA协会投资系列	978-7-111-38805-0	股权资产估值（原书第2版）	Jeffrey K.Pinto, Elaine Henry, Jerald E. Pinto, Thomas R. Robinson, John D. Stowe, Abby Cohen	刘醒云 等	99
3	CFA协会投资系列	978-7-111-38802-9	定量投资分析（原书第2版）	Jerald E. Pinto, Richard A. DeFusco, Dennis W. McLeavey, David E. Runkle	劳兰珺 等	99
4	CFA协会投资系列	978-7-111-38719-0	投资组合管理：动态过程（原书第3版）	John L. Maginn, Donald L. Tuttle, Dennis W. McLeavey, Jerald E. Pinto	李翔 等	149
5	CFA协会投资系列	978-7-111-50852-6	固定收益证券分析（原书第2版）	Frank J. Fabozzi	汤震宇 等	99
6	CFA协会投资系列	978-7-111-46112-8	国际财务报表分析	Thomas R. Robinson, Elaine Henry, Wendy L. Pirie, Michael A. Broihahn	汤震宇 等	149
7	CFA协会投资系列	978-7-111-50407-8	投资决策经济学：微观、宏观与国际经济学	Christopher D. Piros	韩复龄 等	99
8	CFA协会投资系列	978-7-111-46447-1	投资学：投资组合理论和证券分析	Michael G. McMillan	王晋忠 等	99
9	CFA协会投资系列	978-7-111-47542-2	新财富管理：理财顾问客户资产管理指南	Roger C. Gibson	翟立宏 等	99
10	CFA协会机构投资系列	978-7-111-43668-3	投资绩效测评：评估和结果呈报	Todd Jankowski, Watts S. Humphrey, James W. Over	潘席龙 等	99
11	CFA协会机构投资系列	978-7-111-55694-7	风险管理：变化的金融世界的基础	Austan Goolsbee, Steven Levitt, Chad Syverson	郑磊 等	149
12	CFA协会机构投资系列	978-7-111-47928-4	估值技术：现金流贴现、收益质量、增加值衡量和实物期权	David T. Larrabee	王晋忠 等	99
13	CFA协会机构投资系列	978-7-111-49954-1	私人财富管理：财富管理实践	Stephen M. Horan	翟立宏 等	99